シリーズ MIに基づく歯科臨床 vol.05

ペリオドントロジー&
ペリオドンティクス

上巻

月星光博●――― 編著

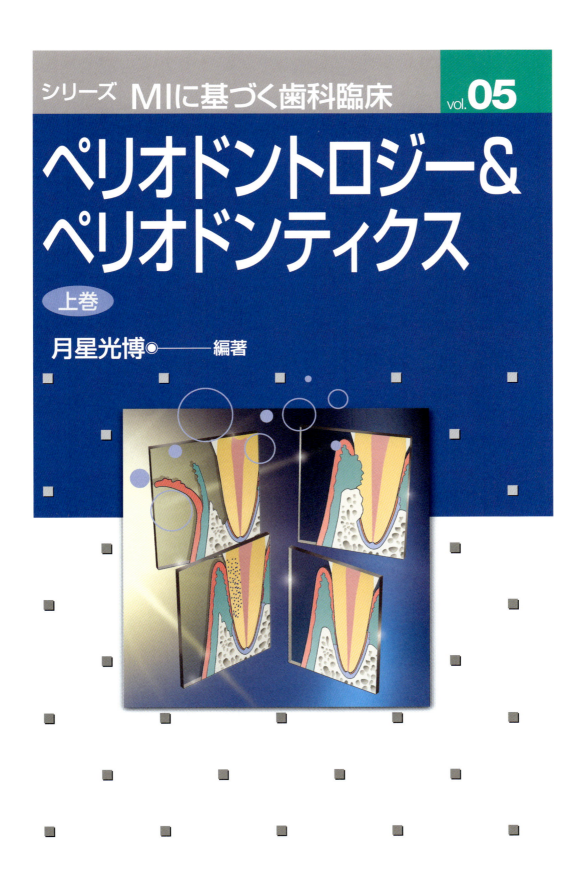

クインテッセンス出版株式会社　2018
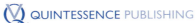

Berlin, Barcelona, Chicago, Istanbul, London, Milan, Moscow, New Delhi, Paris, Prague, São Paulo,
Seoul, Singapore, Tokyo, Warsaw

緒言

「ペリオドントロジー&ペリオドンティクス」は，岡賢二先生（大阪府開業）の主導のもとに筆者が最初に手がけた臨床論文のタイトルである（当時は「ペリオドントロジー&ペリオドンティックス」と表記）．

大学を出てからの5年間を歯科材料学の研究に費やした筆者は，ペリオに関する知識をほとんどもたないまま，1982年，地元・愛知県で開業した．筆者の在学中はまだ日本の大半の大学で歯周治療学講座がなかった時代であり，歯周病がどんな病気か，治療のゴールは何か，そのための治療手段には何があるか，また何が最善かといったことをほとんど授業では学ぶことはなかった．おそらく多くの開業医が同じような悩みをもって歯周治療に臨んでいたと思われる．したがって，それぞれの臨床医が思い思いの方法で治療を行っていたように思われる．そして筆者も例外ではなかった．

そんな当時のわれわれ（筆者と岡賢二先生）の歯周治療に対する疑問や悩みを論文にまとめたのが，「ペリオドントロジー&ペリオドンティクス」である．第1報から3報が1986年『歯界展望』第67巻第7号〜第68巻2号に掲載され，少なからず読者から反響をいただいた．今日から比べればきわめて少ない論文検索ではあったが，当時としては精一杯の科学的背景（ペリオドントロジー）を元に，臨床的な歯周治療のあり方（ペリオドンティクス）について考察を行った．掲載直後に論文を英訳し，石井正敏先生（当時新潟県開業）のご尽力で海外の著名な歯周治療専門医へ送付，彼らからわれわれの論文に対する意見をいただくという名誉に浴した．いただいた意見は，第4報（上）（下），第5報として，『歯界展望』第70巻第3号，4号，5号に掲載された．今となれば，懐かしい青春の1ページである．しかしこのことがきっかけで，雑誌『歯科衛生士』（クインテッセンス出版）に連載の機会をいただき，やがて『歯周治療の科学と臨床』（月星光博，岡賢二・著，クインテッセンス出版，1992年）の出版につながった．

それから25年以上が経過した．この間に歯周病の病因論はすさまじく発展し，多くの治療法が開発されてきた．しかし，歯科医療の発展はいったいどんな朗報を歯周病患者にもたらしたのであろうか？　果たして，科学は正しく臨床に反映されているのであろうか？　わが国の歯周治療にコンセンサスは得られているのだろうか？

歯周治療に関する論文・専門書は，おびただしい数が存在する．また，それらの内容を，細胞レベル・分子レベル・遺伝子レベルで，わかりやすく一般開業医に教授してくれる知識の豊富な専門医や研究者も数えきれない．正直，田舎の一開業医である筆者が伝えられる知識や情報には限度があり，それはむしろ稚拙かつ僅少な知識の告白でしかない．

しかし，30数年間，日々多くの患者に向き合って記録をとりながら真剣に取り組んできた医院，あるいは時間軸でなければわからない真実がある．「知行合一」という言葉のように，知識は行動がともなってはじめて生かされる．医学ではEBM（Evidence Based Medicine：科学的根拠に基づいた医療）を重要視するが，もう1つのEBM（Experience Based Medicine：多数かつ長期の経験に基づいた医療）も臨床医にとっては重要である．この2つのEBMを合体させることが本書の最初の目的である．そして，歯周治療を通して患者のQOLの向上に貢献すること（患者ファーストの治療）が本書の最終目的である．

2018年8月
月星　光博

著者名一覧(50音順)

石原美樹	愛知県・(株)COCO DentMedical
泉　英之	滋賀県開業・西本歯科医院
小牧令二	岐阜県開業・美江寺歯科医院
月星太介	愛知県勤務・(医)月星歯科クリニック
月星光博	愛知県開業・(医)月星歯科クリニック
月星陽介	愛知県勤務・(医)月星歯科クリニック

各章の著者名一覧

上巻

- **CHAPTER1**　月星光博
- **CHAPTER2**　月星光博
- **CHAPTER3**　月星光博
- **CHAPTER4**　月星光博, 泉　英之
- **CHAPTER5**　月星陽介, 月星光博
- **CHAPTER6**　月星光博
- **CHAPTER7**　月星光博

下巻

- **CHAPTER8**　石原美樹, 月星光博, 泉　英之
- **CHAPTER9**　石原美樹, 小牧令二, 泉　英之, 月星光博
- **CHAPTER10**　月星光博
- **CHAPTER11**　月星太介, 月星光博
- **CHAPTER12**　小牧令二, 月星光博

CONTENTS

緒言 2

著者名一覧 3

CHAPTER 1 これからの「ペリオ」の話をしよう 7
歯周再生治療への憧れ／歯周炎の再発／外科的ポケット除去療法への反省／Dr. Raul G. Caffesse からの提言（助言）

CHAPTER 2 Dr. Ramfjord の10のドグマ 23
1980年代の北米と北欧のペリオ論争／Dr. Sugurd Ramfjord の提言（10のドグマ）／筆者の臨床的実感

CHAPTER 3 歯周組織の構造と役割 33
歯と歯周組織の発生／健康な歯周組織

CHAPTER 4 歯周病とは 47
歯周病の病態像／歯周病の発症メカニズム (pathogenesis)／バイオフィルムの形成／自然免疫と獲得免疫／歯周組織破壊のメカニズム／歯周病の分類／米国歯周病学会の分類(1989年)／米国歯周病学会(AAP)とヨーロッパ歯周病学会(EFP)との合同国際研修会での分類(1999年)／歯周炎の部位特異性と挿間性／歯周病の病因論とリスクファクター／マクロファージの一塩基多型(SNP)／マクロファージの「極性化」／リスクファクターとしての助長因子／喫煙と歯周病の関連／咬合性外傷と歯周病

CHAPTER 5 ペリオドンタルメディシン──口腔と全身の相互作用 99
Periodontal medicine 誕生の背景／病巣感染論 (focal infection theory) の登場／focal infection theory の衰退／口腔疾患と全身の関連の見直し／periodontal medicine の機序──歯周病と全身疾患との相互作用／低体重児早産 (preterm low birth weight)／心血管疾患 (cardiovascular disease)／糖尿病 (diabetes mellitus)／他の periodontal medicine

CONTENTS

CHAPTER 6　歯周炎の治癒とは　　117

歯周炎の組織学的治癒像／歯周組織再生の可能性／歯間部歯槽骨露出術／組織誘導再生法／骨移植／根面の薬剤処理／その他の方法／MTM (LOT) による骨のレベリング／歯根膜と歯槽骨の関係——喪失と再生の関係／なぜ唇側の歯槽骨が吸収するか／歯周炎の病態像と治癒像

CHAPTER 7　歯周治療のフロー　　179

臨床例／診査／診断／患者教育とインフォームドコンセントとモチベーション／非外科的歯周治療／再評価／外科的歯周治療／再評価／付属的治療／メインテナンス

APPENDIX　索引　　193

ペリオドントロジー&ペリオドンティクス 下巻
CONTENTS

CHAPTER 8　診査と診断

CHAPTER 9　非外科的歯周治療

CHAPTER 10　外科的歯周治療

CHAPTER 11　インプラント周囲炎の原因と対策

CHAPTER 12　メインテナンス

EPILOGUE　結び

CHAPTER 1
これからの「ペリオ」の話をしよう

はじめに

　このCHAPTERのタイトルはどこかで聞き覚えがないだろうか？　わが国でも一世を風靡したハーバード大学のマイケル・サンデル教授（哲学）の著書「Justice」の翻訳出版『これからの「正義」の話をしよう』（鬼澤忍・訳，東京：早川書房，2011年）をもじったものである．「正義とは何か？」について語るサンデル教授によるハーバード大学屈指の人気講義は，「ハーバード白熱教室」としてNHKで放送されたが（全12回），筆者もそれに魅せられた1人である．番組を見たことや，本を読んでいない人のために，少しだけこの講義のさわりを紹介しよう（以下，番組と著書からの抜粋と要約）．

　「あなたは暴走する路面電車の運転手である．そしてこの電車は決して止められない」という架空の設定で話は始まる．「このまま進めば，行く手には5人の作業員がいてはね殺してしまう．ふと，右へそれる待避線があることに気づく．そこには一人の作業員がいる．舵を右へ切れば1人を犠牲にするが，5人を助けることができるのである」．まっすぐ進むか，舵を右に切るかの選択しか与えられないとして，聴講している学生に問いかける．多くの学生は，舵を切ることに手をあげる．

　つぎに，サンデル教授は別の事例で聴衆に問いかける．「あなたは運転手ではなく，暴走する路面電車を高架（橋）から見ている傍観者である．このままでは5人の作業員がはね殺されることがわかっている．しかし，近くにいる大男を橋から突き落とせば，大男は死ぬが5人の命を救うことができる」と．今度は，ほとんどの聴衆は，大男を突き落とすことを選択しない．サンデル教授は，「どちらの事例も，1人を犠牲にして5人を助けるということに変わりがないが，後者では間違っているように見えるのはなぜなのだろうか」となげかける．講義や著書では，さまざまな身近な事例を取り上げながら，人間が社会のなかで生きていくための正義とは何かについて考察し，聴衆や読者を引き込んでいく．

　もうおわかりと思うが，**CHAPTER 1**をこのタイトルにした理由は，歯周治療（ペリオ）の在り方（正義）について自分なりに考えたいと思ったためである．

　「ペリオの正義」とはなんだろうか？　おそらく，「正義」の定義は各個人でまちまちである．この正義の曖昧さは，治療法の選択の判断基準の曖昧さにもなっているかもしれない．すなわち，ある特定の術式で歯周病を治療することを強調する論文や講演が少なからず存在し，正しい公平な知識を得ようとする者にとって情報の混乱を招いているようにも思われる．筆者の経験でもそうであるが，判断力がともなわない場合，何を信じて治療を行うべきか悩むことは少なくない．

　そこで，この35年間に筆者が行ってきた臨床を振り返りながら，問題点を以下に整理し，自分が行ってきた治療に正義があるかについて考えてみたいと思う．

歯周再生治療への憧れ

　歯周治療のゴールを，失われた歯周組織の再生に求める，あるいは憧れる歯科医師は少なくない．筆者も例外ではない．筆者が外傷歯学や歯の移植学に興味を覚えたのも，きっかけは歯周組織の再生治療への関心からであった．

　Fig 1は，Dr. John F Prichardの『ADVANCED PERIODONTAL DISEASE』に掲載されている症例（治療）にあこがれて，見よう見まねで行った歯周再生外科療法である．偶然かもしれないが，失われた歯槽骨は回復し，16年後でも維持されている．当初は，この症例を提示しながら外科治療の必要性を強調したが，本当のところはどうであっただろうか？

　Fig 2は，進行した骨欠損を示す下顎大臼歯部をスケーリング・ルートプレーニング（以下，SRP）で治そうと試みた症例である．第二大臼歯の近遠心と第一大臼歯の遠心の骨欠損は，1年2か月を経過した時点で著しく回復してきており，19年後ではさらなる改善がみられる．第一大臼歯の遠心では水平的にも骨欠損が改善されているようにみえる．その一方で，第一大臼歯の近心の骨欠損は，再三の再SRPにもかかわらず，初診から1年2か月後も改善傾向がみられなかった．そこで，同部に歯周再生外科療法（脱灰凍結乾燥他家骨移植 demineralized freeze dried bone allograft, DFDBA）を行ったところ，著しい骨欠損の改善が得られた．この症例からは，非外科的歯周治療でも骨欠損を改善できることを学んだと同時に，非外科的治療の限界と歯周再生外科療法の有用性も学ぶこ

CHAPTER 1 これからの「ペリオ」の話をしよう

歯周再生外科療法による骨欠損の改善

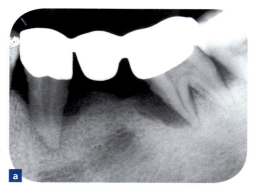
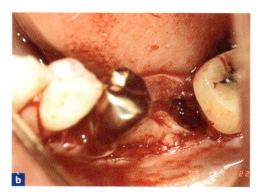
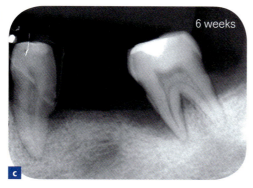
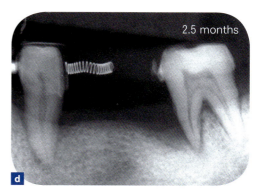
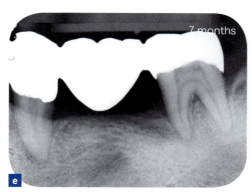
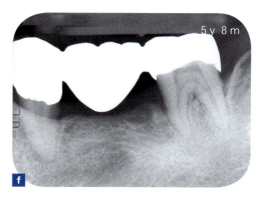

Fig 1a 術前. 35歳, 女性. 5̄ 7̄ に垂直性の骨欠損がみられる.

Fig 1b 歯肉弁翻転時. Dr.Prichard の「intrabony technique」という歯周再生外科療法に憧れ, 早期に外科処置に踏み切った. 5̄ の近遠心, 7̄ の近心には, 2〜3壁性の骨欠損がみられた. 骨欠損部から肉芽組織を除去し, できるだけ根面のセメント質を除去しないようにSRPを行い, 歯肉弁で骨欠損を覆わないように縫合を終えて, サージカルドレッシングで創面をカバーして手術を終えた.

Fig 1c 術後6週間. わずかではあるが, 骨欠損部のエックス線透過性が減少してきたように思われる. この直後から 7̄ のMTM(この場合には整直)を開始した.

Fig 1d 術後2.5か月. 7̄ の整直終了後. 保定を約3か月行い, ブリッジを作成した.

Fig 1e 術後7か月. 骨欠損部に骨再生が生じているように思われる.

Fig 1f 術後5年8か月. 明らかに, 骨欠損の改善がみられる.

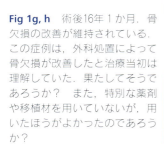
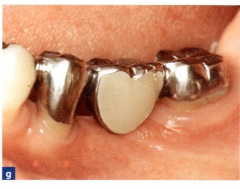
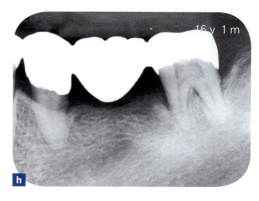

Fig 1g, h 術後16年1か月. 骨欠損の改善が維持されている. この症例は, 外科処置によって骨欠損が改善したと治療当初は理解していた. 果たしてそうであろうか? また, 特別な薬剤や移植材を用いていないが, 用いたほうがよかったのであろうか?

009

非外科療法（SRP）と部分的な歯周再生外科療法（DFDBA移植）による骨欠損の改善

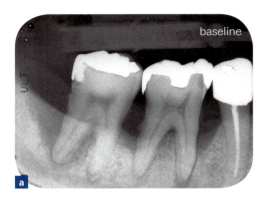
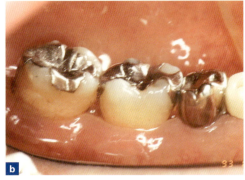

Fig 2a, b 術前．40歳，女性．7̲ 6̲ 近遠心に垂直性の骨欠損がみられる．7̲ の骨欠損は根尖近くまで到達している．

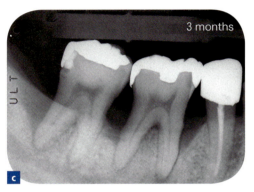
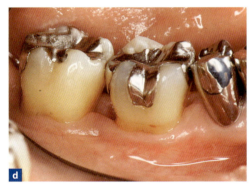

Fig 2c, d 術後約3か月．麻酔下で肉芽組織の除去を含むSRPを行った．わずかな骨欠損の改善が生じているが，歯間部では，まだ歯肉がクレーター状に陥没している．

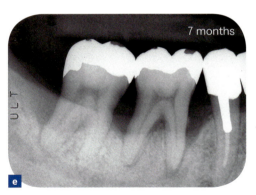
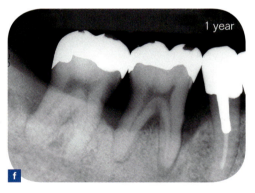

Fig 2e 術後約7か月．骨欠損は改善傾向にあるが，6̲ 近心には歯石の取り残しがみられ，骨欠損が依然残ったままである．

Fig 2f 約1年後．再三のSRPにもかかわらず，6̲ 近心面の歯石は除去できていない．

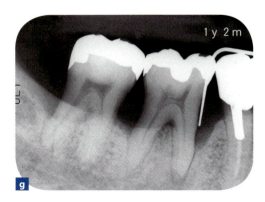
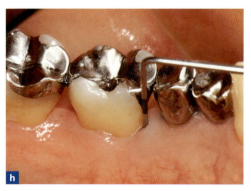

Fig 2g, h 1年2か月後．7̲ の近遠心，6̲ の遠心の骨欠損の著しい改善がみられる．しかし，6̲ 近心には出血や排膿はないが，6mmのプロービング値がある．垂直性の骨欠損を改善するほうが，メインテナンスしやすい歯周環境が構築できると判断して，再生療法を行うことにした．

CHAPTER 1 これからの「ペリオ」の話をしよう

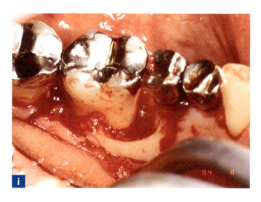 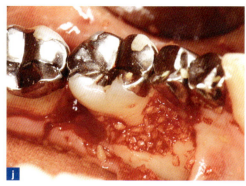

Fig 2i 歯肉弁の翻転時，6┘近心舌側に3壁性の骨欠損がみられる．肉芽の除去，根面の廓清，皮質骨穿孔を行った．
Fig 2j 骨伝導能と誘導能がある脱灰凍結乾燥他家骨（DFDBA）の移植を行った．

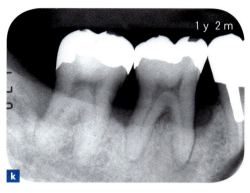 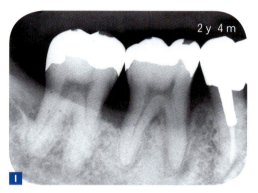

Fig 2k 外科処置直後のエックス線写真．脱灰凍結乾燥他家骨（DFDBA）にはエックス線造影性がない．
Fig 2l 外科処置2年4か月後．6┘近心の骨再生が明らかに生じている．

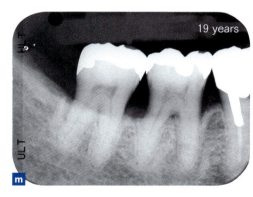 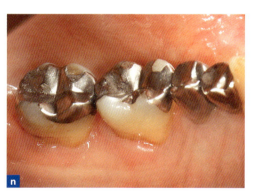

Fig 2m, n 19年後．問題はみられない．患者は3か月に1度，メインテナンスに来院している．

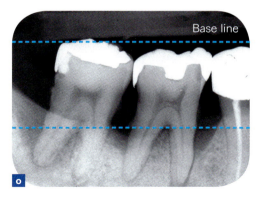 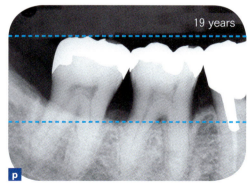

Fig 2o, p 術前のエックス線写真と19年後のエックス線写真を比較したもの．どちらも平行法の規格写真で撮られているので比較しやすい．この症例をとおして，垂直性の骨欠損は非外科処置でも回復すること，また，長期間のメインテナンスを行うことにより，水平的にも骨欠損はある程度回復するようであることがわかる．

011

とができた．

　上記の2症例をとおしていくつかの疑問点が浮かぶ．①外科的歯周再生治療を「行うか？　行わないか？」の判断基準と，その時期をどう決めればいいのか？（**CHAPTER 6, 7, 10** 参照）
②どのような骨欠損であれば，どれくらいの骨の回復が期待できるのか？（**CHAPTER 6** 参照）
③SRPと外科的歯周再生治療で治癒形態に違いがあるのか？（**CHAPTER 6** 参照）
④歯周再生治療にはいく種類もあるが，**Fig 1**の症例では，骨移植，エムドゲイン®，GTR膜，その他の成長因子などの補助材料は使用していない．はたして，現在使われている補助材料は，どのような役割，あるいは，どの程度の必要性を持つのか？（**CHAPTER 6** 参照）

歯周炎の再発

　Fig 3は，再SRPを含む長期間の定期的なメインテナンスに通っている，いわゆる若年性歯周炎の患者の下顎第一大臼歯の近心の骨欠損を，23年間経過観察した症例である（**Fig 3a〜g**）．初診から16年間はSRPとメインテナンスで順調に骨欠損が回復している．しかし，16年目の来院から7年間来院が途絶えた23年目では，原因は不明であるが歯の保存が不可能なまでに歯周炎が進行している．

　そこで，保存が困難な6を抜歯し，上顎右側に埋伏の状態で保存されていた智歯を移植した（**Fig 3h, i**）．抜歯窩に深く植立されすぎた移植歯を移植後2か月半で矯正的挺出させたところ（**Fig 3j**），抜歯窩から大きく逸脱したような状態になった（**Fig 3k**）．しかし，移植歯の歯根膜により骨の再生が促進され（**Fig 3l**），その状態は8年以上にわたり維持された（**Fig 3m, n**）．ところが，移植後10年目（初診から33年後）に歯周炎が再発し，今度は移植歯の遠心に垂直性の骨欠損が生じた．

　この症例を通して，歯周炎による垂直性の骨欠損は，原因除去とその継続により回復（修復）可能である（＝ある程度治癒する）こと，歯根膜の有無や位置が歯槽骨の維持に重要であること，を学んだ．しかしまた，歯周炎は容易に再発してしまう疾患であることを思い知らされた．歯周病に「永遠の治癒」はないようである．

CHAPTER 1 これからの「ペリオ」の話をしよう

歯周炎の治癒と再発

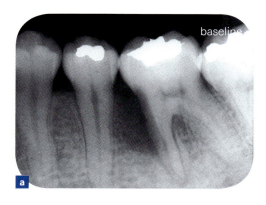
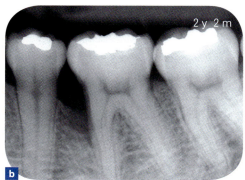

Fig 3a 術前．23歳，女性．年齢に比して6近心では歯周炎の進行が進んでいる．
Fig 3b 術後2年2か月．SRP後，約3か月に1度のメインテナンスを続けている．

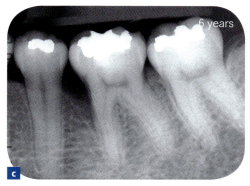
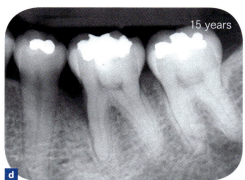

Fig 3c 約6年後．6近心の骨欠損が少し改善している．
Fig 3d 約15年後．骨欠損は改善傾向にある．さらなる改善を期待して，歯周再生外科療法（Emdogain®とDFDBAの併用）を行った．

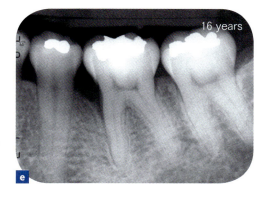
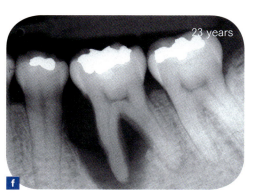

Fig 3e 約16年後．骨欠損はかなり改善している．
Fig 3f 約23年後．7年間来院が途絶え，急患で来院．6近心根では，根尖まで骨吸収が進行している．

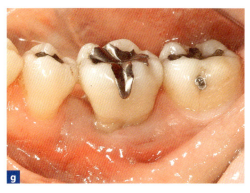
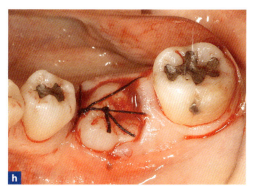

Fig 3g Fig 3fと同日の口腔内写真．6から排膿がみられる．同日に抜歯を行った．
Fig 3h 抜歯3週間後に，上顎右側に完全埋伏していた智歯をドナー歯として，自家歯牙移植を行った直後．

013

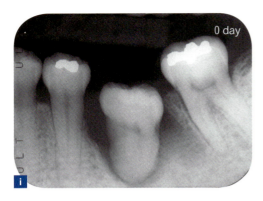
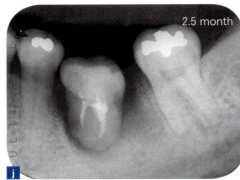

Fig 3i 移植直後のエックス線写真．
Fig 3j 移植後2.5か月．移植歯の自然挺出を待っているが，これ以上挺出してこない．したがって，MTMによる挺出を行うことにした．

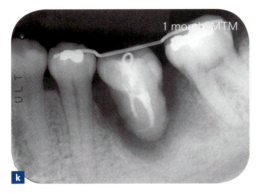
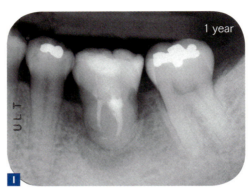

Fig 3k 挺出1か月後．移植歯はほとんど歯槽窩からとび出ているような状態である．
Fig 3l 移植後1年．移植歯周囲の骨が再生している．これは移植歯の歯根膜により骨が誘導されたと考えられる．

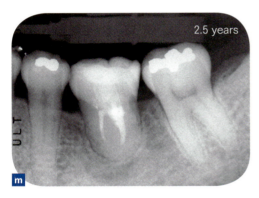
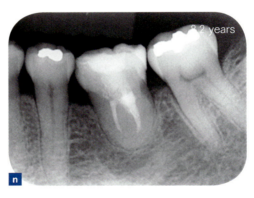

Fig 3m 移植後2年6か月．
Fig 3n 移植後8.2年．移植歯周囲に再生された骨は維持されている．

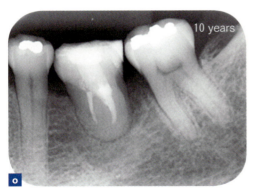
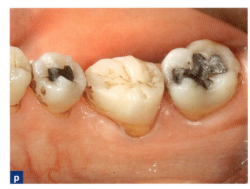

Fig 3o, p 移植後10年，初診から33年後．移植歯の遠心に歯周炎の再発がみられる．歯周炎に完治はないかもしれない．

外科的ポケット除去療法への反省

歯周炎とは，細菌感染により骨と歯根膜が喪失し，その代償として上皮が埋入し，ポケットが形成される病気である(**Fig 4a**)．短絡的に歯周炎の治療のゴールを考えれば，ポケットをなくしてしまうこと(elimination)である(**Fig 4b**)．ところが，この治療を素直に喜ぶことはできない．

Fig 5は，水平的な骨欠損を呈する歯周炎に対して歯肉弁根尖側移動術(apically positioned flap)という外科的ポケット除去療法(pocket elimination)を行った例である(**Fig 5a〜e**)．術直後，角化歯肉を保存したまま，ほぼ完全にポケットをなくすことに成功した(**Fig 5f**)．しかし，年を追うごとに根面う蝕が進行し，やがて抜髄に至った(**Fig 5g〜k**)．患者のコンプライアンスは高く，メインテナンスに定期的に来院し，また毎日歯磨きにかける時間も長かったにもかかわらずこのような結果に陥った．う蝕が生じても歯周炎が治癒すれば，まだ歯周治療としてのポケット除去療法に意味があったかもしれないが，本来の治療目的であった歯周炎も残念ながら再発を許してしまった(**Fig 5k, l**)．いいかえれば，ポケットを除去したからといって必ずしも歯周炎の進行を止めることができるとは限らないということである．むしろ，複雑な根形態を有する歯根を大きく露出させたことでかえってプラークの除去を困難にさせ，それが根面う蝕や歯周炎の再発に結びついた可能性が疑われる．このような外科処置は，この症例に限らず術後疼痛が大きく，知覚過敏が出やすいことも術後管理を困難にした要因となったと思われる．さらに，前歯部で歯周外科を行えば，歯肉が大きく退縮することは避けられず，審美障害を引き起こすことも経験した．すなわち，このような外科的歯周治療は患者のQOLの向上には貢献しなかったかもしれない．

ポケット除去療法の問題点を整理すれば，以下のようになろう．
①歯周ポケットは，歯周炎の結果であって原因ではない．ポケットがなくなったからといって，歯周炎は治ったことには必ずしもならない．
②術後疼痛が大きく，知覚過敏を惹起しやすい．
③前歯部では審美障害を生じやすい．
④露出根面のう蝕抑制が困難になる．とくに大臼歯部の

ポケットの除去による歯周炎の治療

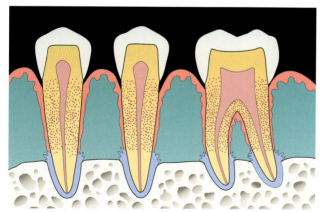

Fig 4a 術前．歯周炎が進行した状態を表す．歯周炎とは，細菌感染により歯根膜と骨がなくなり，代わりに上皮が根尖側へ埋入する(歯周ポケットができる)疾患である．

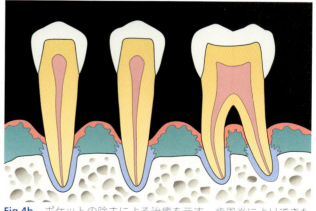

Fig 4b ポケットの除去による治癒を示す．歯周炎によりできたポケットを除去(elimination)してしまうことで，歯周炎を治そうとする試みである．一見矛盾がなさそうなこの治療方針には，いくつかの落とし穴がある(**Fig 5**参照)．

ポケット除去療法の問題

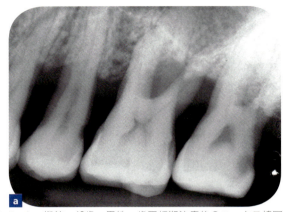
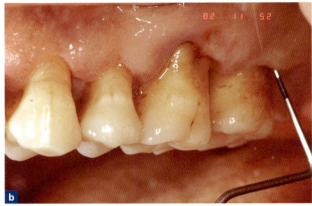

Fig 5a, b 術前．46歳，男性．歯周初期治療後のエックス線写真．全体に深いポケットが残り，歯周外科によるポケットの除去療法（歯肉弁根尖側移動術）がよいと考えた．

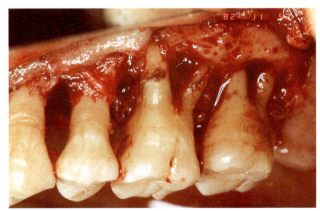

Fig 5c 歯肉弁の翻転時．根分岐部は骨吸収のため露出しており，歯石の取り残しがみられた．

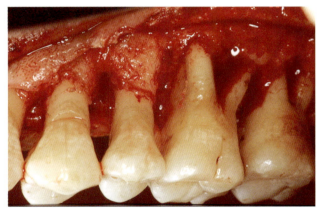

Fig 5d 根面の廓清と骨成形を行った後．

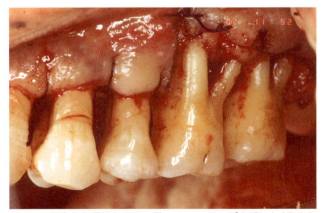

Fig 5e 歯肉弁を骨縁にほぼ一致させてフラップを閉じた（歯肉弁根尖側移動術）．こうすることで一時的にポケットをほぼゼロにでき，角化歯肉の幅を増やすことができる．

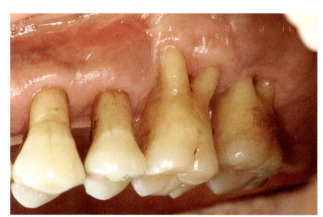

Fig 5f 術後8か月．

CHAPTER 1　これからの「ペリオ」の話をしよう

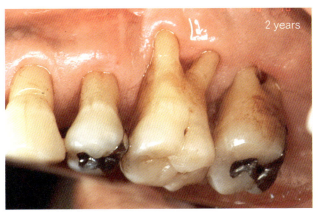
Fig 5g　術後2年.

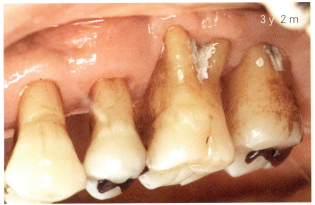
Fig 5h　術後3年2か月．露出根面のう蝕のコントロールがむずかしく，とくに根分岐部の根面う蝕に悩まされた．

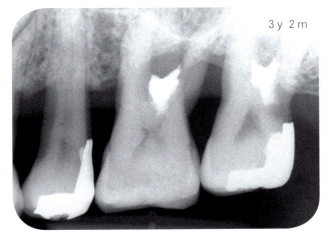
Fig 5i　術後3年2か月のエックス線写真．

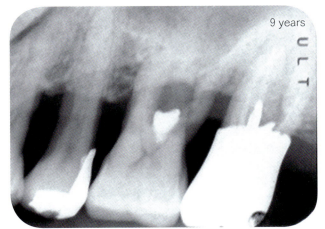
Fig 5j　9年後．う蝕が進行して |7 は抜髄にまで至っている．

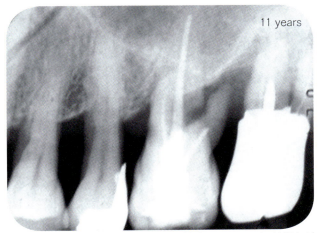
Fig 5k　11年後．大臼歯部で歯周炎が進行している．|7 は保存が困難な状態にまで歯周炎が進行している．

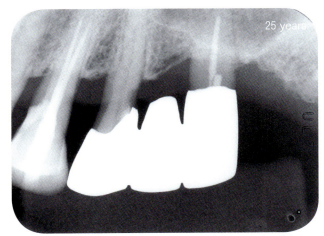
Fig 5l　25年後．歯周炎は落ち着いているが，根面う蝕は進行している．

017

根分岐部では，歯の喪失にまでつながりかねない．

Fig 6は，垂直性の骨欠損を有する上顎第一大臼歯部をやはり apically positioned flap でポケット除去を行った症例である．術直後は目的を達成できたが(Fig 6a〜h)，年を追うごとに歯肉は歯冠側へクリーピングし，やがて隣在歯の歯肉の高さ近くまでもどり，その状態で25年経過している(Fig 6i〜l)．31年後では歯肉全体が少し退縮しているものの(Fig 6m, n)，根分岐部では 5 mm のプロービング値が長年変わることなく維持されている．Fig 6o〜r の CT 像から想像するに，根分岐部の骨欠損は継続して存在しており，改善も悪化もしていない．この長期症例を顧みていくつかの疑問点が浮かびあがる．

①当初行った apically positioned flap に意味があったのか？ 通常のリプレースフラップでも結果的には同じ治癒が得られたのではないか？ もっといえば，外科ではなく，SRP でも十分ではなかったか？(**CHAPTER 6, 9, 10** 参照)

②プロービング値が長期間 5 mm で維持されているが，臨床でプロービング値を 3 mm 以下にするという根拠はあるのか？(**CHAPTER 2** 参照)

③近心根と遠心根の頰側根分岐部は骨の裏打ちのない歯肉で長年カバーされているが，どのような治癒が起こっているのか？(**CHAPTER 6** 参照)

④この歯の歯周炎が31年間再発（進行）しなかったのは，外科をしたからではなく，患者のコンプライアンスの高さと自己管理によるところが大きかったのではないか？

Dr. Raul G. Caffesse からの提言（助言）

緒言でも少し触れたが，1986年に岡賢二氏と執筆した「ペリオドントロジー＆ペリオドンティクス」という論文を英訳し，米国の著名な歯周病専門医に自分たちの治療に対する意見をいただいた．上記 2 症例（Fig 1, 6）もその中に含まれ，術後経過もままならない状態で提示した．当時のわれわれの考えは，歯周外科の重要性やポケット除去療法の必要性を認めていた．しかし，多くの専門医の意見は，われわれの予想とは逆のものであった．その中で，われわれを大きく反省させてくれたのは，ミシガン大学の Dr. Raul G. Caffesse であった．以下に彼の手紙の一部を紹介したい．

——私は歯周治療における「真実」を明らかにしようとするあなた方の気持ちを評価したいと思います．そして私が書いた論文の 1 節を引用しながらあなた方の論文が始まっていることを嬉しく思います．しかし，その「真実」を明らかにする過程で，臨床をもっと科学的なものにしようとするために，われわれが長い間努力して得てきた多くの証拠を，あなた方は無視してしまったようです．あなた方は，すべての研究が明らかにしたこととはまったく反対の結論にたどり着きました．実際私なら，あなた方がいう「より active な部位には，より積極的な処置が必要である」という結論ではなく，逆に「より active な部位には，より保存的な (conservative な) 処置を歯周治療専門医は心がけるべきである」という結論にたどり着くと思います(Fig 6a〜h の症例に対してこのようなコメントをいただいた)．

あなた方の症例は素晴らしいと思います．しかしご忠告申し上げたいと思います．症例は部位を分割してアプローチしてみてください．そしてそれらを何年間か経過を追ってみてください．そうすれば歯周組織というものが，いかに私たちの行う保存的な治療法によく反応し，結果として美しいものであるかがおわかりいただけると思います．残念ながら，あなた方はオーバートリートメントの傾向にあるようです．

私はあなた方の興味の持ち方は評価いたします．どうかこれからも勉強を続けていってください．しかし臨床的な経験とは失敗の連続でしかないということを忘れないでください．偏見のない，そして正しい科学的な証拠に基づいた治療というものを評価してください．——

上記のような貴重な意見をいただいたにもかかわらず，当時の筆者はその重要性を即座に，また十分に理解するには至らなかった．しかし，長期メインテナンスをとおして，自分が当時行っていた歯周治療の誤りに気づく（思い知らされる）ことになった．

CHAPTER 1 これからの「ペリオ」の話をしよう

歯肉のクリーピング

Fig 6a 術前．21歳，女性．いわゆる若年性歯周炎であると考えられる．
Fig 6b 術前のエックス線写真．6の根分岐部に透過像がみられる．

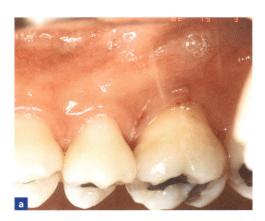
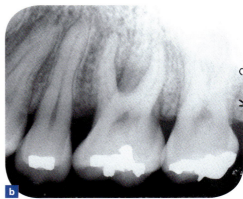

Fig 6c 6の根分岐部に深い歯周ポケットがみられた．
Fig 6d 歯肉弁の翻転時．頬側に限局した垂直性の骨欠損があり，根分岐部では水平的にも骨吸収が進行している．

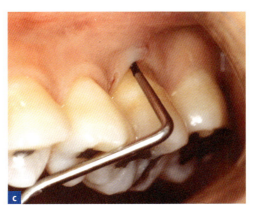
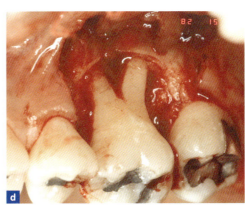

Fig 6e フラップの終了時．歯肉弁を根尖側に移動した．
Fig 6f 1週間後の歯周パック除去時．露出させた歯根表面に幼若軟組織が上がってきている．

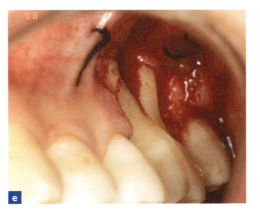
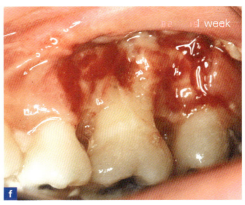

Fig 6g 3か月後．6頬側の露出根面は歯肉で被われつつある．
Fig 6h 2年後．6根分岐部の骨透過像に変化はないように思われる．

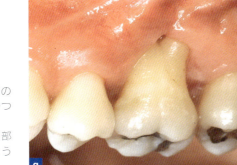
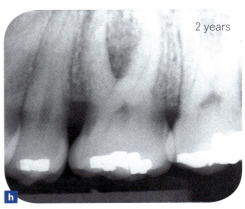

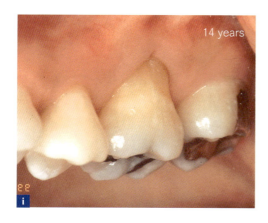
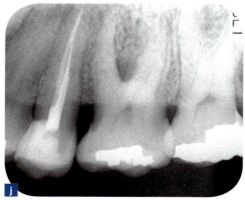

Fig 6i 14年後．6̲ 頬側歯肉が明らかに歯冠側へ移動（クリーピング）してきている．
Fig 6j 14年後のエックス線写真．6̲ 根分岐部の透過像に変化はなく，根分岐部のプロービング値は5mmである．

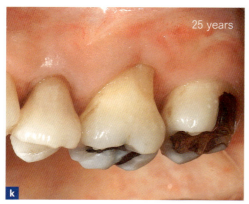
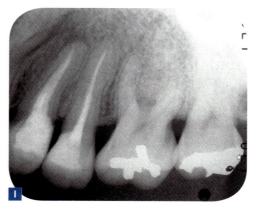

Fig 6k, l 25年後．外科直後に露出していた歯根の大半は歯肉で被われている．25年前に行った歯肉弁根尖側移動術は意味があっただろうか？ 最初から，歯肉弁をもとの位置に戻すようなリプレースフラップでよかったのではないだろうか．

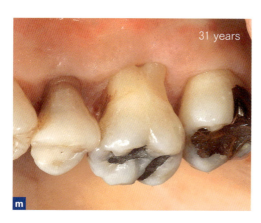
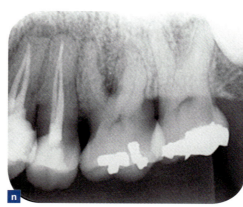

Fig 6m, n 31年後．加齢変化であろうか，臼歯部全体に歯肉退縮と水平性のわずかな骨吸収がみられる．

CHAPTER 1 これからの「ペリオ」の話をしよう

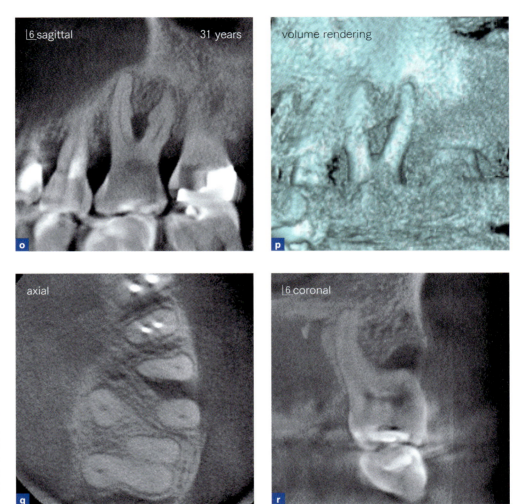

Fig 6o〜r　31年後のCBCT画像．|6根分岐部の骨吸収（骨欠損）は，同部のプロービング値が長年5〜6mmにもかかわらず，31年前と大きな変化はない（歯周病が進行していない）ように思われる．

おわりに

　上記の5症例での経験で多くを結論づけることは軽慮であるが，これらの経験から推察できることは，「歯周外科でポケットを除去（pocket elimination）することや，外科的再生治療で歯周炎を治すことは治療の第一のゴールとは必ずしもなりえない」ことである．逆に，「期間がかかったとしても，歯肉をできるだけ温存したまま治療のゴールを達成すること（pocket reduction）を模索することが重要である」ことを学んだ．とはいえ，外科的歯周治療は，正しい適応症（治療目的）を選べば，歯の保存や患者のQOLに貢献することも事実である（**CHAPTER 6, 10** 参照）．読者自身で歯周治療の正しい在り方（ペリオの正義）を考えながら，本書の各CHAPTERを読み進めてもらえれば幸いである．

CHAPTER 2
Dr. Ramfjord の10のドグマ

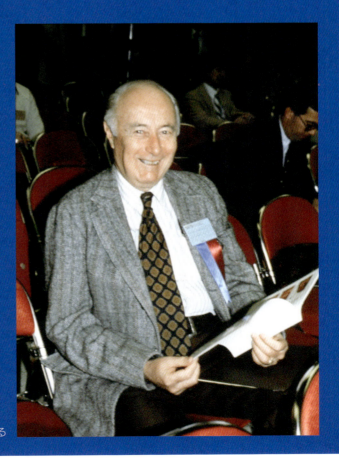

Sigurd Peder Ramfjord
1911年6月6日～1997年7月4日
写真：石井正敏先生のご厚意による

はじめに

　歯周治療に混乱(ペリオの嵐)の時代があったことをご存知だろうか？　学術的に，日本も世界も歯周治療法の選択に悩んでいた時代があった．

　大学を出てからの5年間を歯科材料学の研究に費やした筆者は，開業してすぐになんの知識ももたないままこのペリオの嵐に巻き込まれた．聴きに行く講演会ごとに歯周病の治し方(治療方針)が異なっていた．なにがいいとか悪いとかではなく，どの先生が好きか嫌いかで治療の選択肢が決まっていたのかもしれない．何が正しいのか，新人開業医の自分には判断基準がなかった．この嵐の中を進むために，傘をさす(知識を身に着ける)ことにした．いわゆる「ペリオの傘」である．私は，モダン(流行の先端)なスウェーデン製と，クラシック(時代を超えて一流)な米国製に魅力を感じた．ところがこのスウェーデン製と米国製には確執があった．Dr. Ramfjordはこの確執(大論争)に一石を投じることで，歯周治療の在り方についてのコンセンサスを与えようとしたのである．

　あえてこの **CHAPTER 2** すべてを費やして，Dr. Ramfjordがわれわれに残した歯周治療における「10のドグマ」について紹介する．

1980年代の北米と北欧のペリオ論争

　十分な知識や経験のない筆者が論ずるのは軽慮であるが，北米と北欧では1980年代の歯周治療には以下のような確執があったと感じている．

　両者の論争点を端的に表す内容に，北米の歯周病専門医は歯周病を「骨の病気」と考えていたのに対し，北欧の研究者は「歯根膜の病気」であると考えていたことがあげられる．骨移植を含む再生療法で患者の骨欠損が治ることに大きな意義を感じていた北米の臨床家は，歯根膜の再生がその当時の歯周再生外科療法では得られないとする北欧の研究者の動物実験に，自尊心を少なからず傷つけられたに違いない．また，歯周病の原因の1つに付着歯肉の幅を重要視していた北米の臨床家は，付着の幅の多寡は歯周病の発症と進行には無関係であるとする北欧の見解に少なからず不快感をもっていたかもしれない．

　当時の論争を要約すれば，「外科：非外科」論争であり，「歯槽骨：歯根膜」論争であり，「個々の治療結果：統計的データ」論争であり，「臨床：動物実験」論争であり，「臨床家：研究者」の論争であり，「付着歯肉必要論：付着歯肉不要論」の論争であったように思われる．シンポジウムの質疑応答で，北米の臨床家から北欧の研究者への「統計で何がわかるのか！」「動物実験で何がいえるのか！」という反論が今も耳に残っている．そして，この論争に一石を投じたのが，Dr. Sigurd P. Ramfjordである．

Dr. Sigurd Ramfjordの提言(10のドグマ)

　1984年，米国歯科補綴学会雑誌(The Journal of Prosthetic Dentistry)の第52巻6号に，ミシガン大学歯学部名誉教授のDr. Sigurd P. Ramfjordは，「歯周治療学における諸概念の変遷」(Changing Concepts in Periodontics)と題する論文を発表した．このなかで彼は，歯周療法学(Periodontics)の分野において長い間，何の疑いもなく受け入れられてきた10の定説(ドグマ，Dogma)について，37の引用文献をあげながら，いわゆる「科学的背景」に基づいて順を追って批判を加えた．そして結論として，できるだけ患者さんが利益を得ることができる治療を術者は選択すべきであり，不要な外科的処置や抜歯を極力避けるように結んでいる．この論文は大きな反響を呼び，多くの著名な歯周病専門医の間に大論争を巻き起こした．このDr. Ramfjordが指摘した10のドグマと，それに対する彼の見解は，以下のようなものである．

ドグマ1　臨床検査でプローブを用いての深さが3mmを越えた歯肉溝は，以前に治療済みであろうと，あるいは未治療であろうと，そのいずれかにかかわらず，進行性の病変である．

Ramfjordの見解　歯を維持するために，プロービング値を外科的に3mmという限界値まで浅くする必要はない．

ドグマ2　支持組織がさらに喪失するのを防ぐためには，骨欠損がもっとも進行している深さの所まで，水平性の骨吸収の形に似せて，歯肉と骨の形態修正を図る必要が

ある．
Ramfjord の見解　均等な歯槽骨形態を得る目的で，外科的に歯肉や歯槽骨の形態を，もっとも進行した部位と同じ位置にあわせて修正する必要はない．

ドグマ 3　歯肉炎の進行を止めるためには，患者がプラークコントロールを完全に行う必要がある．
Ramfjord の見解　歯周治療を行った歯は 3 か月ごとに専門家による歯面清掃を行えば，たとえ患者によるプラークコントロールが不十分であっても，歯牙支持組織を喪失することなく歯を維持できる．

ドグマ 4　多根歯の根分岐部病変は，該当する歯と隣接歯の予後が芳しくないことを示しているので，歯冠形態修正，ヘミセクション，あるいはルートアンプテーションによって根分岐部病変を除去できない場合は，抜歯することが望ましい．
Ramfjord の見解　根分岐部病変は，歯周炎の治療を困難にするが，このような歯の予後は一般的に考えられてきたよりは良好である．

ドグマ 5　プロービング値が大きければ大きいほど，歯周治療の予後は不良である．
Ramfjord の見解　プロービング値の大きい部位の予後は比較的良好である．問題はいかにして効果的なルートプレーニングを行うために，器具の到達をさせるかにある．

ドグマ 6　現行の治療方式では，高度の歯周疾患の進行を阻止することはできない．
Ramfjord の見解　ほとんどの患者において，かなり進行してしまった歯周炎であっても，その進行を止めることは可能である．

ドグマ 7　軟組織の掻爬を行うことによって，沈着物の除去（scaling）および歯根面の滑沢化（root planing）後の治癒が促進される．
Ramfjord の見解　gingival curettage（軟組織の掻爬）を行うことで，スケーリングやルートプレーニングの治療結果を向上させることはできない．

ドグマ 8　付着歯肉が 1 mm 以下の歯は，外科処置を行わないと（歯肉組織の）付着レベルの喪失が進行する．
Ramfjord の見解　たとえ付着歯肉が存在しなくても，歯の支持組織を維持することができる．

ドグマ 9　口唇を引っ張って歯肉が貧血様蒼白になる場合は，歯肉歯槽粘膜外科手術を行う必要がある．
Ramfjord の見解　口唇を引っ張って歯肉が貧血様に蒼白な外観を呈するか否かを診査するのは無意味である．

ドグマ10　咬合調整を含む歯周治療を行った後，動揺が増大した歯は固定されるべきである．
Ramfjord の見解　歯周治療を行った後，動揺が大きくなっても大抵の歯には，固定を行う必要はない．

＊石井正敏・著．Dr. Sigurd P. Ramfjord の論文「歯周治療学における諸概念の変遷」をめぐって．日本歯科評論 1987年 2 月号（第532号）より抜粋

　そのほか，抗生物質の全身投与の是非，ポケット洗浄剤，含嗽剤，骨移植の是非などについても議論の対象となっていた．Dr. Ramfjord が問題にしたかったのは，おそらく米国の歯周治療専門医によって行われていたおびただしい外科に対する反論に他ならなかったように思われる．ポケットがあるからといって歯肉を下げ，骨欠損があるからといって骨整形を行い，根分岐部病変は予知性が悪いからといって抜歯を行い，歯に動揺があるからといって大がかりなスプリントを行っていた当時の米国の治療に，妥当性を見出せなかったのではないかと想像される．Dr. Ramfjord は，彼や Dr. Lindhe らの行った統計的研究を例にあげ，非外科的な治療と 3 か月ごとのメインテナンスで，重度の歯周炎を含め 4 mm 以上のポケットや根分岐部病変を有する歯でも保存できること，歯周治療の予後は最終的には患者自身のプラークコントロール，そして / あるいは，定期的なメインテナンスに左右されること，を力説したかったのではないだろうか．

筆者の臨床的実感

　Dr. Ramfjord の見解は，当時外科的治療に傾倒していた筆者には大きなインパクトであった．そして彼の見解の多くが臨床的に的を射たものであることを認識するのにそれほど時間を要しなかった．

　Fig 1 は，初診時に深いプロービング値と複雑な骨欠損を有する上顎左側大臼歯部（**Fig 1a, b**）の治療経過である

複雑な根分岐部の骨欠損

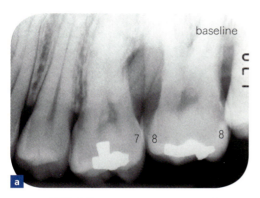
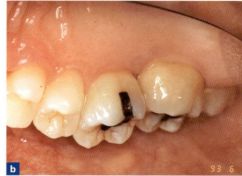

Fig 1a, b　術前．40歳，女性．6 7 部に深いポケット（図中数字，mm）と複雑な骨欠損がみられる．歯肉退縮による根面露出を最小限にするために，無麻酔下のSRPを行った．

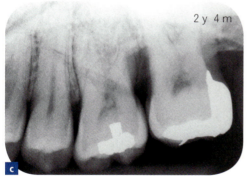
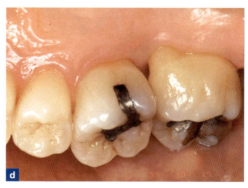

Fig 1c, d　初診から2年4か月後．大きな歯肉退縮はなく，プロービング値はこの時点ではすべて3mm以下になっている．

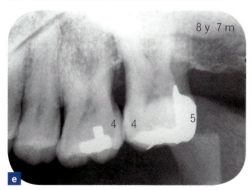
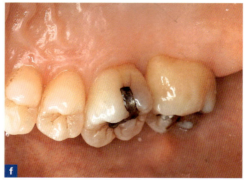

Fig 1e, f　8年7か月後．歯肉に炎症はなく，歯槽硬線がエックス線で確認できる．しかし，プロービング値は4〜5mmを示す．

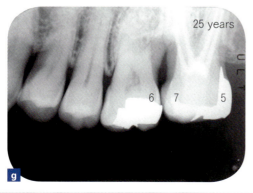
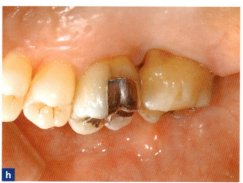

Fig 1g, h　約25年後．7 は歯髄炎のため根管治療が数年前に施されているが，歯周炎の進行はみられない．プロービング値は5〜7mmと深くなっているが，プロービング時にわずかな出血がにじむ程度である．

る．CHAPTER 1 Fig 5の症例の反省から，外科的にプロービング値を減らすことを目的とせず（＝歯肉を除去して根面を露出させることなく），SRPで根面の廓清を行った（Fig 1c, d）．患者自身のブラッシングの向上とメインテナンスで，長期間プロービング値が4 mmから7 mmあるにもかかわらず，歯周炎の進行がその後24年以上抑えられている（つまり，ドグマ1，4，5，6に対するDr. Ramfjordの見解を支持している）．

　Fig 2は，初診時下顎右側第一大臼歯に根分岐部病変がみられた症例である（Fig 2a, b）．初診から1年2か月の出産予定日に歯肉アブセスで緊急来院した（Fig 2c）．麻酔下でわずかにフラップを開け（アクセスを確保して）根分岐部頬側から根面の廓清を十分に行った．出産1年後に再来院したときには根分岐部病変はほとんど消退していた（Fig 2）．その後メインテナンスに15年以上通院しているが，根分岐部病変は再発していない（Fig 2e～h　ドグマ4に対するDr. Ramfjordの見解を支持している）．

　Fig 3は，初診時39歳，男性である．全顎的に重度の歯周病が進行していた．とくに|2は根尖近くまで骨吸収が進行していたが（Fig 3a～c），モチベーション，ブラッシング指導，SRPにより炎症は消退し，骨欠損も徐々に改善した（Fig 3d～f）．また，|2は動揺が著しくフレアアウトしていたが，炎症が消退するまで固定をすることなく観察を続けたところ，歯の自然移動が起こって適切な位置まで戻り，動揺度も比較的正常に戻った．初診から1.5年後に|2を隣在歯と固定を行ったが，数年後に外れている．その後は固定を行っていない．患者はコンプライアンスが高く，28年間メインテナンスに通院しており，歯周組織は安定している（Fig 3g～m）ように思われる（ドグマ5，6に対するDr. Ramfjordの見解を支持している）．

　Fig 4は，26歳で重度の歯周炎がみられた女性である（Fig 4a～c）．筆者の医院全体の経験および勉強不足から，十分かつ適切なモチベーションを行わないまま歯周治療および修復治療を完了し，初診から1年2か月後にメインテナンスに移行した．結果として，患者の理解力不足も重なり，医院依存型のメインテナンス形態になってしまった．患者は定期的なメインテナンスに30年以上通院しているが，口腔清掃状態は大きくは向上していない．しかし，初診時にみられた骨欠損は全顎的に30年以上ほとんど進行していないこと，またメインテナンス中に歯は1本も失っていないことからから判断して，患者自身のプラークコントロールが十分でなくてもメインテナンスのために通院することで，歯周病の進行がある程度抑えられたと想像できる（ドグマ3に対するDr. Ramfjordの見解を支持している）．

　その他，付着の問題・固定の問題も，臨床実感からすればDr. Ramfjordの見解にうなずかされることが多い．その一方で，ドグマ7については，見解が必ずしも一致しない．軟組織（＝肉芽）の掻爬の必要性が時にあると感じている．たとえば，水平性の骨欠損では，歯周病の進行はゆっくりと進行していると思われること，また，治療により骨再生はあまり期待できないことから，軟組織の掻爬は歯肉退縮をより大きくし，理想的な治癒につながらない可能性がある．しかし，垂直性の骨欠損では，軟組織の掻爬は歯周炎を治療するうえで利点になる場合も多い．進行が速い歯周炎では，歯周組織の破壊を惹起する細菌がポケット内縁上皮や歯肉結合組織内に侵入している可能性がある．また，垂直性の骨欠損を回復させるためには，骨欠損部の肉芽組織は除去したほうが有利であることを多く臨床経験してきた．さらに，垂直性の骨欠損では，歯肉の退縮が水平性の場合ほどは起こりにくいことなどから，肉芽組織の除去（軟組織の掻爬）をSRPと同時にある程度行ったほうがよい場合があるかもしれないと考えている．

根分岐部病変とアクセスフラップ

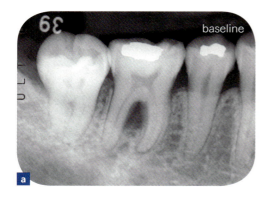
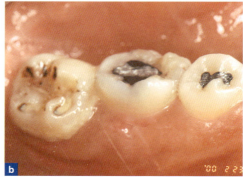

Fig 2a, b 術前．29歳，女性．6┘根分岐部に大きな骨欠損がみられ，プロービング値は頬側7mm，舌側11mmである．通常の初期治療へ移行した．

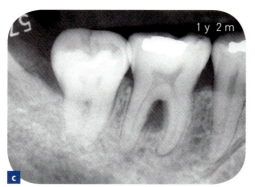
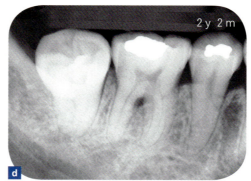

Fig 2c 初診から1年2か月後．6┘のアブセスで出産予定日に急患来院．フラップをわずかに開け，根分岐部の肉芽の搔把と根面の廓清を行い，根面にテトラサイクリン溶液を2分作用させた後に，フラップを閉じた．根分岐部にはエナメルプロジェクション（エナメル突起）がみられたが，削除しなかった．

Fig 2d Fig 2c から約1年後（出産後）．骨欠損が明らかに改善している．

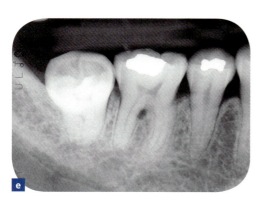
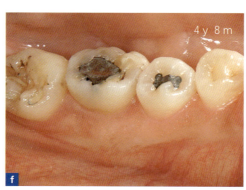
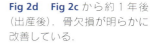

Fig 2e, f 初診から4年8か月後．プロービング値は3mmで，歯肉の炎症はみられない．

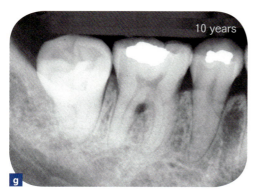
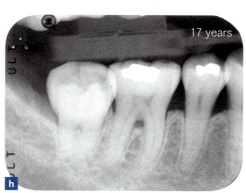

Fig 2g 10年後．4か月ごとのメインテナンスに通院している．

Fig 2h 17年後．根分岐部のプロービング値は17年間4mm以下である．

CHAPTER 2　Dr. Ramfjordの10のドグマ

重度の歯周炎の非外科的治療

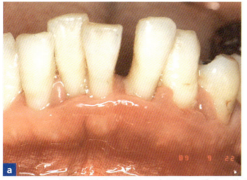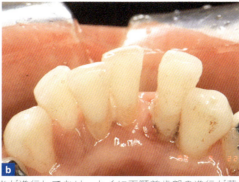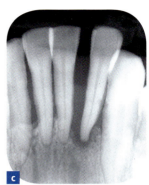

Fig 3a～c　術前．39歳，男性．全顎的に重度に歯周炎が進行しており，とくに下顎前歯部の進行が著しい．3 2 1│1 2 3すべての歯がEPT(+)であったので，歯肉退縮をできるだけ生じさせないように非外科的歯周治療を進めた．

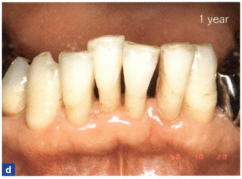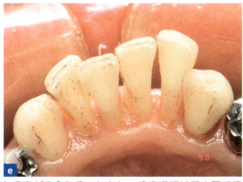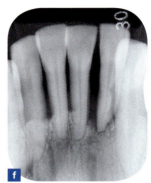

Fig 3d～f　1年後．歯肉の炎症は消退し，引き締まった歯肉がみられる．しかし，歯肉退縮は最小限で済んでいる．│2部の骨の透過像が回復しており，前歯の離開は炎症の消退とともに自然に改善している．以後，患者は3～4か月に一度のメインテナンスに通院している．

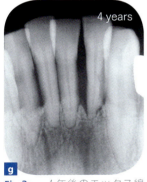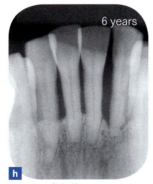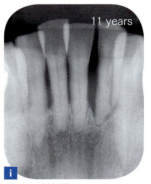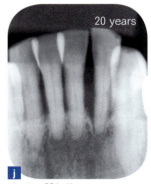

Fig 3g　4年後のエックス線写真．　　Fig 3h　6年後．　　Fig 3i　11年後．　　Fig 3j　20年後．

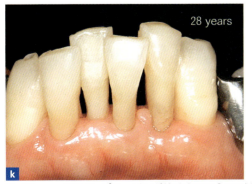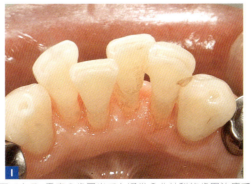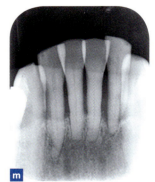

Fig 3k～m　28年後．プロービング値はすべて3mm以下である．重度の歯周炎でも通常の非外科的歯周治療で歯を保存することが可能である．

029

歯周病の自己管理ができない患者

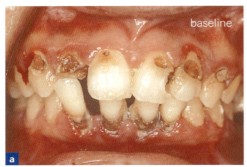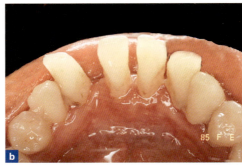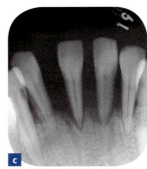

Fig 4a〜c 初診時．26歳，女性．重度の歯周炎とう蝕の進行がみられる．1年2か月を要して歯周治療とう蝕治療を行った後，メインテナンスに移行した．しかし，おびただしいプラークをつけて再来院した．器用さ・理解力の限界から，患者の希望で術者管理型のメインテナンスへ移行した．

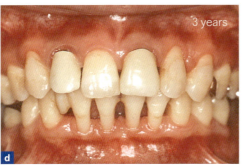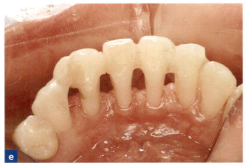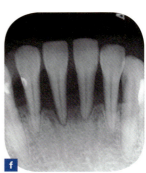

Fig 4d〜f 初診から3年後．月2回のメインテナンスに来院している．初回のメインテナンスから約8年間，月2回の来院が続く．

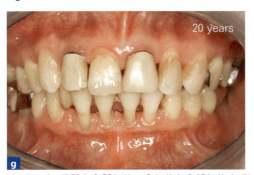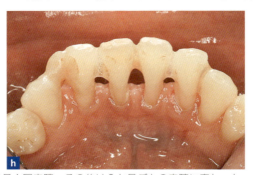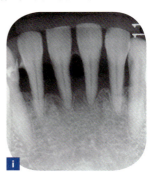

Fig 4g〜i 初診から20年後．8年後から13年後までは月1回来院，その後は3か月ごとの来院に変わった．

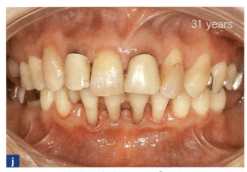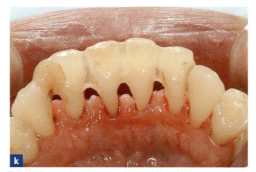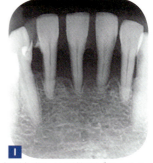

Fig 4j〜l 31年後．患者のコンプライアンスは高く，予約をキャンセルすることはほとんどない．しかし，おびただしい回数のブラッシング指導にもかかわらず，いつもプラーク（縁上歯石）をつけて来院する．それでも，歯周炎がほとんど進行していないのは，SPT(supportive periodontal treatment)によるところが大きいと思われる．

おわりに

　Dr. Ramfjordの「10のドグマ」が提言されてから30年以上が経過した．この間に歯周病の病因論・治療法に関しておびただしい論文が発表された．しかし，歯周治療においてわれわれがすべきことはこの30年間あまり変わっていないことに気づき驚く．不勉強が原因で変わらなかったのではなく，歯周病の本態（病因論と治癒論）が解明されればされるほど，Dr. Ramfjordの提言の重要性を実感するからである．ともすると最先端な治療に走りがちではあるが，Dr. Ramfjordの10のドグマは，時代を超えて残したい歯周治療におけるレガシーである．

CHAPTER 3
歯周組織の構造と役割

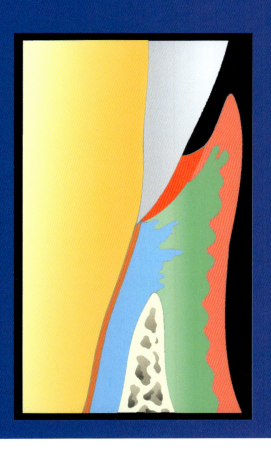

はじめに

歯周病がどのような病気で，どのように治るかを理解するためには，正常な歯周組織の構造と役割をまず理解することが大切である．この CHAPTER では，歯と歯周組織の発生，歯周組織の構造，役割について解説する．

歯と歯周組織の発生[1~3]

一個の受精卵から，われわれの体すべてが発生，造形されることは神秘的である．歯と歯周組織の発生を取り上げただけでも，そのメカニズムの巧妙さに感嘆する．

歯胚の形成

歯胚（エナメル器，歯乳頭，歯小嚢を合わせたもの）の形成は，まず神経堤細胞が将来の顎堤内の歯を形成すべき部位へ移動し，口腔間葉組織を形成することから始まる（**Fig 1**）．この口腔間葉組織は上皮（口腔粘膜）を誘導し，この上皮からエナメル器が形成される（**Fig 2**）．エナメル器の上皮細胞は形態的に内エナメル上皮と外エナメル上皮に区別できるようになるが，神経堤細胞は内エナメル上皮の陥没部で歯乳頭となり，やがて象牙芽細胞，歯髄細胞，知覚神経細胞などに分化する（**Fig 3**）．一方，エナメル器と歯乳頭は線維成分に富んだ間葉細胞に包み込まれるが（**Fig 3**），この袋状の構造物は歯小嚢とよばれ，歯小嚢の細胞から歯周組織（セメント質，歯根膜，固有歯槽骨など）が形成される．

歯胚の形成

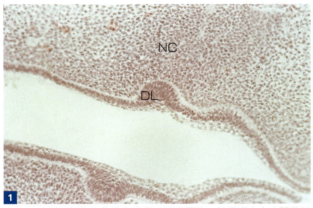

Fig 1 神経堤細胞の集落と歯堤の形成開始．神経堤由来の間葉細胞（NC）が歯の形成領域に移動，集落（増殖）すると，上皮の肥厚が起こり，歯堤（DL）が形成される．

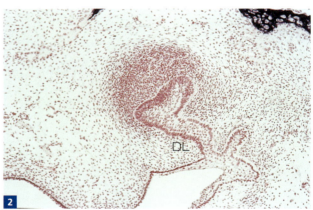

Fig 2 ヒト帽状期の歯胚－胎生10～12週．歯堤（DL）は増殖，分化し，エナメル器の形態をとりつつある．

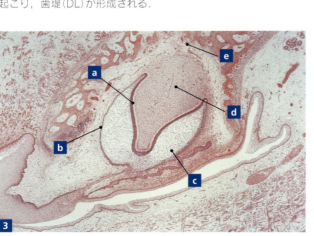

Fig 3 ヒト鐘状期－胎生14週．内エナメル上皮（**a**），外エナメル上皮（**b**），エナメル髄（**c**），歯乳頭細胞（**d**）の区別ができ，歯胚全体は歯小嚢（**e**）で包まれている．歯小嚢は線維成分に富んだ間葉組織からできた袋状の構造物である．

＊ **Fig 1～3** は前田健康先生の厚意による

象牙質・エナメル質の形成

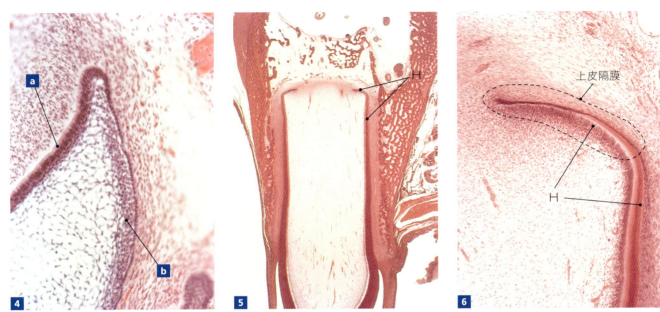

Fig 4 歯頸湾曲部の拡大．内エナメル上皮（**a**），外エナメル上皮（**b**）．
Fig 5 サル歯根形成過程．歯冠エナメル質および象牙質の形成がほぼ完了すると，内外のエナメル上皮は，歯頸彎曲部で互いに接した状態で根尖側へ向かって成長する．この2層性の上皮細胞の伸びだしを「ヘルトヴィッヒの上皮鞘」（H）とよぶ．ヘルトヴィッヒの上皮鞘は歯根の外形の決定，象牙芽細胞の分化誘導にあたる．
Fig 6 Fig 5の根尖部の拡大図．ヘルトヴィッヒの上皮鞘（H）が歯乳頭側へ折れ込んだ部位をとくに上皮隔膜とよぶ．
＊ Fig 4〜6は前田健康先生の厚意による

象牙質・エナメル質の形成

硬組織の形成は，まず内エナメル上皮がエナメル芽細胞に分化した後に，その誘導により歯乳頭の間葉細胞が象牙芽細胞へ分化し，象牙質を形成することから始まる．つぎに形成された象牙質面にエナメル芽細胞によるエナメル質形成が行われる．歯冠部のエナメル質と象牙質の形成がほぼ完了すると，歯頸彎曲部（**Fig 4**）から内エナメル上皮と外エナメル上皮が接した状態で根尖側に向かって成長する（**Fig 5**）．この相接した2層のエナメル上皮は「ヘルトヴィッヒの上皮鞘」とよばれ，歯乳頭の細胞を象牙芽細胞に誘導・分化させ，歯根部象牙質を形成・完成へと導く役割を担っている．歯根部象牙質の根尖側への成長にともなってヘルトヴィッヒの上皮鞘はエナメル上皮から分断され根尖側へ移動する．また，ヘルトヴィッヒの上皮鞘が歯乳頭側へ折れ込んだ部位をとくに上皮隔膜とよぶ（**Fig 6**）．

歯周組織の形成

ヘルトヴィッヒの上皮鞘の根尖側への移動にともない，歯根象牙質表面には，歯小嚢から派生した細胞により歯周組織が形成される．このときヘルトヴィッヒの上皮鞘より分泌されるエナメルマトリックスタンパク（主にアメロジェニン）が重要な役割を果たしていることが示唆されている[4]．このエナメルマトリックスタンパクの誘導により歯小嚢の細胞はセメント芽細胞や線維芽細胞に分化し，シャーピー線維を封入しながらセメント質を歯根面へ添加する．一方，歯小嚢の細胞からは骨芽細胞も誘導・分化され，基底部から発生してきた歯槽突起の内面（歯槽窩）に固有歯槽骨（皮質骨）を形成し，同時にその固有歯槽骨の中にもシャーピー線維が封入される（**Fig 7**）．これにより歯根と歯槽骨が線維により結合された状態（結合組織性付着）がつくりだされる（後述）．また，ヘルトヴィッヒの上皮鞘の一部は「マラッセの上皮遺残」となり歯根膜中に分散していく．

歯周組織の形成

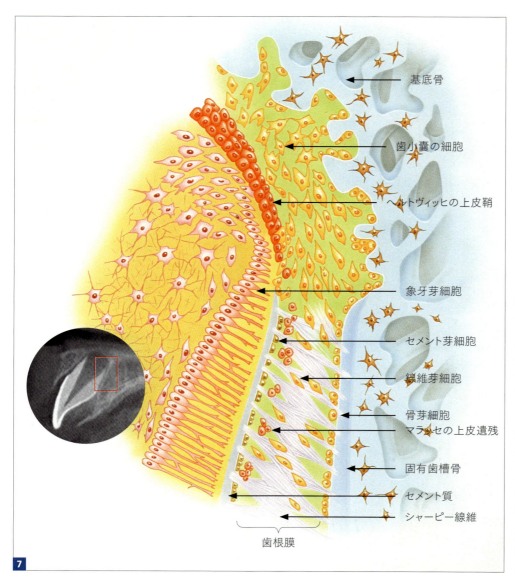

Fig 7 根未完成歯の根尖部と歯周組織の模式図. ヘルトヴィッヒの上皮鞘（上皮隔膜）の内側では歯髄細胞が象牙芽細胞に誘導分化され，歯根象牙質の添加（形成）を行う．形成された象牙質面には，歯小嚢の細胞から分化したセメント芽細胞によりセメント質が添加される．セメント質内へは歯小嚢由来の線維芽細胞によりシャーピー線維が封入される．一方，骨面へは歯小嚢由来の骨芽細胞により固有歯槽骨が形成（添加）され，そのなかには同時にシャーピー線維も封入される．ヘルトヴィッヒの上皮鞘の一部はマラッセの上皮遺残となり，歯根膜中に分散している．

上記の一連の歯と歯周組織の発生メカニズムが遂行されながら，歯は萌出し，やがて健全な歯と歯周組織が形成されることになる[5]（Fig 8）．

Fig 9は，CBCT像で上顎中切歯部の歯と歯周組織の発育をおおよその年齢別に観察したものである．画像は一人の患者を経時的に追ったものではなく，平均的な年齢別の発育状況として提示されたものである．これによれば，歯（上顎中切歯）は思春期に入る前後に歯根が完成し（Fig 9d），その後も歯髄腔の正常な狭小化が進む．また，歯の萌出は思春期の終わりごろまで急速に起こり（Fig 9e），それにともない歯槽骨（歯槽突起）も成長する（高さが増大する）．

興味深い点は，成長にともなう唇側歯槽骨の幅と形態の変化である．歯の萌出直後から思春期初期（おおむね12歳まで）までは，歯根の唇側は骨髄腔を有する厚い歯槽突起でおおわれているのに対し（Fig 9a〜d），思春期後期（おおむね13歳以降）では，歯根の唇側は薄い一層の皮質骨（明らかな骨髄腔を持たない骨）でのみ覆われる（Fig 9e, f）．すなわち，思春期以降の唇側の歯槽骨は発生学的に歯根膜由来の固有歯槽骨によって形成されていることを物語っている．逆に，口蓋側は年齢に関係なく分厚い骨髄腔をもつ歯槽骨（歯槽突起）で被われている．このことは口蓋

側の骨は，基底骨由来の骨と，歯根膜由来の固有歯槽骨の2つの硬組織によって形成されていることを意味する．さらに，このような歯槽骨と歯の関係は，上顎の中切歯以外にもおおむねすべての歯でみられる．例外として，下顎前歯部では唇側・舌側の両側が薄い固有歯槽骨で覆われている．歯が舌側あるいは口蓋側へ傾斜または転位している場合は，逆に唇側の骨のほうが厚くなる場合もある．

　上記の歯と歯槽骨の関係は，将来，歯が歯周炎に罹患した場合，歯槽骨がどのように吸収されるか，また治療によりどのように回復するかを考えるのに役立つ（詳細は，**CHAPTER 6** で考察されている）．

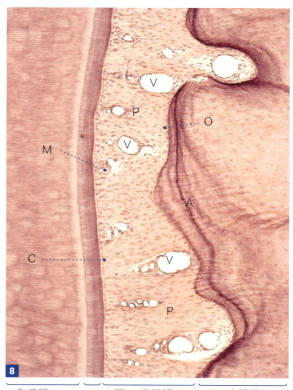

象牙質　セメント質　歯根膜　歯槽骨

Fig 8　健康な歯周組織の組織像．歯根膜には豊富な血管網（V）が存在する．セメント質表面には単層のセメント芽細胞（C）の配列がみられ，その近くに間隔をおいてマラッセの上皮遺残（M）が観察される．固有歯槽骨（A）の表面には骨芽細胞（O）が配列し，骨とセメント質の間を結ぶように歯根膜線維（P）が走行している．
＊前田健康先生の厚意による

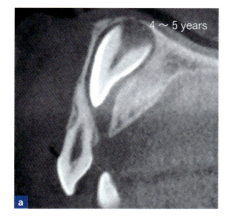 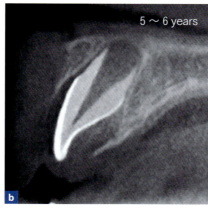 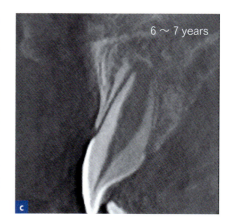
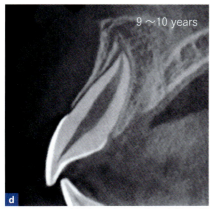 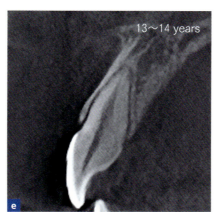 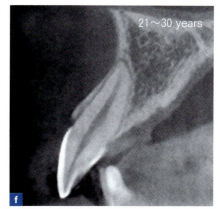

Fig 9a〜f　年齢別にみた上顎中切歯部のCBCT矢状断面像．歯の萌出にともない，歯槽骨の高さが増すことがわかる．そして，13歳ぐらいからは，唇側は一層の層板骨（固有歯槽骨）のみで歯槽骨が形成されていることがわかる．逆に口蓋側には，年齢に関係なく広い骨髄腔をもつ骨が存在している．

健康な歯周組織

Fig 10は，健康な歯と歯周組織をもつ成人女性の上顎前歯部のデンタルエックス線写真，口腔内写真，CBCT像および模式図である．

歯の一部と歯槽骨を覆っている軟組織は，「角化歯肉」と「歯槽粘膜」に分けることができる(**Fig 10b**)．歯槽粘膜は筋組織が混在した可動粘膜であり，上皮は角化していない．歯肉は歯槽粘膜から歯冠側に位置した軟組織であり，上皮は通常，角化している．角化歯肉は歯肉溝の部位を除いて歯または歯槽骨に付着(線維性あるいは上皮性に付着)しており，「付着歯肉」とよばれる．これに対して，歯肉溝部の歯肉は「遊離歯肉」とよばれ区別されている(**Fig 10b**)．

デンタルエックス線写真では，歯根周囲に歯槽骨との間に一層のエックス線透過像がみられ(歯根膜の像)，さ

健康な歯周組織

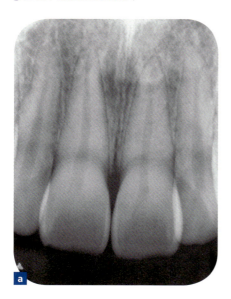
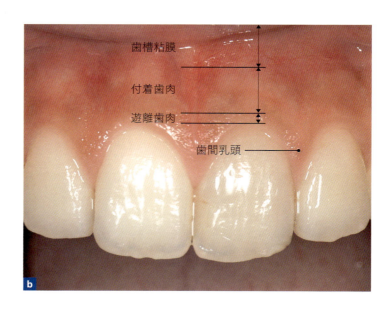
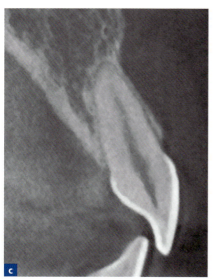
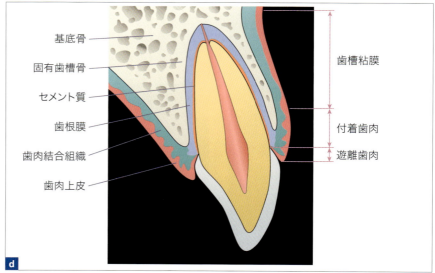

Fig 10a～d 歯と歯周組織の解剖図．萌出が完了した永久歯(上顎前歯)とその歯周組織を，デンタルエックス線写真(**a**)，口腔内写真(**b**)，CBCT像(**c**)，模式図(**d**)で示した．発生学的には歯槽骨は固有歯槽骨と歯槽突起からなる．歯槽突起は基底骨から発生した骨であり，固有歯槽骨は歯根膜由来の組織である．固有歯槽骨はエックス線写真では白線あるいは硬線として認識される．歯肉は遊離歯肉と付着歯肉からなり，歯槽粘膜へ移行している．

CHAPTER 3 歯周組織の構造と役割

生物学的幅径

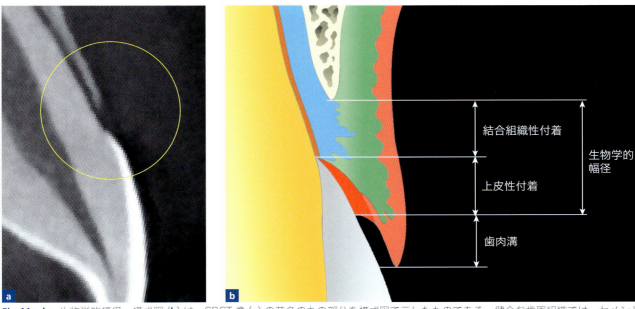

Fig 11a, b 生物学的幅径．模式図（**b**）は，CBCT像（**a**）の黄色の丸の部分を模式図で示したものである．健全な歯周組織では，セメント－エナメル境は歯槽骨縁の約1mm歯冠側に位置しており，歯槽骨縁上には約1mmの結合組織付着が存在する．さらにその歯冠側に約1mmの上皮付着と約1mmの歯肉溝が形成されている．この骨縁上にある結合組織性付着（約1mm）と上皮性付着（約1mm）の状態は，ほぼすべての歯面で観察されることから，生物学的幅径とよばれている．

らにその周囲にエックス線硬化像（固有歯槽骨）が存在する（Fig 10a）．CBCT像では，さらに歯根と歯根膜，固有歯槽骨の関係を普段見ることができない角度から観察できる（Fig 10c）．Fig 9でも考察したように唇側の骨は一層の皮質骨のみで覆われていることに注目したい．

生物学的幅径

Fig 11bは健全な歯と歯周組織の歯頸部（Fig 11a）を拡大して模式図に表したものである．健全な歯周組織では，セメント－エナメル境（cement–enamel junction：CEJ）は，歯槽骨頂の約1mm歯冠側に通常位置している（Fig 11b）．いい換えれば，骨はCEJの1mm根尖側に位置している．この部分では歯根外側に歯槽骨は存在せず，歯根からのびたコラーゲン線維（シャーピー線維と同様）は歯肉結合組織へと走行している（結合組織性付着が存在している）．そして，CEJの歯冠側には約1mmの「接合上皮」（上皮性付着）が存在している．接合上皮は通常の口腔上皮とは異なり，特殊かつ重要な機能を有している（次ページ後述）．この歯槽骨縁上にある約1mmの結合組織性付着と，約1mmの上皮性付着の合計2mmの幅は，「生物学的幅径」（biologic width）とよばれており（Fig 11b），歯周組織が健康を維持するのに重要な役割を果たしていると考えられている[5〜9]（後述 Fig 14）．

興味深い点は，この生物学的幅径は，健康な歯周組織

039

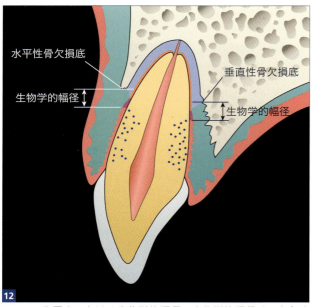

Fig 12 歯周炎における生物学的幅径．生物学的幅径は，あらゆる歯のあらゆる歯面に存在することから，水平性の骨欠損(左)と垂直性の骨欠損(右)においても，それぞれの骨欠損底を起点としてそれぞれ2mmの生物学的幅径が存在していることを示す．

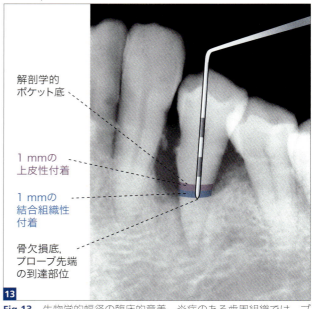

Fig 13 生物学的幅径の臨床的意義．炎症のある歯周組織では，プローブは骨欠損底まで到達する．しかし，骨欠損底から2mm歯冠側には生物学的幅径が存在することから，根面には歯石がついていないことを意味する．麻酔下でSRPを行うと，ポケット底付近の結合組織付着を破壊するかもしれないので注意が必要である．

だけでなく，歯周炎に罹患した歯でも，またどの歯のどの歯面にも存在することである．具体的には，水平的な骨吸収が存在する部位では，残存骨頂を基準として，約1mmの結合組織性付着と約1mmの上皮性付着が存在し，垂直性の骨欠損部では，骨欠損底を基準として，生物学的幅径が存在することを意味する(**Fig 12**)．このことをさらに臨床的具体例で示せば，**Fig 13**のような骨欠損を示す歯周炎では，エックス線写真で見られる骨欠損底から歯冠側2mmには歯石は存在していないことを意味する．したがって，麻酔下でSRPを行う場合，汚染されていない根面を過剰に触ってしまわないような注意が必要である(残存歯根膜を機械的に除去してしまう可能性がある)．

接合上皮(上皮性付着)の役割[10〜12]

われわれの全身は上皮で被われていることにより生命が守られている．上皮の役割は，大きく分けて体内の水分の保護と外からの細菌感染の防御である．上皮が失われることは，脱水症と感染症での死を意味する．生体の表面で唯一上皮が欠落している部分が歯である．歯とは生体の内部から飛び出した硬組織であり，もし適切な感染に対する防御機構がなければ歯の周囲から細菌が侵入することを意味する(インプラントも同様である)．そのために(細菌の侵入を防ぐために)，接合上皮には，生体の神秘的な防御機構が備わっている(**Fig 14**)．

付着上皮には，以下に述べる主に4つの細菌感染に対する阻止機能が備わっている．

①ヘミデスモゾーム結合(半接着斑結合)による歯の周囲のシーリング(封鎖 Fig 14a ❶)

付着上皮は，細胞外マトリックスからなる「基底膜」(内側基底板)を介して歯の表面と「ヘミデスモゾーム結合」している．基底膜の代表的な成分は，IV型コラーゲン，ラミニン，ヘパラン硫酸プロテオグリカンなどである．通常，上皮細胞同士は，接着斑(デスモゾーム)という細胞外物質を介してお互いつながっているが，この接着斑の相手側が，細胞でなく基底膜(板)を介して歯硬組織ということになるために，半接着斑(ヘミデスモゾーム)という機構になる．分子生物学的に接着機構を説明するのは容易ではないようである．

CHAPTER 3　歯周組織の構造と役割

付着上皮の役割

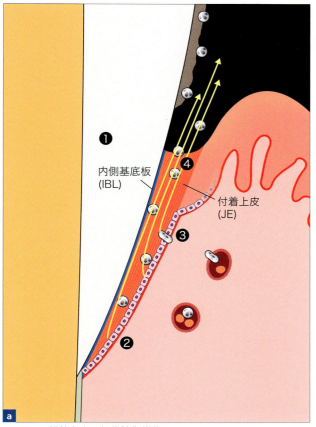

Fig 14a　付着上皮の細菌防御機能．
❶歯面への付着．付着上皮（JE）は内側基底板（IBL）を介して歯に半接着斑（ヘミデスモゾーム）接合することで，歯の周囲をシーリング（封鎖）する．
❷早いターンオーバー．付着上皮は早い細胞分裂を起こし，新しい細胞に置き換わっている．これにより，付着上皮に付着した細菌が歯肉溝あるいはポケット外へ追放される．
❸免疫物質，好中球の排出．付着上皮（JE）の細胞間隙は，免疫物質（補体，抗体），抗生物質，好中球の通路になっており，歯肉溝あるいは歯ポケット内の細菌を駆逐する．
❹抗菌性ペプチドの産生．付着上皮（JE）の細胞は，いく種類かの抗菌性ペプチドを産生・分泌して，細菌の侵入を防いでいる．これらのペプチドは，刺激に反応して付着上皮細胞から産生，分泌され，数時間のうちに細菌に作用する．

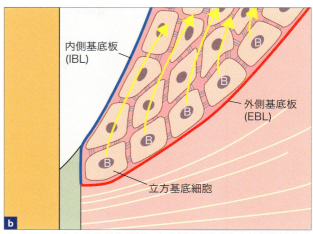

Fig 14b　接合上皮の根尖側部．立方基底細胞（B）の娘細胞は歯肉溝に向かって移動する．付着上皮（JE）の細胞は歯面と接触すると半接着接合を形成する．内側基底板（IBL）は，付着上皮の細胞の根尖側で外側基底板（EBL）に移行している．
＊**Fig 14a, b** は，参考文献20より改変・転載

②早いターンオーバー（細胞の入れ替わり Fig 14a❷）

上皮細胞には絶えず細菌が付着し，生体への侵入をうかがっている．接合上皮細胞は通常の口腔上皮細胞より早い周期の細胞分裂が生じ，約1週間で古い細胞が新しい細胞に入れ替わる．この機構により上皮に付着している細菌は上皮細胞とともに歯肉溝外へ放出されることになる．すなわち，細菌にとって上皮は安住の地とはなりにくくなっている．

③免疫物質あるいは免疫細胞の歯肉溝への排出（Fig 14a❸）

接合上皮は細胞間の結合が緩いため，免疫物質（免疫グロブリン，補体など）や好中球などの免疫細胞が，歯肉溝へ排出されやすい機構を有している[13]．これにより，歯肉溝内に侵入・増殖しようとしている細菌が駆逐される．その反面，この接合上皮の緩い細胞間結合は，プローブの挿入を許してしまう．通常，プローブの先端は，上皮性付着部では止まらず，健康な歯肉結合組織部で止まると考えられている（実際のポケット底までより深く挿入される）．たとえば，歯内疾患が原因による炎症性骨吸収がある歯周組織では，ポケット形成（アタッチメントロス）がないにもかかわらず（＝歯周炎ではないにもかかわらず），プローブが深く挿入されてしまうことがあるので，鑑別診断の際に注意が必要である（後述 Fig 20）．

④抗菌性ペプチドの分泌（Fig 14a❹）

上皮細胞は，いく種類かの抗菌性ペプチドを産生・分泌して，細菌の侵入を防いでいる．これらのペプチドは，刺激に反応して上皮細胞から産生・分泌され，数時間のうちに細菌に作用する．また，免疫機能の調節にも関与

結合組織の役割

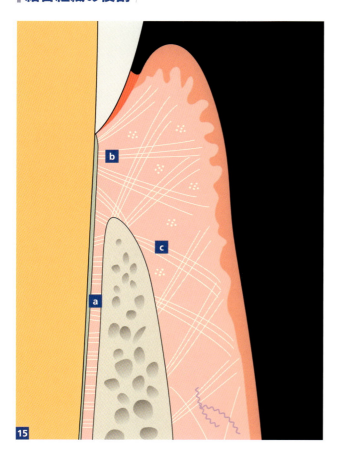

Fig 15 結合組織性付着．歯根と歯槽骨（a）あるいは歯肉（b）は，セメント質から広がったコラーゲン線維束でつながっている．また，付着歯肉は歯槽骨とコラーゲン線維束でつながっている（c）．成人の歯根膜の厚さ（巾）は約0.15〜0.2mm あり，その約60%はコラーゲン線維束である．
＊参考文献20より改変・転載

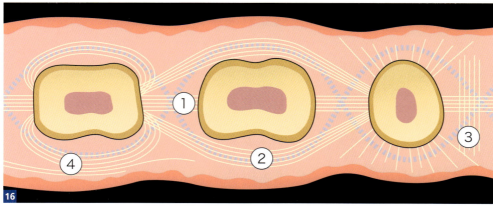

Fig 16 水平断面における線維束の走行．歯槽骨上の重要な線維束の走行を示す．線維束は，歯と歯肉および歯と歯を結合している．
❶歯間水平線維
❷輪走線維
❸歯間乳頭内線維
❹輪走線維／半輪走線維
＊参考文献20より改変・転載

し，白血球の遊走を促進したり，逆に過剰免疫反応による組織破壊の抑制や組織修復の促進にも関与している．

結合組織の役割[12]

結合組織とは，細胞外基質に多くのコラーゲン線維を有する組織を指す．歯周組織にはさまざまな方向にコラーゲン線維束が走行しており，歯と歯槽骨，歯と歯肉，歯肉と歯槽骨を線維性に結合させている．これにより，歯の植立を維持し，歯肉には弾力性と抵抗性を与え，接合上皮直下では歯肉と歯根を強力に結び付ける役割を担っている．通常，結合組織性付着といえば，歯根セメント質と周囲の組織（骨または歯肉）が線維性に結合された状態を指す（Fig 15）．

また，水平断面的にみれば，歯肉部に存在する線維束には，輪走線維，半輪走線維，歯間水平線維，歯間乳頭内線維などの線維が存在し，歯周組織の安定に寄与して

歯周治療前後の歯肉の変化

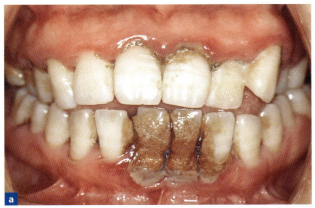

Fig 17a 術前．35歳，女性．歯周炎により浮腫性の歯肉がみられる．

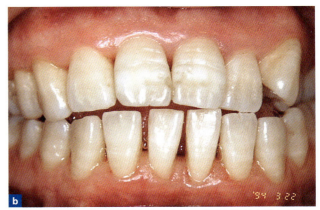

Fig 17b 術後．炎症の消退にともない，歯肉に張りと弾力が戻っている．

自然挺出による骨欠損の改善

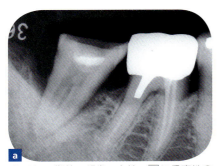

Fig 18a 術前．45歳，女性．7⏋に垂直性の骨欠損がみられる．咬合面を削合して歯の自然挺出を期待した．

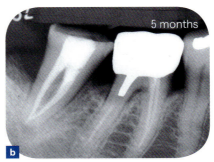

Fig 18b 5か月後．自然挺出にともない，近遠心の骨欠損の改善がみられる．

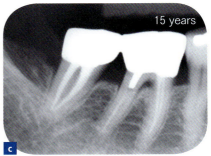

Fig 18c 15年後．削合で歯間水平線維がまっすぐになることで歯は歯冠側に挺出し，結果として歯根膜の位置が歯冠側に移動することで骨欠損が改善する．

いると考えられる(**Fig 16**)．たとえば，輪走線維や半輪走線維は歯肉の適合（アダプテーション）に寄与し，歯肉の引き締まりに寄与していると考えられる(**Fig 17**)．また，歯間水平線維は，歯の自然挺出にかかわっていると考えられ，垂直性骨欠損のある部位で咬合調整（削合）を行って，歯を自然挺出させることにより，骨欠損を改善でき

る(**Fig 18**, **CHAPTER 6** 参照)．逆に，垂直性骨欠損のある部位では，斜めに入り込んだ水平線維が水平になろうとして歯の自然挺出が生じる．この結果，対合歯との間に早期接触を起こしやすく，二次的咬合性外傷（振盪）を生じる可能性がある(**CHAPTER 4** 参照)．

プロービング値とアタッチメントレベル（Fig 19）

歯周検査の重要な項目にプロービングがある．プロービングにより，ポケット（あるいは歯肉溝）の深さだけではなく，出血の有無，歯石の有無，歯根形態などの重要な情報を得ることができる．しかし，プロービング値はポケットの深さを正確には反映していない．

通常，プロービング圧は約25gが適切であるといわれているが[14, 15]，この圧力でプローブを歯肉溝へ挿入しても，プローブの先端は歯肉溝底あるいはポケット底では止まらない[16]．理由は，上皮付着部での細胞間結合が緩いため，プローブは簡単に上皮組織を貫通してしまうためである．プローブは，健全な結合組織の部位で止まると考えられている（Fig 17）．一方，炎症のある歯肉では，結合組織のコラーゲン線維がすう疎になっているため，プローブは組織を容易に貫通することになる[17, 18]（Fig 20）．すなわち，歯周炎と他の歯科疾患（この症例では歯内疾患）との鑑別診断に誤診を生じさせる．

ポケットの本当の深さは組織学的切片をとったとき以外はわからない．そこで臨床では，「ポケットの深さ」という表現はとらず，「プロービング値」または「プロービングの深さ」という表現をとっている．

また，プロービング値は歯肉の辺縁を基準にしてその値を測定するため，歯周病の重篤度（進行程度）を表していない．同じ6mmのプロービング値でも，歯肉辺縁の位置が違えば，実際のアタッチメントロス（歯根膜の喪失）の大きさも異なることになる（Fig 21）．そこで，疫学調査などでは，歯頸部のセメント‐エナメル境（CEJ）を基準点にして，プローブが何mm入るかを測定・記録している．この値は，「アタッチメントレベル」と呼ばれ，「プロービング値」とは区別されている[19]．

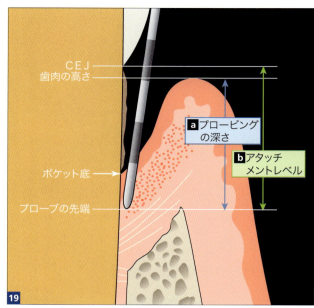

プロービング値とアタッチメントレベル

Fig 19a プロービング値（プロービングの深さ）．歯肉の辺縁を基準としてプローブが入る数値を示す．
Fig 19b アタッチメントレベル．セメント‐エナメル境（CEJ）を基準点としてプローブが入る数値を示す．

歯内-歯周由来病変の鑑別診断

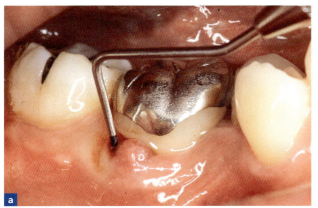
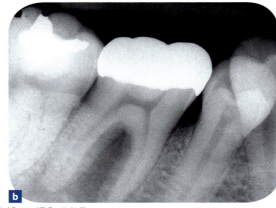

Fig 20a, b　37歳，男性．6⏌の根分岐部に骨の透過像がみられ，プローブは約10mm挿入できる．

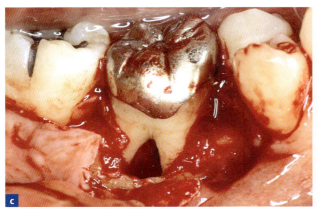
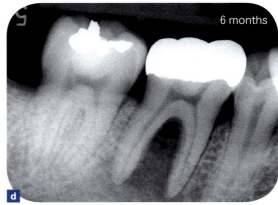

Fig 20c　フラップの翻転と肉芽の掻爬時．GTR法を行い歯周再生療法を試みた．

Fig 20d　術後6か月のエックス線写真．透過像が広がっている．

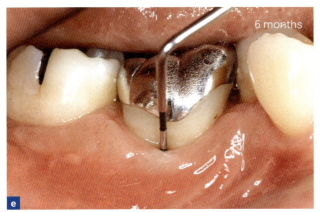
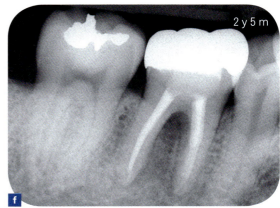

Fig 20e　術後6か月の臨床写真．プローブはまだ深く挿入される．原因は，6⏌の歯髄壊死と考えられる（診断の誤りであった）．すなわち，プローブが挿入された排膿路は上皮の裏打ちのないサイナストラクトであった．すぐに，根管治療を開始した．

Fig 20f　2年5か月後．根管処置により，骨欠損は改善された．

歯肉の位置とプロービングの関係

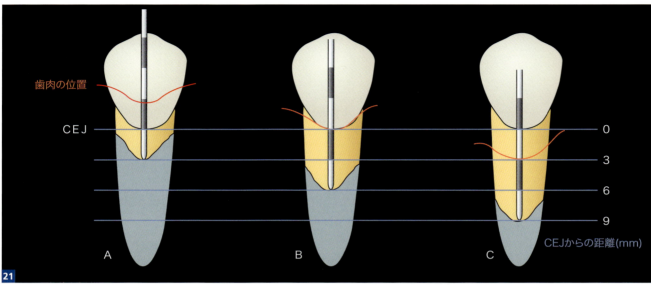

Fig 21a〜c いずれもプロービング値は6mmであるが，残った付着（歯根膜）の量（水色の部分）は異なっている．このように歯肉の増殖や退縮がある場合，プロービング値だけで，歯周病の進行度を判断することは困難である．＊参考文献20より改変・転載

おわりに

機能的にも，生物学的にも，免疫学的にも，実に巧妙に構築された歯周組織を説明するには，このCHAPTERでの解説は，稚拙すぎる感はぬぐえない．とはいえ，この領域について数十ページを費やして詳しく考察することはこの本の目的からは外れる．筆者が読者に伝えたい内容を抜粋して簡略化して提示したことを理解されたい．

参考文献

1. Ten Cate AR. Oral Histology, Development, Structure and Function. 3rd ed. St Louis: CV Mosby, 1989.
2. Bhaskar SN. Orban's Oral Histology and Embryology. 10th ed. St Louis: CV Mosby, 1986.
3. Lindhe J. Textbook of clinical periodontology. New York: Wiley, 1991.
4. Hammarström L. Enamel matrix, cementum development and regeneration. J Clin Periodontol 1997；24：658 - 668.
5. 前田健康，大島勇人，月星光博．歯と歯周組織の発生と構造．the Quintessence 1997；16(9)：2051 - 2072.
6. Gargiulo AW, et al. Dimensions and relations of the dentogingival junction in humans. J Periodontol 1961；32：261.
7. Maynard JG, Wilson RD. Physiologic dimensions of the periodontium significant to the restorative dentist. J Periodontol 1970；50：170.
8. Ingber JS, et al. The "biologic width"：A concept in periodontics and restorative dentistry. Alpha Omegan Scientific Issue 1977 Dec: 62.
9. Nevins M, Mellonig JT. Clinical approaches and evidence of success Vol.1 Periodontal Therapy. Chicago: Quintessence publishing, 1998.
10. Dale BA. Periodontal epithelium: a newly recognized role in health and disease. Periodontol 2000 2002；30：70 - 78.
11. Bosshardt DD, Lang NP. The junctional epithelium: from health to disease. J Dent Res 2005；84：9 - 20.
12. Nanci A, Bosshardt DD. Structure of periodontal tissues in health and disease. Periodontol 2000 2006；40：11 - 28.
13. Page RC, Schroeder HE. Pathogenesis of inflammatory periodontal disease. A summary of current work. Lab Invest 1976；34：235 - 249.
14. Armitage GC, Svanberg GK, Loe H. Microscopic evaluation of clinical measurements of connective tissue attachment levels. J Clin Periodontol 1977；4：173 - 190.
15. Polson AM, Caton JG, Yeaple RN, Zander HA. Histological determination of probe tip penetration into gingival sulcus of humans using an electronic pressure-sensitive probe. J Clin Periodontol 1980；7：479 - 488.
16. Listgarten MA. Periodontal probing: what does it mean? J Clin Periodontol 1980；7：165 - 176.
17. Anderson GB, Caffesse RG, Nasjleti CE, Smith BA. Correlation of periodontal probe penetration and degree of inflammation. Am J Dent 1991；4：177 - 183.
18. Jansen J, Pilot T, Corba N. Histologic evaluation of probe penetration during clinical assessment of periodontal attachment levels. An investigation of experimentally induced periodontal lesions in beagle dogs. J Clin Periodontol 1981；8：98 - 106.
19. Hujoel PP. Endpoints in periodontal trials: the need for an evidence-based research approach. Periodontol 2000 2004；36：196 - 204.
20. Wolf HF, Rateitschak EM, Rateitschak KH・著，日本臨床歯周病学会・訳．ラタイチャーク カラーアトラス歯周病学 第3版．永末書店，2008.

CHAPTER 4
歯周病とは

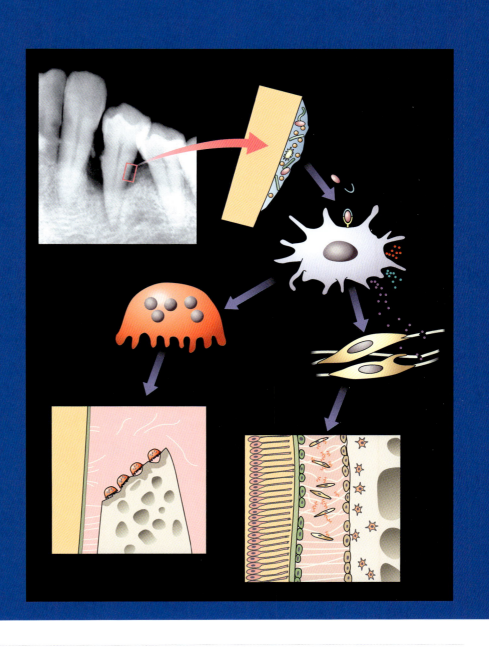

はじめに

歯周病との戦いに勝つためには，まず敵の攻撃能力と味方の反撃能力を知ることが重要である．敵（細菌）の攻撃手段，規模，時期がわかれば，迎え撃つことは困難ではないかもしれない．とはいえ，味方（生体）の反撃能力（免疫）には先天的・後天的に限界があることから，あえなく歯周病に屈することになるかもしれない．複雑な歯周病の病因論の全容解明には，細菌学的にも分子生物学的にもまだ時間がかかりそうであるが，この **CHAPTER** では，感染症としての歯周病の病態像，発症メカニズム，原因論について大まかに解説する．

歯周病の大まかな分類

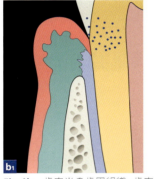
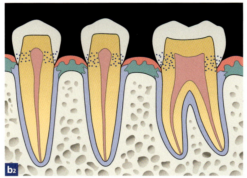
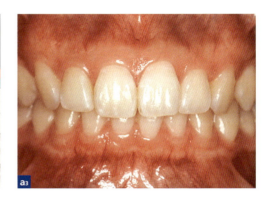

Fig 1a　正常な歯周組織．歯肉に炎症はなく，歯根膜・骨の異常はない．

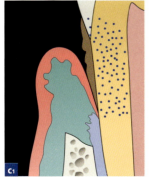
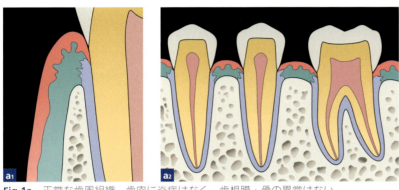
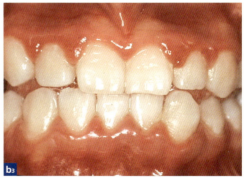

Fig 1b　歯肉炎の歯周組織．歯肉に炎症（発赤や腫脹）はみられるものの，歯根膜や骨の喪失は生じていない場合を，歯肉炎（gingivitis）とよぶ．歯肉炎の別名を gingivitis without attachment loss とよぶことができる．

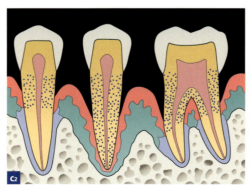
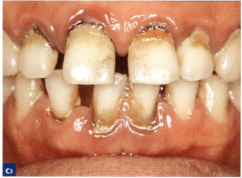

Fig 1c　歯周炎の歯周組織．歯肉に炎症症状がみられ，歯根膜と骨の喪失が生じている場合を，歯周炎（periodontitis）とよぶ．歯周炎の別名を gingivitis with attachment loss とよぶことができる．

水平性骨吸収と垂直性骨吸収

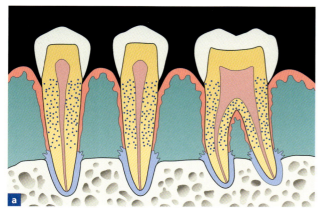

Fig 2a 水平性の骨吸収を示す模式図．歯槽骨が薄い部位や，歯周炎の進行が比較的緩慢な場合，骨吸収が水平性になる傾向にある．喪失した歯周組織の回復は期待できにくいが，歯周炎の進行を抑制することは困難ではないように思われる．

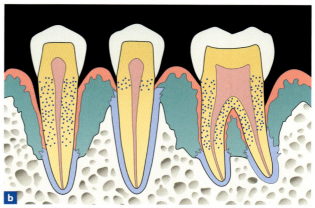

Fig 2b 垂直性の骨吸収を示す模式図．歯槽骨が厚い部位や，歯周炎の進行が急激な場合，骨吸収は垂直性になる傾向にある．歯周組織の再生が期待できる反面，治療に応答せず歯周炎が進行してしまう場合もある．

歯周病の病態像

歯周病は細菌感染症であり，大きく分類して，歯肉に炎症病変が限局した「歯肉炎」(gingivitis)と，炎症が歯根膜と歯槽骨にまで波及し，歯根膜や骨の喪失をともなうまでに進行した「歯周炎」(periodontitis)に分類することができる(**Fig 1**)．歯周炎では，歯根膜の喪失にともない歯肉上皮が根尖側へ埋入(移動)する[1]．歯周炎は，炎症の進行の速さと本来の歯槽骨形態の違いで，「水平性の骨欠損」と「垂直性の骨欠損」を示す歯周炎に分けることができる(**Fig 2**)．

歯肉炎，歯周炎は，さまざまなリスク因子により細分類されているが，これについては，歯周病の分類の項で後述する．

歯周病の発症メカニズム (pathogenesis)

歯肉溝内では，絶えず口腔内常在細菌と生体の防御機構の攻防が行われている(**CHAPTER 3**「接合上皮」の項を参照)．細菌が優位になったときに歯周病が発生し，それが放置されたときに歯周病は進行する．詳しい原因論は次項に考察されているが，発症メカニズムを単純化するために，「歯周病は口腔常在菌のなかの歯周病原因菌の数(割合)が増えることで発症する」としたい．

バイオフィルムの形成

口腔内細菌が長期にわたり口腔に生存するためには，上皮のような剥離する表面ではなく，硬い組織(歯，補綴物など)の表面上にバイオフィルム(凝集細菌塊)を形成することが必要である[2,3]．また，常在菌のうち歯周病を惹起できる細菌(何種類もある，後述)の多くはグラム陰性嫌気性菌(桿菌)であることから[4]，その増殖には嫌気的な環境が必要である．この嫌気的環境の構築は歯磨きを怠るという単純な出来事からスタートするようである．

1965年にLöeらは歯肉炎の細菌病因論を伝統的な実験方法を用いて証明した[5](**Fig 3**)．プラークと炎症のない被験者(学生)に口腔清掃を中止させるとプラークが付着し始める．プラークは，最初の数日間は主にグラム陽性の球菌と桿菌で構成され，その後，糸状菌などのグラム陰性菌が増殖，ついで歯周病原因菌とされるグラム陰性の桿菌やスピロヘータなどが増殖，コロニー化してく

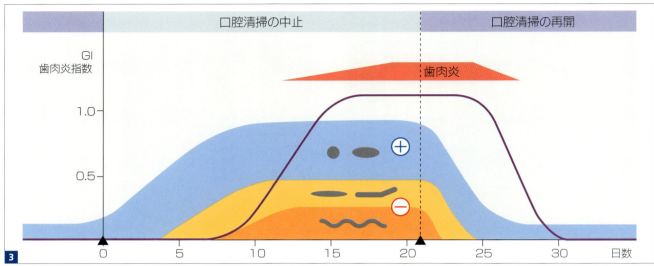

Fig 3 実験的歯肉炎．1965年にLöeらの行った実験的歯肉炎のメカニズムを示す．プラークと炎症のない被験者（学生）に口腔清掃を中止させるとプラークが付着し始める．プラークは，最初の数日間は主にグラム陽性の球菌と桿菌で構成され，その後，糸状菌などのグラム陰性菌が増殖，ついで歯周病原因菌とされるグラム陰性桿菌やスピロヘータなどが増殖，コロニー化してくると考えられる．軽度の歯肉炎が口腔清掃中止後数日で現れ，口腔清掃を再開することで，速やかに健康な状態に戻る．＊参考文献5より
＊図および図説明は参考文献32より引用・改変

ると考えられる（Fig 4）．このような一連の過程で形成された細菌叢はバイオフィルムとよばれ[6]，歯の表面に強固に粘着している．

　バイオフィルムの形成は，もう少し詳しくみてみると，歯の表面に形成されたペリクルに球菌が付着，コロニーを形成することから始まる（Fig 4a, b, g, h）．コロニーが成長するにしたがって他の細菌（たとえば糸状菌）が付着・増殖し，コロニーは厚さと広さを増してゆく（Fig 4c, d, i, j）．細菌コロニーは粘着性に富む「菌体外重合体物質」（extracellular polymeric substance：以下，EPS）を分泌し，コロニー全体を保護する[7]．このような環境で，グラム陰性の嫌気性菌（歯周病原因菌）が増殖してくると考えられる（Fig 4e, f, k, l）．したがって，デンタルバイオフィルムは，多種多様の細菌のコミュニティ（共生社会）であるといえる[6,8]．

【次ページ】
Fig 4a 歯面に形成されたペリクルに細菌が緩やかに連結する．
Fig 4b 細菌（とくに連鎖球菌）はペリクルのレセプターに結合する特殊な表面分子（アドベジン）を有するために，歯面に付着性のコロニーを形成する．
Fig 4c 他の細菌がさらに接着，コロニーを形成する．
Fig 4d 細菌は粘着性の菌体外重合体物質を分泌し，強固なコロニーを増大させていく．
Fig 4e コロニーの増大は，バイオフィルム形成につながる．バイオフィルムは細菌にとって有利な複合体形成の環境を提供する．
Fig 4f バイオフィルムの成熟．バイオフィルムは成熟にともない，嫌気性のグラム陰性菌が増大していく．バイオフィルムからは，細菌の代謝産物や内毒素が小胞として放出され，宿主の免疫応答を活性化する．また，バイオフィルムから細菌が乖離して遊離プラークを形成する．バイオフィルム内の細菌は，抗生物質，抗体などの免疫物質，好中球などの免疫細胞の攻撃から保護されている．
＊a〜fは参考文献32より改変・転載

Fig 4g プラークフリーゾーンのSEM像．細菌の付着はまだみられない．
Fig 4h 歯肉縁上の歯面に付着したグラム陽性の球菌．
Fig 4i 歯肉縁上の球菌コロニーの増大．
Fig 4j 球菌のコロニーとグラム陰性糸状菌のコロニーからなるバイオフィルム．
Fig 4k 歯肉縁下バイオフィルムのなかで増殖した桿菌やスピロヘータなどの複雑な細菌叢．
Fig 4l 膜状の成熟したバイオフィルムから，線状菌が遊出している（矢印）．
＊g〜lは，恵比寿繁之先生の厚意による

CHAPTER 4 歯周病とは

デンタルプラークの形成

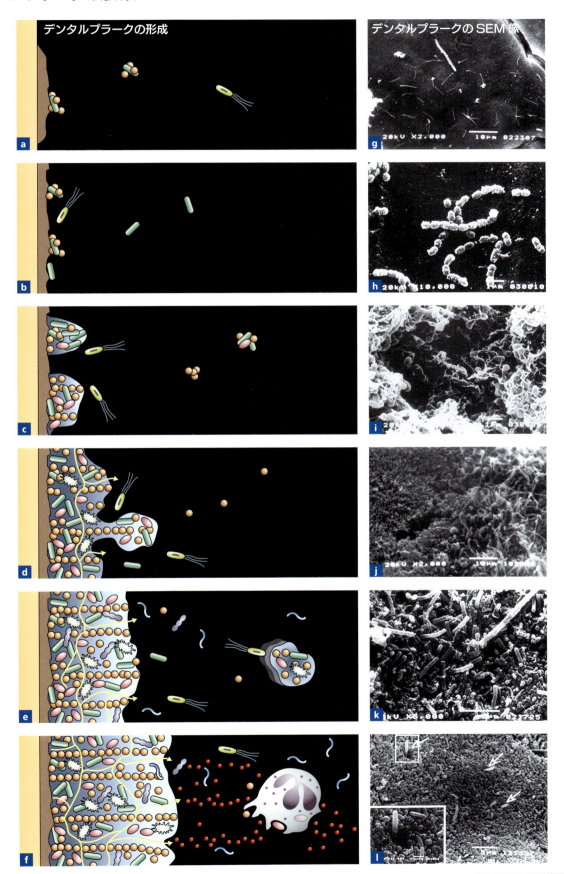

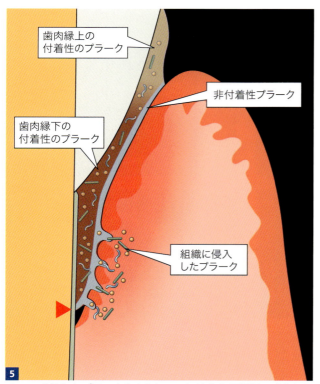

Fig 5　成熟したプラーク（バイオフィルム）と歯周組織．成熟したプラークは，歯肉縁上の付着性のプラーク（うすい茶色），歯肉縁下の付着性のプラーク（濃い茶色），浮遊細菌叢（水色）からなると考えられる．また，浮遊細菌が歯肉組織へ侵入している可能性がある．ポケットが深くなるにつれ，グラム陰性嫌気性菌が増える．
＊参考文献32より改変，転載

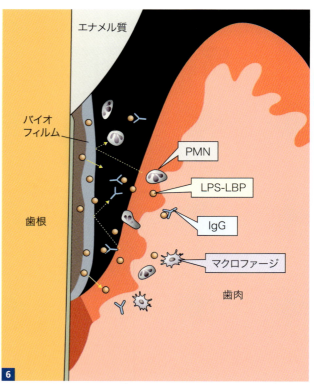

Fig 6　バイオフィルムの特徴．バイオフィルムは，細菌が分泌した粘着性の菌体外重合体物質で保護されており，抗生物質・洗浄剤・抗体などの抗菌あるいは免疫物質が浸透しにくい．また，好中球などの免疫細胞も容易には入り込めないことから，細菌の安住の地となっている．その一方で，バイオフィルムからは，細菌の代謝産物や内毒素（リポ多糖：LPS）が，小胞（vesicle）として放出される．放出されたLPSが上皮を通過し，リポ多糖結合タンパク（LBP）とLPS-LBP複合体を形成すると，マクロファージに捕捉・貪食され，一連の炎症反応（免疫応答）が開始する．

　バイオフィルムは，生体の炎症を惹起し，付着上皮や結合組織を破壊しながら根尖側へ深化する．進行した歯周炎では，プラークは，「歯肉縁上の付着性プラーク」「歯肉縁下の付着性プラーク」「バイオフィルムから乖離した非付着性プラーク」の3相から構成されていると考えられる[9]（Fig 5）．また，炎症により細胞間隙が広くなったポケット上皮から細菌が結合組織内へ侵入する（Fig 5）．
　バイオフィルムの特徴は，先にも述べた細菌が産生する接着性・粘着性に富む菌体外重合体物質（EPS）で囲まれている（保護されている）ことである．このため，バイオフィルムの中へは，好中球などの貪食細胞，抗菌剤，歯肉溝から滲出した抗体や補体などの免疫物質が容易には入り込めないことから，細菌の安全な砦となっている[7,]

[8]（Fig 6）．ちなみに，バイオフィルム内の細菌は，抗菌剤に対して浮遊細菌より1,000倍も感受性が低いといわれる[10,11]．したがって，バイオフィルムを機械的に破壊しない限り，その中の歯周病原因菌を駆逐できないことを意味している．
　その一方で，バイオフィルムからは細菌の病原因子（主に細菌の外膜であるリポ多糖類）を多く含む代謝産物が小胞（vesicle）として放出される（Fig 6）．この代謝産物（小胞に詰まった病原因子）が組織へ侵入すると，生体の免疫細胞（好中球，マクロファージ，リンパ球など）は細菌の侵襲と受け止め，一連の免疫応答（細菌の貪食，補体・抗体の産生など　後述）を開始する[12]．また，バイオフィルムから乖離した非付着性プラーク（遊離プラーク），すなわ

ち組織に侵入した細菌によっても免疫応答が起こる．このような免疫応答は，歯肉溝や歯周ポケット内でも絶えず生じており，細菌の侵入・増殖を抑制している．しかしながら，本来外敵（歯周病原因菌）から生体を守るはずの免疫応答は，結果として歯周組織の破壊につながることになる（後述）．

自然免疫と獲得免疫

　生体内に侵入しようとする微生物（細菌やウイルス）は，皮膚や粘膜による機械的あるいは生物学的バリア，消化管に分泌される消化液やさまざまな抗菌物質，腸内に存在する病原菌と拮抗する正常細菌叢などにより阻止される．しかし，皮膚や粘膜を超えて侵入した細菌は，さまざまな免疫機構により排除される．この免疫機構をつかさどっている細胞（免疫細胞）は，すべて一種類の骨髄幹細胞から発生してくる（**Fig 7**）．そして免疫機構は，大きく分けて自然免疫と獲得免疫が存在する[13]．

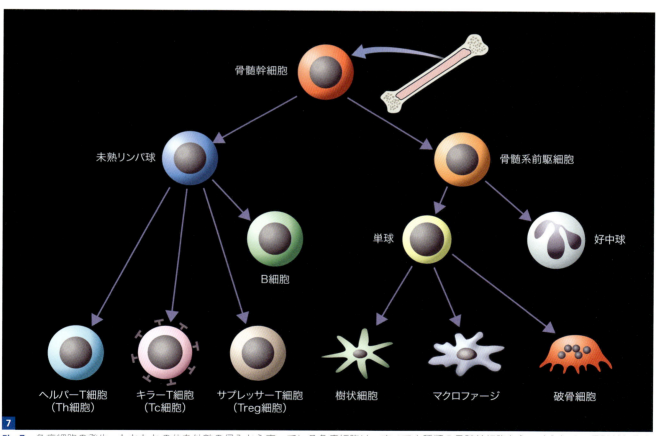

Fig 7 免疫細胞の発生．われわれの体を外敵の侵入から守っている免疫細胞は，すべて1種類の骨髄幹細胞からつくられる．骨髄幹細胞から分化した未熟リンパ球からは，ヘルパーT細胞（Th細胞），キラー（細胞障害性）T細胞（Tc細胞），サプレッサーT細胞（Treg細胞），B細胞が派生してくる．一方，骨髄系前駆細胞からは，好中球や好酸球などの炎症性白血球，マクロファージ，破骨細胞が派生してくる．
　Th細胞は，マクロファージや樹状細胞から抗原提示を受けると，さまざまなサイトカインを産生・放出し，マクロファージ，B細胞，Tc細胞を活性化する（獲得免疫）．活性化したTc細胞（TCL）は，ウイルスに感染した細胞やがん細胞を排除し（細胞性獲得免疫），B細胞はIgG抗体などを産生することで液性獲得免疫の中心的な役割を担っている．Treg細胞は，免疫の調節（過剰免疫の抑制）をつかさどっている．好中球（多形核白血球）は自然免疫の最前線で活躍をし，細菌の侵入にいち早く反応し，細菌の貪食を行う．マクロファージは，貪食，サイトカインの放出，抗原提示など，獲得免疫の開始・進行・終結をつかさどる大きな役割を担っており，好中球・リンパ球などと密な連携をとることで，炎症をコントロールしている．破骨細胞は，マクロファージの放出するサイトカインなどの影響を受けて活性化され，骨吸収をつかさどる免疫細胞の1つである．

自然免疫

「自然免疫」は，「非特異的免疫」ともいわれ，非自己抗原であれば相手を特定せずに応答（排除）する免疫機構を指し，細菌やウイルスの侵襲阻止の最前線で活躍する．主役は，好中球，マクロファージ，NK細胞（ナチュラルキラー細胞），補体，自然抗体などである．

好中球やマクロファージは，食細胞ともよばれ，生体に侵入した細菌やウイルスを貪食することで感染源を駆除する[13,14]．NK細胞は，ウイルスに感染した細胞そのものを障害することで感染を防御する．補体は，非特異的感染源（初めて感染した細菌やウイルスなど）をオプソニン化することで，好中球やマクロファージが走化・貪食する手助けをする（Fig 8）．自然抗体は，いく種類もの（不特定多数）の微生物抗原などと反応する抗体である．

好中球は，通常血管の中に存在するが，サイトカイン（インターロイキン1やTNF-α）などのはたらきで毛細血

自然免疫

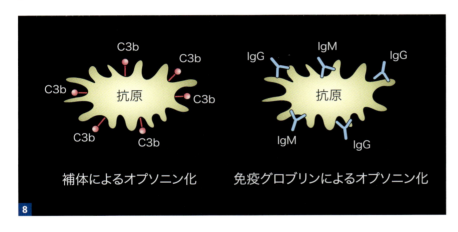

Fig 8 オプソニン化．オプソニン化とは，「味付けする」という意味をもち，免疫細胞が捕食しやすいように細菌やウイルスなどの非自己抗原にマーキングすることを指す．補体は，自然免疫としてのオプソニン化に関与し，はじめて感染する抗原にも対応する（非特異的）．それに対して，免疫グロブリン（自然抗体を除く）によるオプソニン化は獲得免疫に関連し，以前に感染したことのある特定の抗原に対するものである（特異的）．補体は，自然免疫・獲得免疫の両方に重要な役割を果たす．

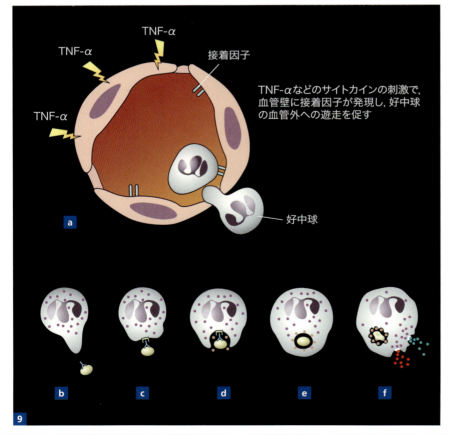

Fig 9 好中球（多形核白血球）による自然免疫．細菌や内毒素に反応した歯肉上皮，樹状細胞，マクロファージが放出するサイトカインやケモカインが血管上皮に作用すると，血管内壁に接着因子が発現する．好中球はこれに付着することで血管外へと遊出が可能になる（a）．血管外に遊出した好中球はターゲットへと移動し（これを走化性という　b），補体などでオプソニン化した細菌を捕捉（c），貪食する（d）．細菌を貪食した好中球は，やがて自然死を起こして自壊する（e, f）．このときに，さまざまなタンパク分解酵素が放出され，組織破壊を引き起こす．
＊参考文献32より改変，転載

管内皮細胞に発現した接着因子と結合することで血管外に遊走する．また好中球は，付着上皮細胞間を溢出して歯肉溝へ集結し，細菌や細菌代謝産物を組織侵入前に直接貪食するが，貪食の結果，死滅して自己融解を起こし，膿の原因となる[14]（Fig 9）．また，その結果として（自己融解により）タンパク分解酵素が放出され，組織破壊が助長されることになる．また，マクロファージの役割は，貪食という自然免疫機能からはじまるが，つぎに控える獲得免疫の開始に深くかかわっていく．

獲得免疫

「獲得免疫」とは，特定の非自己抗原（かつて罹った感染源）に対処する免疫機能をさし，再感染に対して素早い応答がとれる体制を築く免疫機構とでもいえよう．獲得性免疫は，「液性免疫」と「細胞性免疫」に二分される．液性免疫は骨髄で分化・成熟し，脾臓や（リンパ節）末梢リンパ組織に移動した「Bリンパ球」（B細胞）がつくる抗体により調節される．一方，細胞性免疫は骨髄と胸腺で分化・成熟し，リンパ節に移動した「T細胞」により担われる．

①細胞性免疫

抗原提示細胞（マクロファージや樹状細胞）は，さまざまなサイトカインを放出すると同時に，ヘルパーTリンパ球（Th細胞）に貪食した細菌の抗原提示を行うことで，細胞性獲得免疫機構を開始させる（Fig 10）．刺激を受けたTh細胞は，さらにさまざまなサイトカインを産生・放出し，今度はマクロファージ，キラー（細胞障害性）T細胞（Tc細胞：ウイルスや細菌に侵された細胞，あるいはがん細胞を排除する）を活性化する（Fig 10）．

獲得免疫

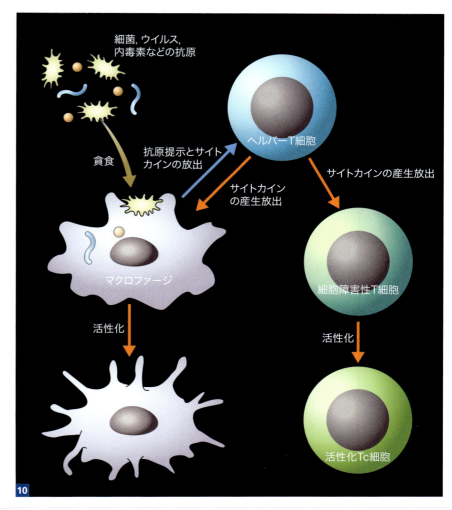

Fig 10 細胞性獲得免疫（T細胞編）．細菌，ウイルス，LPS-LBP複合体などの非自己抗原が生体に侵入すると，マクロファージはそれらを捕食してサイトカインを放出すると同時に，ヘルパーT細胞（Th細胞）に抗原提示を行う．抗原提示を受けたTh細胞は，幾種類かのサイトカインを放出し，今度はマクロファージを活性化させる．活性化されたマクロファージは，より多くのサイトカインを放出し，歯周組織の破壊を助長する．また，Th細胞は細胞障害性T細胞（Tc細胞）を活性化させ，活性化されたTc細胞（TCL）は，細菌やウイルスに感染した細胞，がん細胞などの破壊を行う．

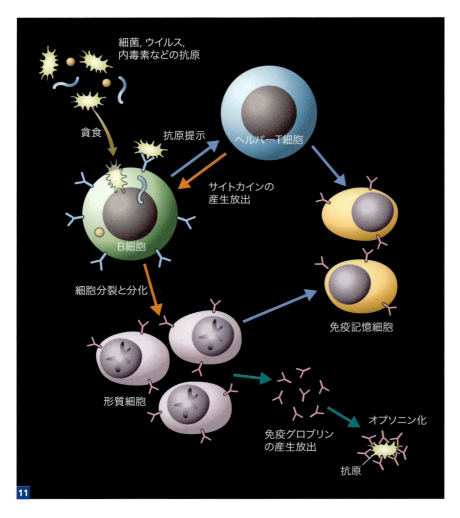

Fig 11 液性獲得免疫（B細胞編）．抗原（細菌やウイルスなど）の刺激を受けたB細胞は，Th細胞に抗原提示を行い，Th細胞を活性化する．活性化されたTh細胞は，B細胞を活性化して形質細胞（plasma cell）へと分裂増殖させる．形質細胞は，提示を受けた抗原に対して特異的に反応する抗体（IgG）などを産生する．また，B細胞は Fig 10 の過程で活性化されたTh細胞によっても活性化される．産生されたIgG抗体は，対象となる抗原と特異的に反応する（オプソニン化する）．形質細胞およびTh細胞の一部は，免疫記憶細胞として保持され，二次感染に素早く反応する．

②液性免疫

　液性免疫は，骨髄から脾臓に移動したB細胞が抗原（細菌やウイルスなど）の刺激を受けることから始まる（Fig 11）．細菌やウイルスなどの非自己抗原を感知したB細胞は，Th細胞に抗原提示を行い，Th細胞を活性化する．活性化したTh細胞は今度はB細胞を活性化させ，「形質細胞」（plasma cell）へと分裂・増殖させる．形質細胞は提示を受けた抗原に対して特異的に反応するIgG抗体やその他の免疫グロブリンを産生する．また，上記の細胞性免疫の過程で活性化されたTh細胞によってもB細胞は活性化される．産生されたIgG抗体は，対象となる抗原と特異的に反応する（オプソニン化する）．形質細胞およびTh細胞の一部は，免疫記憶細胞として保持され，二次感染に素早く反応する．この免疫システムは，抗体産生情報が記憶されることから，2度目の感染では素早く特異的なIgGを再生し，2度目の感染から生体を守る役割を担っている．ワクチンの原理はこのシステムを応用したものである．

歯周組織破壊のメカニズム

サイトカインのはたらき

マクロファージは，免疫機能として幾種類かの「サイトカイン」（免疫などに関与する低分子タンパク質の総称で，主に細胞間の情報伝達を担っている）を放出することで，歯周組織の破壊に深くかかわっている[15]（Fig 12）．たとえば，インターロイキン1（IL-1）や腫瘍壊死因子（TNF-α）は，骨芽細胞にRANKLを発現させることで破骨細胞を活性化し，歯槽骨の破壊・吸収を促進する[16]（Fig 13）．一方，同サイトカインが線維芽細胞にはたらけば，線維芽細胞はマトリックスメタロプロテアーゼ（MMPs）の産生・分

歯周炎における歯周組織破壊のメカニズム

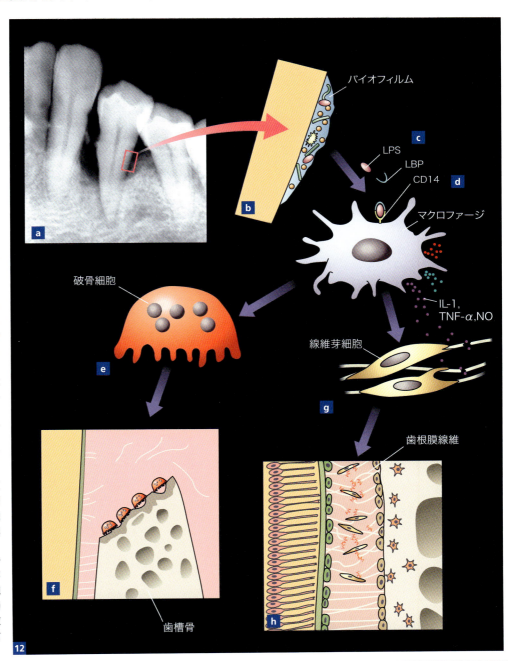

Fig 12a, b 歯周炎に罹患している歯では，根面にバイオフィルムが形成されている．
Fig 12c バイオフィルムからはリポ多糖（LPS）が放出され，リポ多糖結合タンパク（LBP）と結合し，LPS-LBP複合体が形成される．
Fig 12d マクロファージはCD14というレセプターでLPS-LBP複合体を捕捉・貪食する．このことにより，マクロファージはインターロイキン1（IL-1）や腫瘍壊死因子（TNF-α）などのサイトカインを産生，放出する．
Fig 12e, f IL-1は骨芽細胞にRANKLを発現させ，これに応答した単球がRANKを発現し，融合と分化をして多核の破骨細胞へと成熟し，骨吸収を引き起こす．
Fig 12g, h マクロファージから放出されたTNF-αが線維芽細胞に作用すれば，線維芽細胞はメタロプロテアーゼ（MMPs）などのタンパク質分解酵素を放出し，歯根膜線維を破壊し，付着の喪失が進行することになる．

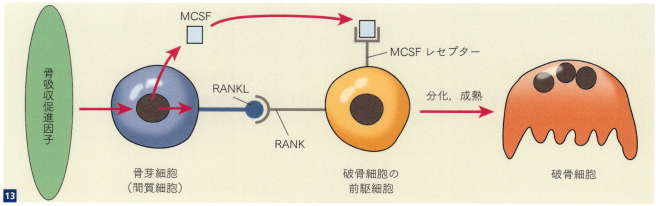

Fig 13 破骨細胞の活性化．破骨細胞の活性には2つシグナルが必要とされる．1つは，分泌性のシグナル MCSF(macrophage colony stimulating factor)で，他の1つは骨芽細胞に発現される RANKL(receptor activator of nuclear factor-κB ligand)である．これらが破骨細胞前駆細胞のレセプター(RANK)と結合することにより，前駆細胞は融合と分化を繰り返し，多核の破骨細胞へと成熟していく．＊参考文献16，115より引用・改変（図は山本浩正先生の厚意による）

泌を促進し，細胞外基質であるコラーゲンやプロテオグリカンを分解する（結合組織付着が破壊される）[16]（Fig 12）．このように，本来生体を細菌から守る役目の免疫機構により歯周組織が破壊されることから，免疫は両刃の剣といわれる．

細菌自身のはたらき

細菌自身が産生するコラーゲナーゼやトリプシン様酵素も，直接に歯根膜組織を破壊する[17]．さらに，細菌を貪食して壊死した好中球からは，リゾチーム，カテプシンG，MMPs（すべてタンパク質分解酵素）などが放出され，歯周軟組織の破壊を助長することになる[14,15]．しかし，歯周組織の破壊の多くは生体の免疫機能によるものであり，細菌の直接的な破壊割合は少ないようである．

歯周病の分類

基本的に歯周病は，上記の項で考察したように，細菌感染による炎症と，それにともなう歯周組織の破壊であるといえる．しかしながら，歴史的にはその臨床的病態像，リスク因子の関与度，発症年齢や進行速度などから，いくつかに細分類されてきた．

米国歯周病学会の分類（1989年）[18]

1989年に発表された米国歯周病学会の分類[18]は，分類表が提示されていないことから，分類の議事録から類推してまとめた項目として理解されたい．

歯肉炎の分類

①プラークに関連した歯肉炎

（plaque-associated gingivitis）

歯肉炎の原因がプラークの蓄積（取り残し）のみに由来し，その他の全身的な問題が関与しないような，いわゆる歯磨き不良による歯肉炎をさす（Fig 14a, Fig 15a）．したがって，ていねいな歯磨きを行うことで歯肉炎は改善する（Fig 14b, Fig 15b）．しかし，患者によっては縁下歯石（仮性ポケット内の歯石）が沈着していることがあり，この場合にはSRPを行う必要がある（Fig 16）．

②急性壊死性潰瘍性歯肉炎

（acute necrotizing ulcerative gingivitis）

辺縁歯肉に沿って潰瘍形成が生じるのが特徴である[19]（Fig 17a, Fig 18）．主に，他の疾患（たとえば風邪）で高熱が出た後に生じ，口臭をともなう[20]．おそらく体の抵抗力が低減したときに生じると考えられ，乳歯列期でもみられる．治療は，ていねいな歯磨きと，炎症初期では抗菌作用のある薬剤による含嗽が役立つかもしれない．通

プラークに関連した歯肉炎

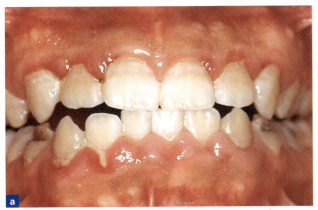

Fig 14a　プラークに関連した歯肉炎①．12歳，女子．プラークの除去不足が原因の浮腫性の歯肉炎がみられる．

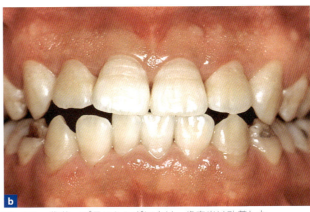

Fig 14b　術後．ブラッシングにより，歯肉炎は改善した．

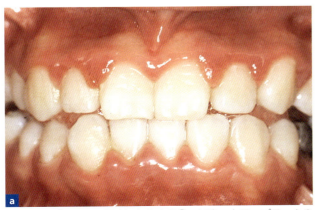

Fig 15a　プラークに関連した歯肉炎②．14歳，女子．プラークの除去不足が原因の浮腫性の歯肉炎がみられる．

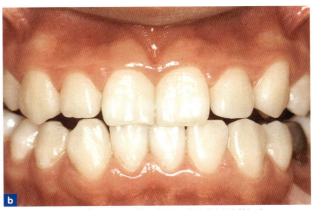

Fig 15b　術後．ブラッシングにより，歯肉炎は改善した．

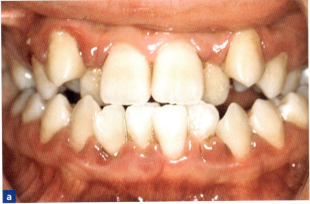

Fig 16a　プラークに関連した歯肉炎③．16歳，女子．プラークによる歯肉炎のみならず，歯石の沈着が著しい．

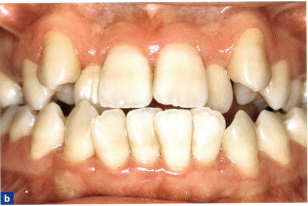

Fig 16b　術後．ブラッシングとスケーリングにより，歯肉炎は改善した．

急性壊死性潰瘍性歯肉炎

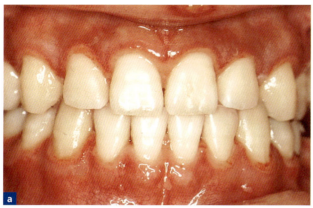

Fig 17a 急性壊死性潰瘍性歯肉炎①．術前．17歳，男子．約1週間前に発熱(風邪)があった後に，口腔内全体の辺縁歯肉に潰瘍形成がみられた．

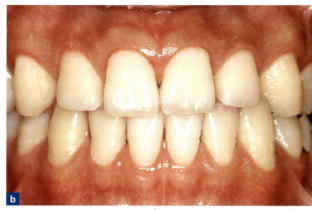

Fig 17b できるだけ柔らかいブラシを用いて，ていねいなブラッシングを行い，改善を待った．急性壊死性潰瘍性歯肉炎の原因は，免疫力低下が考えられるが，そのほかにも細菌以外の感染が疑われる．しかし，基本的には，口腔内を清潔にすることで改善する．

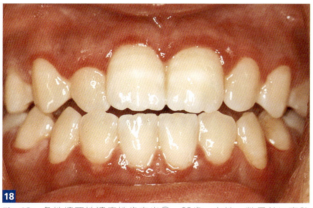

Fig 18 急性壊死性潰瘍性歯肉炎②．22歳，女性．数日前に高熱が出たとのことであった．辺縁歯肉に潰瘍形成がみられる．

常2週間ぐらいで完治する(**Fig 17b**)．

③ステロイドホルモンの影響による歯肉炎
（steroid hormone-influenced gingivitis）

女性ホルモンの増加にともなって増大された歯肉の炎症性変化をさす(**Fig 19**)．思春期や妊娠期に主にみられ，女性ホルモンにより P. intermedia が特異的に増加することが示唆されている[21]．この種の歯肉炎の特徴は，歯肉の増殖が助長されることで，極端な例として，妊娠性のエプーリス(良性腫瘍)を挙げることができる[22](**Fig 20, 21**)．

④薬物による歯肉増殖
（medication-influenced gingival overgrowth）

歯肉の増殖性変化を助長する薬剤として，サイクロスポリン(免疫抑制剤)[23](**Fig 23**)，ニフェジピン(カルシウム拮抗剤：高血圧の薬 **Fig 22**)[24]，ダイランチン(抗てんかん薬)[25]などがあげられる．これらの薬剤を服用していても，基本的にはプラークの蓄積が歯肉炎を惹起，ひいては歯肉の増殖につながることから，ていねいな歯磨きやSRPで歯肉の状態を改善できる(**Fig 23b**)．

⑤その他の歯肉炎

血液障害，栄養欠乏，腫瘍，遺伝子因子，ウイルス感染，口呼吸(**Fig 24**)などが影響する歯肉炎をあげることができる．たとえば，「剥離性歯肉炎」(desquamative gingivitis)は，歯肉上皮下に広範囲に水泡が生じるのが特徴であり(**Fig 25**)，全身疾患の症状が口腔粘膜に現れる場合があるので注意が必要である[26]．

歯肉(溝)は細菌感染と免疫応答の戦いの場であり，辺縁歯肉に全身疾患の兆候が表れやすいと考えられる．歯肉の変化を見て，全身の健康状態や患者の服用している薬剤の影響を推察することが大切である．

CHAPTER 4 歯周病とは

ステロイドホルモンの影響による歯肉炎

薬物による歯肉増殖

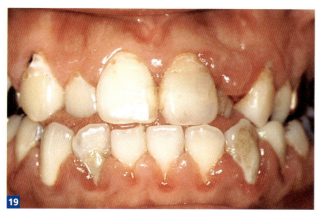

Fig 19 ステロイドホルモンの影響による歯肉炎．32歳，女性．妊娠中であり，女性ホルモンの影響により歯肉の炎症，増大が助長されていると考えられる．しかし，基本的には炎症の原因はプラークによるものであるので，歯磨きをすることで改善する．

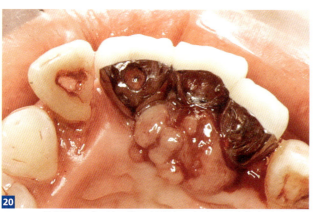

Fig 20 妊娠性エプーリス①．妊娠中の女性にみられた炎症をともなった歯肉の増殖．

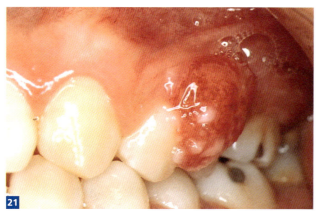

Fig 21 妊娠エプーリス②．妊娠中の女性にみられた炎症をともなった歯肉の増殖．

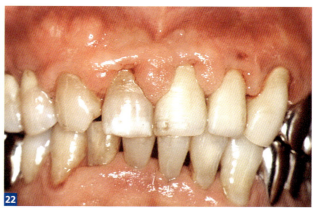

Fig 22 薬物による歯肉増殖①．60歳代の男性．降圧剤（ニフェジピン）を服用している．歯肉に独特の過形成がみられる．

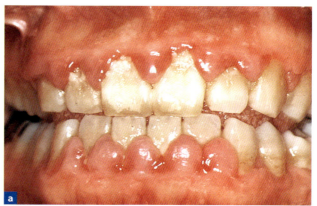

Fig 23a 薬物による歯肉増殖②．38歳，女性．腎臓移植をしており，サイクロスポリンを服用中である．

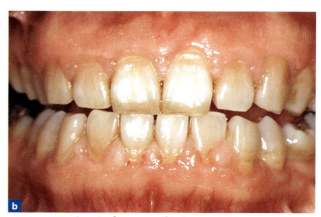

Fig 23b ていねいなブラッシングとSRPで歯肉は改善した．

口呼吸によると思われる線維性の歯肉炎

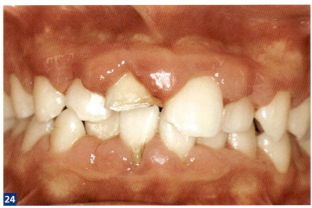

Fig 24 口呼吸によると思われる線維性の歯肉炎．13歳，男子．全身疾患はなく，服用中の薬はない．口呼吸をしており，歯磨き不足と重なり，それらが長期間続いたことが，歯肉の線維性の増殖につながったと考えられる．

剥離性口内炎

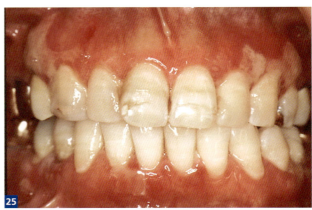

Fig 25 剥離性口内炎．58歳，女性．粘膜下に浅く広い水泡形成が数か所みられることから，剥離性口内炎と診断した．全身疾患を疑い，医科での精密検査を受けてもらったが，全身疾患はみあたらなかった．原因も対策もわからない．

受動萌出不全（altered passive eruption）

分類には記載されていないし，歯周病とはいえないが，歯肉の形態的な問題として受動萌出不全について追記したい．若年者では，大なり小なり歯が歯肉から十分に萌出していないことが一般的であり，極端に歯肉が歯冠を覆い隠しているような状態を「受動萌出不全」とよんでいる[27]（**Fig 26**）．この部位では長い上皮性付着が存在すると考えられ，歯周病的な問題を生じにくい．しかし，審美的な問題から，患者が改善を希望すれば，歯肉切除術で改善することができる．

受動萌出不全

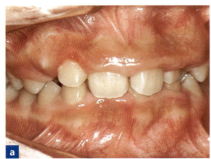
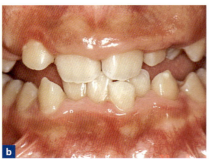
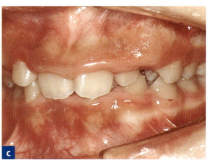

Fig 26a～c 13歳，男子．歯の萌出が不十分にみえるが，実際には正常な歯肉退縮が生じていない状態と考えられる．

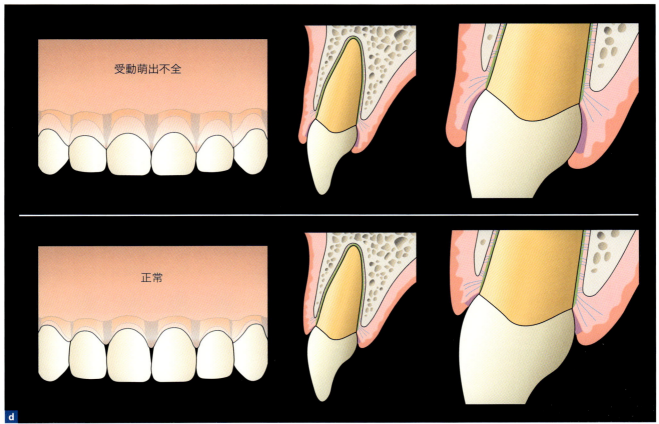

Fig 26d 受動萌出不全を表す模式図．原因は，歯の萌出が不十分なためではなく，歯肉の退縮が十分に起こっていないためと考えられる．若年者では，多かれ少なかれ受動萌出不全の傾向がみられる．エナメル質の部位では長い上皮性付着が生じていると考えられている．加齢とともに改善する場合が多いが，患者が望めば，歯肉切除などによる審美性の改善を行う．

歯周炎の分類

①成人型歯周炎（adult periodontitis）

　開業医が治療の対象とする歯周炎の多くが成人型歯周炎と考えられる．一般的に30代後半から進行しはじめ，進行は穏やかで水平性の骨吸収を示す（**Fig 27, Fig 28**）．原因の大半が歯磨き不良によるプラークの蓄積と考えられ，ブラッシング，SRPなどのプラーク除去療法で進行を抑えることができると思われる．

成人型歯周炎

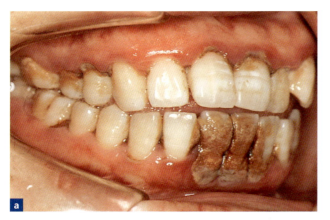
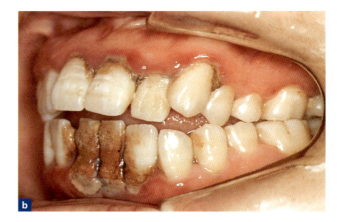
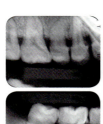
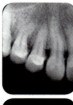

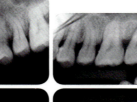
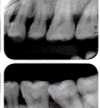
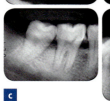
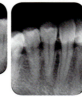
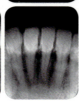
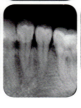
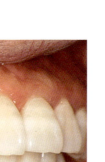

Fig 27a～c 成人型歯周炎①．38歳，女性．著しい歯石の沈着がみられるが，歯槽骨の吸収は水平性であり，それほど進行はしていない．

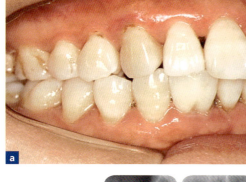
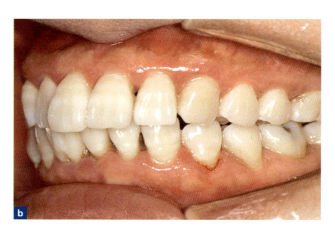
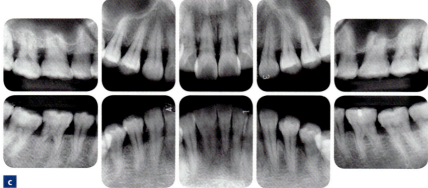

Fig 28a～c 成人型歯周炎②．40歳，女性．歯石の沈着がみられるが，歯槽骨の吸収は水平性であり，中程度の進行である．

②早期発現型歯周炎(early onset periodontitis)

早期発現型はその発症年齢で，以下の3つに細分類されている．

a．前思春期型歯周炎(prepubertal periodontitis)

乳歯列期から歯槽骨吸収が進行するような歯周炎をさす(**Fig 29**)．現実的には，全身疾患のない患者でこのような歯周炎が発症することが考えにくいことから，「③全身疾患に関連した歯周炎」に属することが大半であろう．

b．若年性歯周炎(juvenile periodontitis)

小学校高学年から骨欠損が進行し始めるような歯周炎をさす(**Fig 30, 31**)．この早期の急激な歯周炎の発症，進行には，好中球の走化性など免疫的な問題が関与していると想定することが妥当であろう．

前思春期性歯周炎および全身疾患に関連した歯周炎

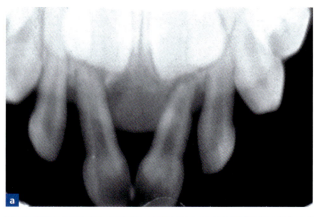
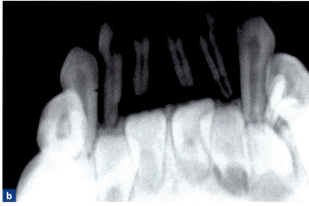
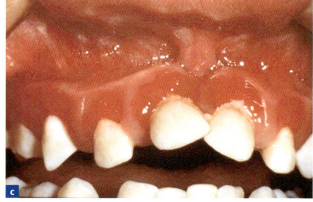
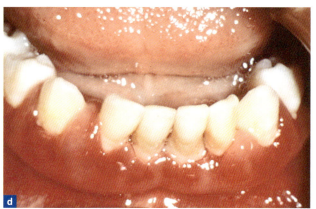
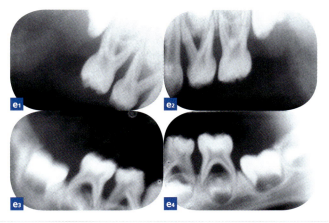

Fig 29a〜e　初診時，3歳，女児．主訴は重度な歯肉の炎症と乳歯の動揺．炎症は歯肉から歯槽粘膜にまで及んでいた．すべての乳歯の抜歯が提案されたが，両親はこれを望まなかったため，スケーリングとポリッシングが行われた．しかし，まもなく乳歯が脱落したため治療は中断し，永久歯が萌出してから再開された．この子どもは周期的好中球減少症に罹患しており，耳と皮膚に重い感染症を繰り返すために，小児科の厳重な管理下にあった．

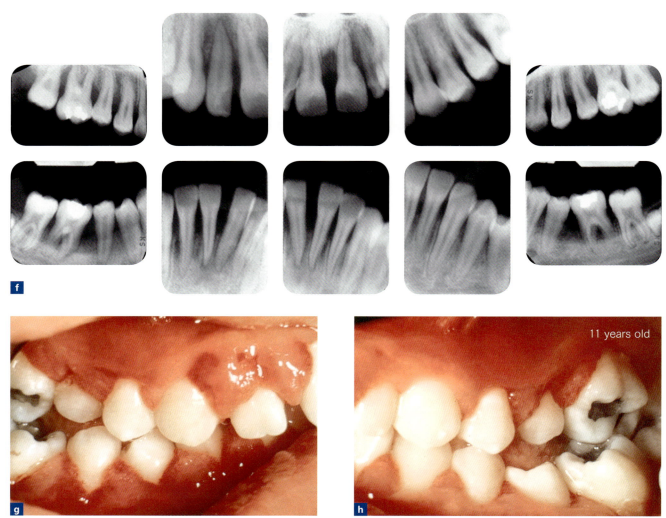

Fig 29f〜h 11歳時のエックス線写真と口腔内写真．歯肉は発赤，増殖が顕著で，プロービング値は6〜8mm以上であった．歯周病の分類では「全身疾患に関連した歯周炎」となるが，病態像からだけでいけば「前思春期性歯周炎」ということになる．
＊参考文献114より引用（Prichard JFの厚意による）

c．急速進行性歯周炎（rapidly progressive periodontitis）

若い成人に進行した歯周炎がみられた場合に，急速進行性歯周炎とよぶことができる（**Fig 32, Fig 33**）．しかし，いつごろから歯周炎が発症したかは定かではないことから，若年性歯周炎との区別が難しい．

③全身疾患に関連した歯周炎

（systemic diseases-associated periodontitis）

代謝や免疫的な問題を有する全身疾患により，歯周炎の進行が助長されているような場合を指す．疾患例として，再生不良性貧血（**Fig 30**），周期的好中球減少症[28]（**Fig 29**），自己免疫疾患[29]，糖尿病[30]などを挙げることができる．

④壊死性潰瘍性歯周炎

（necrotizing ulcerative periodontitis）

専門書を参考にしてほしい．

⑤難治性歯周炎（refractory periodontitis）

あらゆる治療に応答しないような歯周炎を指してこのように定義されていたが，現在では難治性歯周炎という学術的な分類は存在しない．年齢，歯磨き習慣，喫煙，ストレス，免疫応答などいくつもの問題が絡み合い，歯周炎の数パーセントは治療に応答しにくく，急速な破壊進行性を示すと思われる．

若年性歯周炎

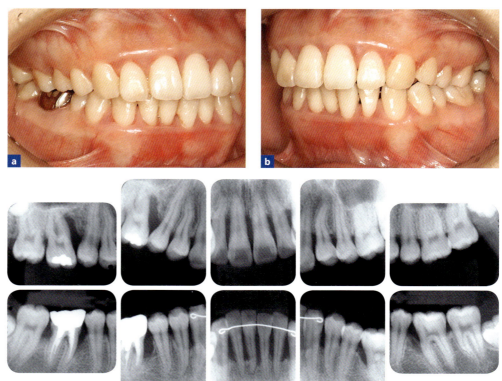

Fig 30a〜c　若年性歯周炎および全身疾患に関連した歯周炎．初診時，17歳，女性．他院で矯正治療を終了後，重度の歯周炎の治療を主訴として来院．全顎的に骨吸収が進行しており，年齢から若年性歯周炎と分類できるが，再生不良性貧血に罹患していることから，全身疾患に関連した歯周炎ということになる．

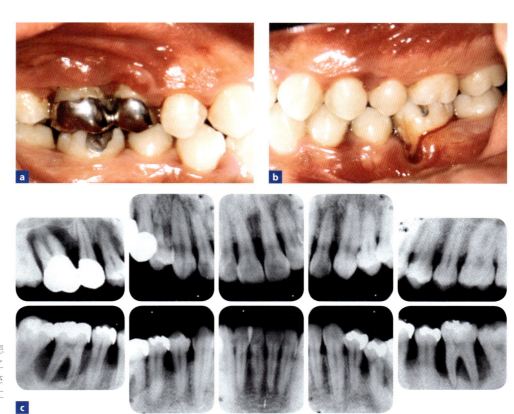

Fig 31a〜c　若年性歯周炎②．初診時，17歳，男子．全身疾患はなく，重度の歯周炎であることから，若年性歯周炎に分類される．＊清水雅雪先生の厚意による

急速進行性歯周炎

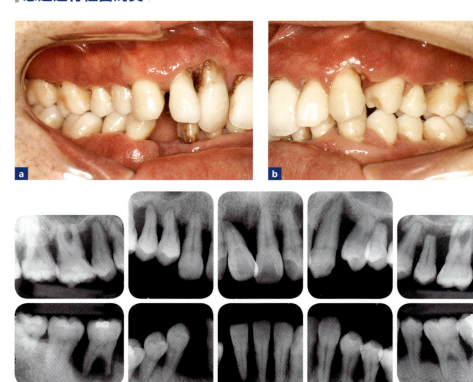

Fig 32a〜c 急速進行性歯周炎①．初診時，30歳，男性．年齢に比して，歯周炎の進行が著しい．急速進行性（破壊侵襲性）の歯周炎に分類されよう．

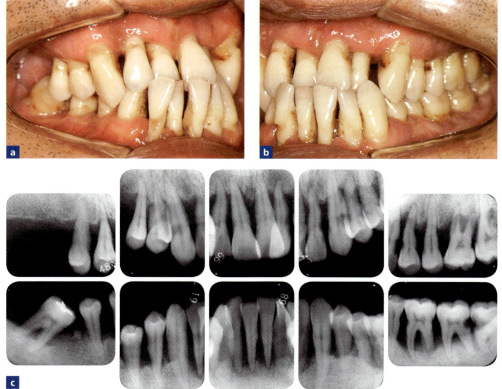

Fig 33a〜c 急速進行性歯周炎②．初診時，34歳，男性．年齢に比して，歯周炎の進行が著しい．急速進行性（破壊侵襲性）の歯周炎に分類されよう．

米国歯周病学会(AAP)とヨーロッパ歯周病学会(EFP)との合同国際研修会での分類[31](1999年)

Type I 歯肉疾患(gingival diseases)
A．プラーク性歯肉炎(dental plaque-induced gingival diseases)
 1．プラークのみが原因の歯肉炎
 2．全身的因子の関連による歯肉炎(女性ホルモン，血液障害など)
 3．薬物の関連による歯肉炎(カルシウム拮抗剤，免疫抑制剤など)
 4．その他(栄養失調，アスコルビン酸欠乏)
B．非プラーク性歯肉炎(non-plaque-induced gingival diseases)

Type II 慢性歯周炎(chronic periodontitis)
A．限局性(localized)
B．広範性(generalized)

Type III 侵襲性歯周炎(aggressive periodontitis)
A．限局性(localized)
B．広範性(generalized)

Type IV 全身疾患関連歯周炎(periodontitis as a manifestation of systemic diseases)
A．血液疾患由来(associated with hematological disorders)
B．遺伝的障害由来(associated with genetic disorders)
C．その他(non otherwise specified: NOS)

Type V 壊死性歯周炎(necrotizing ulcerative periodontitis)
A．壊死性潰瘍性歯肉炎(necrotizing ulcerative gingivitis)
B．壊死性潰瘍性歯周炎(necrotizing ulcerative periodontitis)

Type VI〜VIII
専門書を参考にされたい．

上記2つの分類にできるだけ近いとも思われる症例をそれぞれ提示したが，本当のところは定かではない．Fig 34は『ラタイチャーク(Rateitschak) カラーアトラス歯周病学』に記された，歯周炎の分類を発症年齢および進行の速さと関連づけたグラフである[32]．前思春期性歯周炎は，乳歯列から歯周炎が進行し，後続永久歯にも急速な歯周炎が進行することを示している．若年性は小学校高学年，急速進行性は20歳前後に発症し，急速な付着の喪失を示す．成人型では30歳以降に発症し，緩やかな

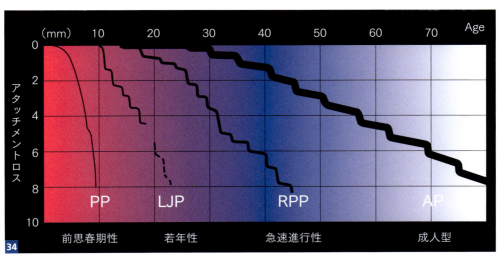

Fig 34 歯周のタイプとアタッチメントロスの進行．歯周炎のタイプによる発症年齢とアタッチメントロスの進行の比較を示す図．＊参考文献32より改変
PP：前思春期性歯周炎．小学校入学前に歯周炎が発症し，思春期前にはすでに進行していることを示す．
LJP：局在型若年性歯周炎．小学校高学年にすでに発症し，成人前に進行していることを示す．
RPP：急速進行性歯周炎．成人前に発症し，30歳ですでに大きなアタッチメントロスを起こしていることを示す．
AP：成人型歯周炎．30代ぐらいから発症し，年齢とともにゆっくりとアタッチメントロスが進行することを示す．

進行をすることを示している．この図を見ると歯周炎の分類が一見わかりやすく説明されているが，実際の臨床ではこのように明確に発症年齢が区分けされるとは限らないことや，いつ発症したかを後から推察することも不可能である．また，成人型歯周炎が年齢の増加とともに急速性に進行することもあり，さらにさまざまな全身疾患，たばこ，ストレスなどの修飾因子(助長因子)が加わることで，歯周病の進行は加速する．はたして全身疾患と関連しない前思春期性歯周炎などあるのだろうか？また，その逆に長期間進行しなかった若年性歯周炎が60歳で再発症した場合，どんな病名がつくのであろうか？など，分類には困難がともなう．したがって，何々型歯周炎という分類はその重要性や意義を失いつつある．

歯周炎の部位特異性と挿間性

Socransky，Haffajee らは，歯周治療をまったくうけていないグループの追跡調査を数年間行った結果，歯周病の進行に関する興味深い特徴を明らかにした[33]．それによれば，従来，歯周炎はいったん発症すると歯が喪失するまで小止みなく進行すると考えられていたが，新しい概念では，歯周炎の進行は比較的長い(数年間の)静止期と短期間(数か月)の暴発期を繰り返しながら進行する，周期的(cyclic)，または挿間性(episodic)のある疾患であることが示された(**Fig 35a**)．また，歯周炎はすべての歯に同時に生じるとは限らず，個々の歯によっても(たとえば第一小臼歯と第二小臼歯でも)，また同じ歯でも歯面

歯周炎の部位特異性と挿間性

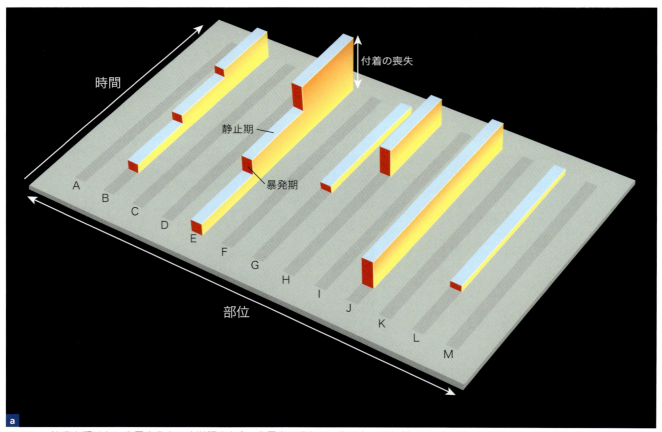

Fig 35a 治療を受けない歯周炎患者の疫学調査から，歯周炎の進行は，歯によっても(たとえば4番と5番でも)，また同じ歯でも歯面によって(近心と遠心で)異なることが示唆された．このことを「部位特異性」(site specific)という．また，歯周炎の進行は(アタッチメントロス)は，長い「静止期」と短期間の「暴発期」を繰り返して進行することも示唆された．この静止期と暴発期を繰り返すことを「挿間性」(episodic)という．＊参考文献33より改変

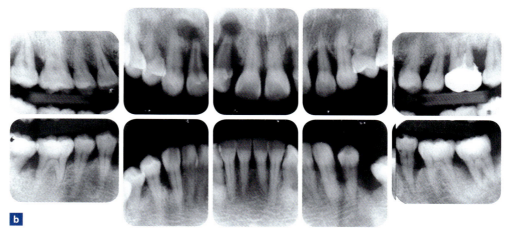

Fig 35b　40代の女性．歯周炎の部位特異性と挿間性の特徴が示唆される症例として提示した．

によっても（たとえば近心と遠心でも）罹患しやすさや進行度が異なることから，部位特異性（site specific）であることも示された（**Fig 35b**）．

　上記の新しい概念を臨床にあてはめれば，歯周病は暴発期という階段が多いほど活動性であるといえ，逆に階段がなければ（アタッチメントロスの増加がない場合は）歯周病は非活動性であるといえる．したがって，短期間の観察やプロービング値だけで，歯周病の活動性を判断することは困難である．

オッズ比と相対危険度

　事象が起こる確率Pと，起こらない確率（1－P）の比，すなわちP／（1－P）を「オッズ」といい，別の事象のオッズR／（1－R）で割った（と比較した）ものを「オッズ比」という．すなわち，P／（1－P）÷R／（1－R）＝オッズ比となる．たとえば，Pを喫煙群，Rを非喫煙群における歯周病の罹患率とした場合，オッズ比が1の場合両群で罹患しやすさは同じであるが，1より大きければ大きいほど，前者Pがより罹患しやすいことを示す．

　これに対し，「相対危険度」（リスク度）とは，2つの集団の疾病発生頻度の比をさす．すなわち，喫煙群で歯周病の発生頻度が100人中80人とした場合，非喫煙群で100人中20であれば，相対危険度は80÷20＝4ということになり，喫煙者は非喫煙者に比べ4倍歯周病に罹患しやすいことを示す．

歯周病の病因論とリスクファクター

　歯周病学が発展する以前，歯周病の原因は歯石であると考えられていた．1960年代に入ると，細菌が原因であることが判明したが，口腔内細菌の全体的な数が増えて起こる非特異的細菌説が主流であった[34]．やがて，歯周病を惹起できる細菌は限られていることから，特異的細菌説が支持されるようになった[35]．一方，細菌の存在だけでは歯周病が進行するとは限らず，細菌に抵抗する因子として，「宿主応答」の重要性が1980年代にクローズアップされてきた．しかし，歯周病の多様性を説明するためには，細菌と宿主応答に影響を及ぼすその他多くの危険因子（リスクファクター：タバコ，全身疾患，生活習慣など）とのかかわりを考慮する必要性が増してきた[36]．すなわち，歯周病の原因論として，口腔常在細菌と宿主免疫の相関性に加えて，細菌の数や組成に影響を及ぼすような因子，免疫力に影響を及ぼすような因子が複雑に絡みあった結果生じる多因子疾患の要素が強く懸念されるようになった．

　そこで，軽薄のそしりは免れないが，歯周病の病因論を数式で表せば，以下のようになると筆者は考えている．

$$歯周病 = \left[\frac{細菌}{宿主応答}\right]^{助長因子}$$

　すなわち，歯周病は「細菌」感染が増大すれば，あるいは「宿主の免疫力」が低下すれば重篤化し，逆に，「感染」が減少し，あるいは「免疫力」が増大すれば歯周病の進行

は軽減するという考えである．ただし，後述するマクロファージの免疫応答過多（多型性や表現型）による歯周組織破壊の進行は，この数式には当てはまらないが，細菌が増えた状態と同じと考えられなくもない．

「助長因子」とは，歯周病の直接的な原因とはならないが，細菌感染を増大させたり，宿主免疫機能（防御力）を低下させて歯周病を増悪（増大）させる因子（要因）である．そして，細菌，宿主免疫応答，助長因子など，歯周病の発症と進行に影響を及ぼすすべての要因をリスクファクター（危険因子）とよぶことができる．

この項では，細菌，宿主免疫応答，助長因子に分けて，リスクファクターと病因論の関係を考察する．筆者の独断的な分類・考察になることを甘受されたい．

リスクファクターとしての細菌

歯周病に限らず，一般的に細菌感染を「外因感染」と「内因感染」に分けることができる．内因感染とは，常在菌の数や割合が変化，あるいは宿主の防御が低下することで発症する場合を指し，外因感染は通常は宿主に存在しない感染性と毒性の強い細菌が本人以外から感染することで疾患が生じる場合を指す．

① red complex

1998年 Socransky らは，慢性歯周炎患者と歯周病に罹患していない成人の歯肉縁下フローラを解析し，microbial complex を形成する細菌種の組み合わせと，その存在部位とポケットの深さとの関連を報告した．そして彼らは，microbial complex を yellow, green, orange, purple, red の5グループに色分けした[4]（後にblue が加えられた．Fig 36）．歯周ポケットが深くなるにつれて存在頻度が高くなる細菌種は，*Porphyromonas gingivalis*（*P. gingivalis*），*Tannerella forsythia*（*T. forsythia*），*Treponema denticola*（*T. denticola*）である．*Prevotella* 種，*Fusobacterium* 種，*Campylobacter* 種なども深いポケットから高頻度で検出されている．このな

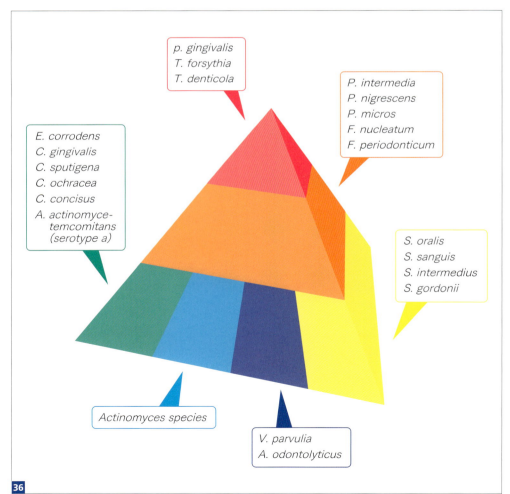

Fig 36 プラーク細菌ピラミッド．歯肉縁下プラーク細菌種は他の細菌種との共生集団を形成し，集合体としてのフローラを構成している．6つに色分けされた共生群の分布は，プロービング値などの環境変化の影響を受ける．プラーク細菌種は病原性により3階層に区分される．
最下層：善玉菌と弱毒菌．
中層：日和見菌．
最上層：red complex と称される悪玉歯周病菌．
＊参考文献4より引用

かで，もっとも歯周病原性が高いのは red complex であり，そのなかでも，P. gingivalis II型がとくに歯周病原性が強いとされる[37]．したがって，細菌のリスクファクターとして，red complex の存在を挙げることができる．すなわち，red complex を保菌している人のほうが歯周病が生じる，あるいは進行するリスクが高いといえる．とはいえ，red complex を含め歯周病原因菌は，歯周病に罹患していない多くの人にも存在することから（多くの人に普遍的に存在する細菌であることから），歯周病は内因感染（日和見感染）であるといえる．

普遍的に存在するとはいえ P. gingivalis II型は水平感染により伝搬する可能性がある．一般的に red complex は思春期以降に検出されるのに対し，Ooshima らは小児歯科を受診した小学生から P. gingivalis の検出率が1％以下であったと報告しており[38]，思春期以降の接触感染の危険性が指摘されている．

その他に，強い白血球毒性をもつタイプの Aggregatibacter actinomycetemcomitans は侵襲性歯周炎の進行にかかわるといわれている[39]．また，近年のさらなる細菌検査法の進歩から，培養不可能な細菌が歯周病の進行に関与していることがわかっている．たとえば，歯肉縁下プラークの約50％が，これまでに見つかっていなかった新種の細菌であることが示されている[40]．しかし，これらの知見は red complex が重要でないことを意味しているのではない．現在のところ，新種の細菌の役割はまだわかっておらず，今後の研究で明らかになるだろう．

②マイクロバイオーム

これまでの研究は，細菌それぞれが歯周病に関与している可能性が検証されてきたが，近年では，細菌叢を1つの単位として見ることが提案されており，「マイクロバイオーム」とよばれている[41]．

その代表的なものに，歯周病と同じバイオフィルム感染症である腸内毒素症で，詳しい研究が進められている．腸内毒素症で抗菌薬が奏功しない症例は，悪玉菌が原因と考えられていたが，善玉菌が減少することも原因の1つであることがわかった．これを証明する非常に衝撃的なランダム化比較試験が行われた．健常者の便を，Clostridium defficile 感染症の患者の腸に注入すると，細菌叢が正常になり，病気が治ると報告されている[42]．

まだエビデンスは少ないが，難治性歯周炎は治療に応答する歯周炎に比較して善玉菌が少ないことが報告されており[43]，この考え方を口腔内細菌叢に応用した研究も進められている[44]．ここで重要なポイントは，1種の細菌だけでなく，細菌叢の変化が歯周病の進行にかかわっていることである．

リスクファクターとしての宿主応答

①好中球の機能異常

歯周病を含め感染症は，基本的に免疫力が低下した個体に生じやすい．自然免疫（一次防御）である好中球の走化性に遺伝的な問題がある場合，歯周病の重篤化を招く[45]．通常，好中球は血管内に存在し，必要なときに必要な数が動員され（これを走化性という），生体を感染から防御する．走化性（血管外への遊走）のためには好中球はまず血管内皮細胞へ接着すること必要である（**Fig 9**参照）．しかし，この因子が欠落すると血管外への遊走ができず，結果として細菌（および細菌代謝産物）を貪食できず，侵襲性歯周炎の要因となることがある[46]．また，細菌を識別してその細菌表面に結合する免疫グロブリンの1つ IgG の産生が少ない場合や，好中球に備わっているべき IgG レセプターが欠損し，オプソニン化して細菌に結合した IgG を認識できず，それが原因で細菌の貪食ができない場合も，歯周炎の重篤化の要因（リスクファクター）となる[47]．

好中球の走化性などの免疫の問題は，歯周病のなりやすさや進行の速さに影響を及ぼすだけでなく，親から子どもへと遺伝する場合があると考えられる[46]．そこで，破壊進行性の歯周炎に罹患している患者に遭遇した場合，家族構成に関する問診を行い，もし家族があれば子どもを中心とした歯周病予防対策を提案，実行することが望まれる（**Fig 37, 38**）．

免疫的なリスクファクターとして遺伝の関与が疑われる症例①

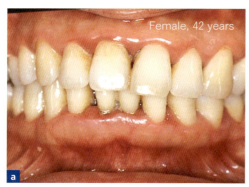
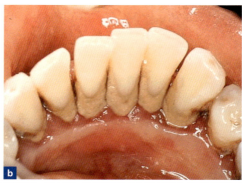
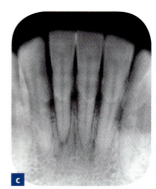

Fig 37a～c 42歳の母親の口腔内．年齢に比して歯周炎が進行しており，免疫に関する遺伝的な要因の関与が疑われる．2人の娘がいたので，検診を受けるように促した．

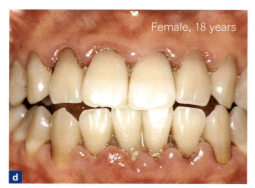
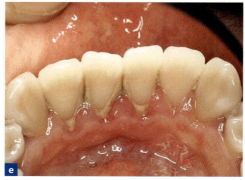
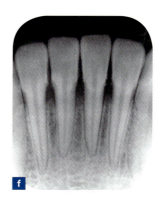

Fig 37d～f 長女，18歳．すでに歯周炎が進行している．

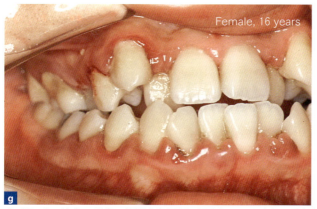
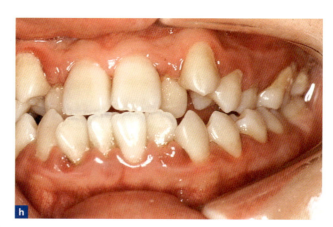

Fig 37g, h 次女，16歳．初期の歯周炎に罹患しているように思われる．

免疫的なリスクファクターとして遺伝の関与が疑われる症例②

Fig 38a, b 父親，56歳．重度の歯周炎に罹患している．

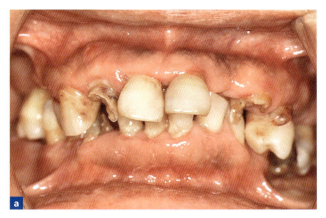
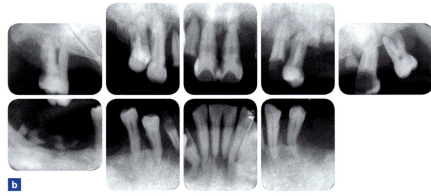

Fig 38c, d 母親，50歳．年齢に比して歯周炎が進行している．

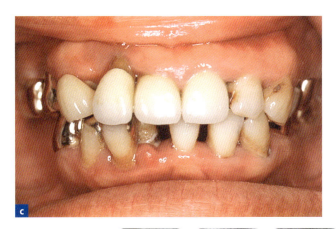
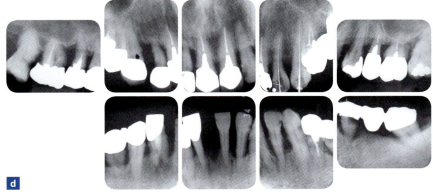

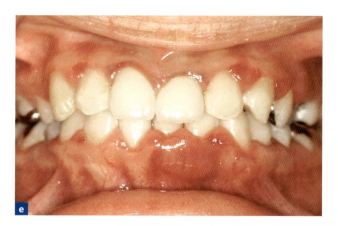
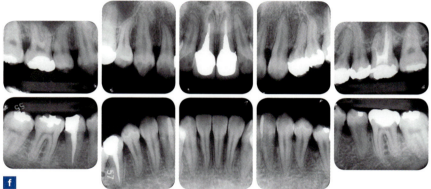

Fig 38e, f　次女，21歳．すでに歯周炎が進行している．25歳の長女にも歯周炎の進行がみられたが，治療を希望しなかった．

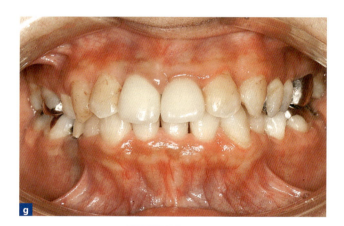
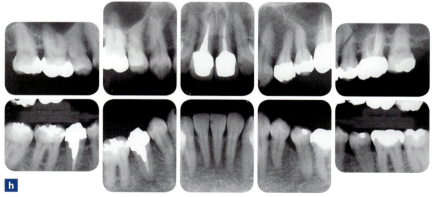

Fig 38g, h　次女の31年後．歯周初期治療後，30年間以上メインテナンスに通院しており，歯周病の進行はみられない．

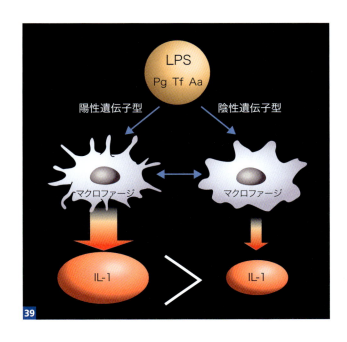

Fig 39　マクロファージの遺伝子多型．遺伝的に（生まれつき）マクロファージがより多くのサイトカインを産生する個体（ヒト）と，そうでない（正常な）ヒトがいる．これは，Fig 40で示す一塩基多型（SNP）に由来し，前者を「陽性遺伝子多型」，後者を「陰性遺伝子多型」という．陽性遺伝子多型のヒトは，サイトカインが4倍放出されることから，歯周組織の破壊進行が速いとされている．しかしながら，遺伝子多型だけで歯周炎の重篤度の違いを説明することは困難なようである．＊参考文献32より引用・改変

マクロファージの一塩基多型（SNP）

　免疫は両刃の剣である．マクロファージは，各種サイトカインやケモカインを放出し，破骨細胞や線維芽細胞（線維芽細胞によるMMPsの産生と分泌）を活性化することで歯根膜や歯槽骨を破壊する[15]（Fig 9参照）．

　遺伝的な要因で，マクロファージが通常の人よりも多量のサイトカインのIL-1やTNFを分泌する遺伝子プログラムを有している人がいる（Fig 39）．染色体のIL-1産生遺伝子の塩基対の1つが入れ替わっただけでそのような現象が起きる（Fig 40）．1塩基対の変異は，IL-1産生遺伝子に限らず極めて一般的であるが，このような変異を「一塩基多型」（single nucleotide polymorphism：SNP：スニップとよぶ）という．IL-1陽性遺伝子多型の遺伝子をもつ人は，生まれつきマクロファージが同じ量の刺激（この場合は細菌のリポ多糖）に対して4倍量のIL-1を産生・放出し，より多くの歯周組織の破壊が生じることになる[48]．しかし，白人以外ではIL-1陽性遺伝子多型は，単独では歯周病の発症リスクとはならない[49,50]．喫煙，口腔清掃不良，糖尿病などの他のリスクファクターが加

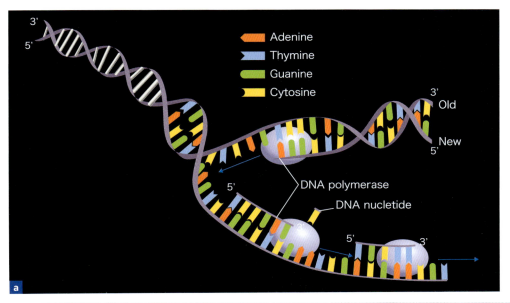

Fig 40　一塩基多型（SNP）．SNP（single nucleotide polymorphism：一塩基多型）とは，アミノ酸を指定する塩基（Adenine, Thymine, Guanine, Cytosineの4種類）の1つが違ったものに入れ替わっている状態を指す．
Fig 40a　細胞の中では，DNAから情報を読み取り（m-RNAに転写され），必要なときに必要な量のタンパク質を合成するメカニズムが存在する．

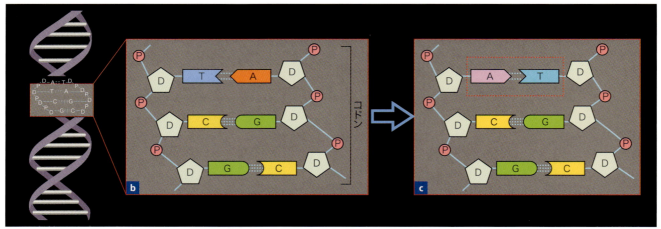

Fig 40b, c タンパク質はアミノ酸が配列したものであり，約20種類あるアミノ酸は3つの塩基配列（コドン）により指定されている（**b**）．このコドンの塩基配列の1つが入れ替わると，違ったアミノ酸が指定される（**c**）ことになる（そうでない場合もある）．ひいては異なったタンパク質が合成され，遺伝子情報読み取りの調節が変化することで，サイトカインが過剰産生されることにつながるようである．

わることで，歯周病が進行，重篤化する因子となるようである[51]．とはいえ，SNPと歯周病の重篤化を結びつけることは多くの症例で困難かもしれない．

マクロファージの「極性化」

マクロファージは，サイトカイン，ケモカイン，リポ多糖などの活性化因子の違いにより，「M1」「M2」「中間型」などの表現形（phenotype）に「極性化」する[15]（**Fig 41**）．極性化とは，不可逆な細胞の分化とは異なり，可逆的な細胞の変化をさす．「M1」は宿主防御（免疫炎症反応，すなわち組織破壊）の活性化に，「M2」は抗炎症と治癒の活性化に関連している．「中間表現形」はその両方の特徴をもち，免疫調節に関連している．M1←中間表現形→M2間の極性化は移行的あり，明確な区分けがあるわけではなさそうである．

ここで問題となることは，マクロファージがM1表現形に極性化することである．これにより，炎症反応は活性化され，組織破壊が進行することになる．

ちなみに，インターフェロンγが単独またはリポ多糖類・腫瘍壊死因子（TNF）αと組み合わさってM1マクロファージを誘導し，IL-4またはIL-13はM2マクロファージを誘導し，プロスタグランジン，Gタンパク質共役受容体リガンド，グルココルチコイド，アポトーシス細胞，またはIL-10は，調節性マクロファージを誘導することが示されている[15]．もし，マクロファージの極性化をコントロールできれば，侵襲性の歯周炎から患者を救うことができるかもしれない．

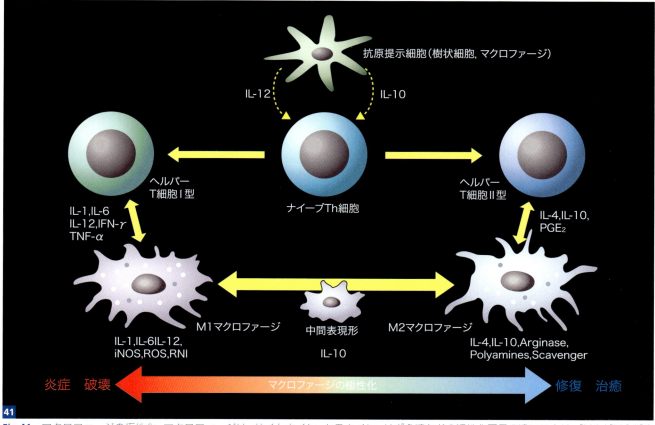

Fig 41 マクロファージの極性化. マクロファージは，サイトカイン，ケモカイン，リポ多糖などの活性化因子の違いにより，「M1」「M2」「中間型」などの表現形(phenotype)に「極性化」する．極性化とは，不可逆な細胞の分化とは異なり，可逆的な細胞の変化をさす．「M1」は宿主防御(免疫炎症反応)の活性化に，「M2」は抗炎症と治癒の活性化に関連している．「中間表現形」はその両方の特徴をもち，免疫調節に関連している．M1←中間表現形→M2間の極性化は移行的あり，明確な区分けがあるわけではなさそうである．ちなみに，インターフェロンγが単独，またはリポ多糖類，腫瘍壊死因子(TNF)αと組み合わさり，M1マクロファージを誘導し，インターロイキン(IL)-4 または IL-13 は M2 マクロファージを誘導し，プロスタグランジン，Gタンパク質共役受容体リガンド，グルココルチコイド，アポトーシス細胞またはIL-10は，調節性マクロファージを誘導することが示されている． ＊参考文献15より改変

リスクファクターとしての助長因子

　先にも述べたが，「助長因子」とは，歯周病の直接的な原因とはならないが，細菌感染を増大させたり，宿主免疫機能(防御力)を低下させて歯周病を増悪(増大)させる因子(要因)をさす．助長因子を，①局所，②全身，③生活習慣(環境)に分けて考えたい．

局所的助長因子

【歯石】　粗造な表面は，細菌には絶好の住家となる．

【歯根形態】　凹面がある部位や根分岐部は細菌のたまり場となりやすい．この部位にいったん歯石が形成されると(バイオフィルムが形成されると)除去がより困難になる．歯周病の部位特異性(Fig 35参照)を歯根形態で説明できるように思われる(Fig 42)．

【口呼吸】　とくに前歯部でいえるが，乾燥することでプラークが濃縮されやすい．

【不良補綴物】　細菌がたまりやすい．歯石の除去が困難になる．

【歯の振盪】　「振盪」(fremitus)とは，歯をかみ合わせたときに特定の歯が強く動揺することを指す．この状態は，主に進行した歯周炎に罹患した歯に生じやすく，細菌感染による歯周破壊が助長されるかもしれない(92ページ「咬合性外傷」の項参照)．また，歯が振盪することで，歯

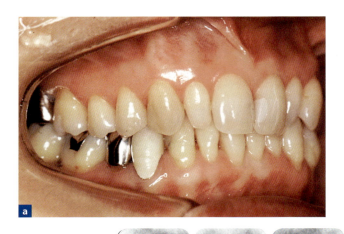
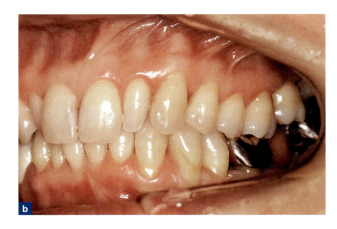
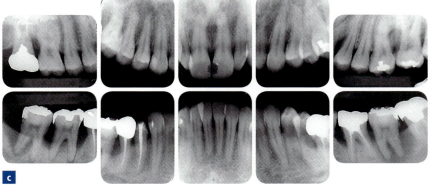

Fig 42a～c 局所的リスクファクター．40歳，女性．臼歯部にのみ歯周炎の進行がみられる．この原因として，歯根の形態をあげることができる．凹面のある歯や根面は，丸い凸面の部位や歯よりもプラーク（バイオフィルム）の形成・蓄積が起こりやすく，歯周病が発生・進行しやすい．

肉の適合や上皮付着が生じにくくなると考えられる（治癒が生じにくくなる）．

全身的助長因子

【たばこ】 たばこは歯周病の大きなリスクファクターの1つである（後述）．たばこを助長因子として「生活習慣」の項に組み入れてもよいかもしれない．

【年齢】 年齢の増加にともない，免疫力が低下する[52]．

【ストレス】 ストレスがかかると副腎皮質からステロイドホルモンが多量に放出される．ステロイドホルモンは，T細胞，B細胞，マクロファージの活動を抑えるため，免疫が低下する可能性がある[53]．しかし，本当のところはわかっていない．

【ホルモン】 女性ホルモンが歯周病に影響を及ぼす（「歯周病の分類」を参照）．閉経によりエストロゲンが少なくなることで骨密度が減少し，歯周病が進行しやすくなることが懸念される[54]．

【薬剤】 いくつかの薬剤が歯周病の進行に影響を及ぼす（「歯周病の分類」の項を参照）．

【全身疾患】 糖尿病，後天的免疫不全などが，免疫機能に影響を及ぼす[30]．とくに糖尿病は，予備軍を入れれば約2,000万人と国民の多くが罹患する疾患であり，歯周病の発症や進行に悪影響を与えることが指摘されていることから（Fig 43），問診により血糖値を把握しておくことが大切である．糖尿病と歯周炎の関係については，CHAPTER 5 で詳しく考察されている．

【肥満】 脂肪細胞から放出されるアディポカイン（サイトカインの仲間）により，歯周炎の進行が助長されるかもしれない[55]．たとえばアディポカインのなかにはTNF-αが含まれており，歯周組織の破壊を助長する可能性がある．

生活習慣および環境助長因子

【プラークコントロール】 歯磨きの回数・方法・巧拙が口腔内細菌性プラークの多寡を決定づけ，ひいては歯周病の発生と進行を大きく左右する[56]．

【食生活習慣】 粘着性の食べ物は，線維性の食べ物よりもプラークの付着が多くなる傾向にある．砂糖の多量摂取は，歯肉縁上プラークの蓄積を促進し，ひいては歯肉縁下のプラークの付着促進につながるかもしれない[57,58]．

CHAPTER 4 歯周病とは

歯周炎のリスクファクターとしての糖尿病

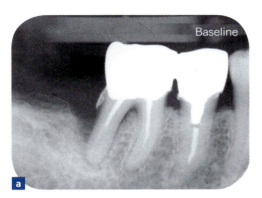
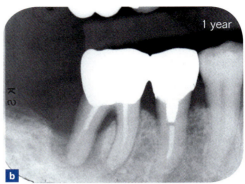

Fig 43a～d　45歳，女性．中度の糖尿病に罹患している．2～3か月ごとの定期的なメインテナンスに通院していたにもかかわらず，初診からわずか5年の間に6 5|の歯（または歯根）に急激なアタッチメントロスが生じた．

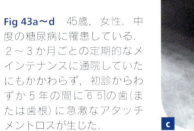
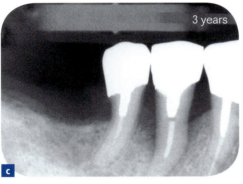
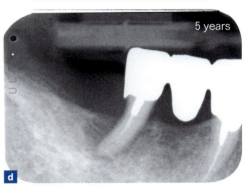

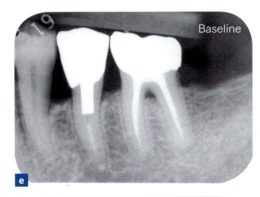
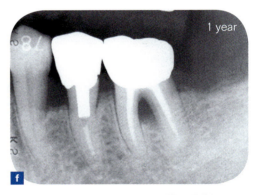

Fig 43e～h　同様に，|6 の歯根にも急激なアタッチメントロスが生じた．

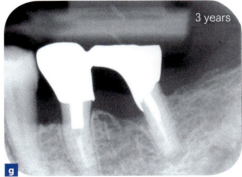
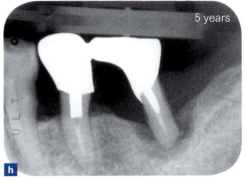

081

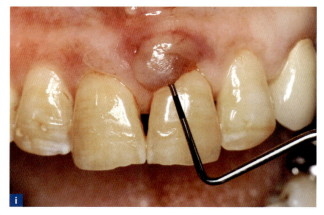
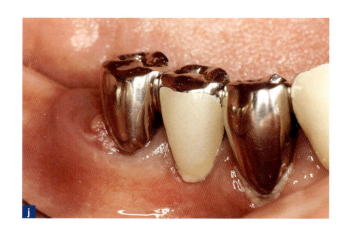
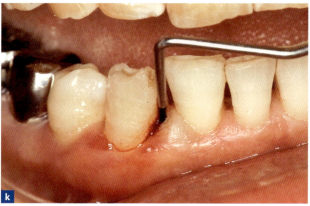

Fig 43i〜k 糖尿病に罹患している患者がすべて歯周炎に罹患しやすいとは限らないが，アブセスの頻発（i），歯肉の発赤・根面う蝕の多発（j），急激なアタッチメントロス（k）などの特徴を示す．

【家庭環境】 歯磨き習慣や歯の治療など，口の健康に関心のない家庭では，口腔の健全な子どもが育ちにくいかもしれない[58]．いったん身についた習慣（歯磨きをしないという習慣）について，生涯にわたってその価値観を変えることが困難になるかもしれない．

喫煙と歯周病の関連

　上記に総括したように歯周病を悪化させる全身的助長因子（危険因子）は数多くあるが，もっとも影響が大きいものは年齢，2番目が喫煙と報告されている[52]．しかし臨床的には，喫煙がもっとも重要な危険因子（リスクファクター）といえる．なぜなら，年齢やIL-1陽性，多形核白血球の機能障害などのリスクファクターは，変更不可能である一方，喫煙は指導により変更可能だからである．

　喫煙と歯周病の関係は古くから報告されている．最初の報告は1940年代であり，喫煙と壊死性潰瘍性歯肉炎，歯石との関係についての報告である[59〜61]．その後，数多くの横断研究が報告されており[61〜69]，喫煙者は非喫煙者に比較し，骨の喪失量やアタッチメントロス，歯の喪失数が多い．喫煙は，ブラッシングの頻度などの影響を排除した場合でも歯の喪失と関係がある[62]．時間経過のある，前向きコホート研究においても，喫煙が歯周病に悪影響を及ぼすことが示されている[70〜74]．Dietrichらは，喫煙本数が増えるほど歯の喪失の確率が高まり，喫煙者（1日に45本以上）では非喫煙者に比較し，歯を喪失する確率が3倍になると報告している[74]（**Table 1**）．また，Tomsonらは喫煙が歯周病の進行を加速させることを示した．歯周病のリスクが高い場合，リスクが低い場合に比較し，喫煙によるアタッチメントロスが7.4倍にも及ぶと報告している[70]（**Table 2**）．

　1940年代から現在まで一貫して喫煙が歯周病に悪影響を及ぼすという結果となっており，喫煙は非常に重要な

Table 1 非喫煙者を基準にした場合，禁煙の期間が短く，1日の喫煙本数が多いほど，歯の喪失リスクが高くなる．＊参考文献74より引用

	ハザード比	95％信頼区間
非喫煙者	1.0	基準
喫煙の既往あり		
10年以上前	1.2	1.2〜1.3
6〜9年前	1.5	1.4〜1.6
3〜5年前	1.6	1.5〜1.8
1〜2年前	1.9	1.7〜2.1
1年未満	2.6	2.1〜3.2
喫煙者（1日の本数）		
1〜4本	1.4	1.2〜1.7
5〜14本	1.9	1.7〜2.2
15〜24本	2.3	2.1〜2.5
25〜34本	2.7	2.4〜3.1
35〜44本	2.9	2.5〜3.3
45本以上	3.0	2.4〜3.9

Table 2 歯周病のリスクによる喫煙の影響．Tomsonらは，1972年4月1日から1973年3月31日に生まれた1,037人を対象に，26歳，32歳，38歳の時点で，歯周組織検査を行った．その結果，とくに喫煙者で年齢とともに歯周病が進行する結果となった．また，歯周病の進行リスクを，非常に低い／低い／中等度／高い，に分類し，非常に低いを基準とした場合のアタッチメントロスは，それぞれ1.9倍，3.8倍，7.4倍であり，喫煙はもともとの歯周病リスクを加速度的に高めることがわかった．＊参考文献70より引用

	歯周病進行リスク			
	非常に低いグループ	低いグループ	中等度のグループ	高いグループ
リスク比（アタッチメントロス）	1	1.9	3.8	7.4

リスクファクターであることがわかる．歯周治療を行う際には，必ず喫煙の有無と1日の喫煙本数，既往を問診し，患者に喫煙による歯周病への影響を伝える必要がある．

受動喫煙と歯周病

受動喫煙による全世界での死亡者数は，年間約60万人[75]，日本では年間約1.5万人にも及ぶと報告されている[76]．全身への影響はもちろん，受動喫煙と歯周病の関係を示す横断研究もいくつか報告されている[69,77〜79]．Uenoらは日本人を対象とし，年齢や教育レベル，糖尿病の既往，BMI，アルコールの摂取，ストレス，かかりつけ歯科医の有無，口腔衛生による影響を調整し，受動喫煙の影響を調べた[77]．その結果，自宅で受動喫煙がある男性に歯周病への影響が大きいという結果となった（Table 3）．喫煙の有無だけでなく，受動喫煙の有無についても問診し，患者に歯周病への影響について説明することが重要である．

喫煙が細菌叢へおよぼす影響

喫煙による細菌叢への影響は，一致した見解を得ていない．喫煙者は非喫煙者に比較し，P. gingivalis や T. denticola，T. forsythia などの歯周病に関係する細菌が多いという横断研究がある[80〜82]．その一方で，喫煙と細菌の種類には関係を認めないという報告もある[83,84]．

これらの違いは，細菌を採取する部位（ポケットの深さ）や方法（培養法か分子生物学的手法か）など，細菌のサンプリング方法が大きな影響を及ぼしていると考えられる．また，近年では，培養不可能な細菌が多数存在することや，特定の細菌が悪影響を及ぼすのではなく，細菌の集まりを1つの集合体として捉える考え方（マイクロバイオーム）に変わりつつあるため，細菌の種類と歯周病の関係を証明するには，まだ情報が不足している．喫煙が歯周病菌を増やすという報告についても，喫煙の影響で歯周病の原因とされる細菌が増えたのか，歯周病が進行したためにこれらの細菌が増えたのか，またはその両方なのかはっきりとした結論は得られていない．

Table 3 受動喫煙と歯周病（有病率）の関係．Uenoらの報告によると，種々の交絡因子を調整した後，受動喫煙の影響を調べた結果，男性において，家庭，家庭と他の場所で受動喫煙がある場合，歯周病のリスクが高い．＊参考文献77より引用

オッズ比（95％信頼区間）	非喫煙者			
	受動喫煙なし	受動喫煙あり		
		家庭	他の場所	家庭と他の場所
男性	1	3.14（1.08-9.12）	1.31（0.41-4.17）	3.61（1.33-9.81）
女性	1	0.66（0.40-1.10）	0.55（0.14-2.11）	0.88（0.46-1.65）

喫煙が宿主応答に及ぼす影響

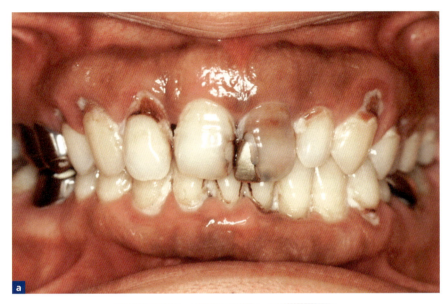
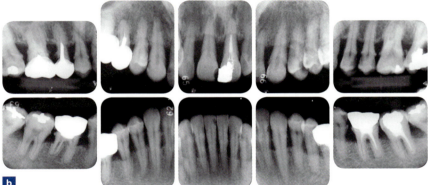

Fig 44a, b 典型的な喫煙者の歯肉．重度の歯周病で，全顎的に6mm以上のプロービング値があるにもかかわらず，肉眼所見では歯肉は線維化しており，発赤・腫脹などの炎症徴候を認めない．タバコには，タール，一酸化炭素，ニトロソアミン，ベンゾピレンなど，数百種類の有害物質が含まれている．ニコチンは，末梢血管を収縮させ，循環障害を引き起こすことで局所免疫応答を低下させる．また，一酸化炭素はヘモグロビンと結合しやすく，酸素分圧の低下を招く．このことは組織再生修復などの活性を阻害することになる．タバコに含まれる有害物質は，好中球の機能異常を引き起こし，走化性を低下させ，ひいては細菌感染防御が低下する．喫煙はマクロファージを活性化させ，サイトカインの過剰産生が骨破壊を助長すると考えられる．

喫煙が宿主応答に及ぼす影響

　タバコに含まれるニコチンは，末梢血管の収縮と血流量を減少させ[85,86]，継続的な喫煙は末梢血管の損傷と血流量の減少につながる．喫煙者は非喫煙者と比較してプロービング時の出血が少ないことがよく知られており，検査結果の解釈に注意が必要である．好中球は，喫煙のとくにニコチンの作用により，貪食能の低下などの機能不全に陥る[87]．多形核白血球は，周期的好中球減少症で減少すると歯周病が重症化することに代表されるように，歯周炎に対する免疫応答に重要な役割を果たしていることが知られている（**Fig 29**参照）．また，線維芽細胞の変性[88]，サイトカインの産生[89]など，喫煙は正常な宿主応答に悪影響を及ぼし，結果として歯周組織の破壊を促進する（**Fig 44**）．

喫煙が臨床所見に与える影響
①プラークや歯石の量

　初期の研究では，喫煙者のほうがプラークの量や歯石が多いと報告されたこともあるが，これは喫煙による影響ではなく，単に喫煙者のほうがプラークコントロールが悪いことが原因である[90]．喫煙そのものはプラークや歯石の量に影響を及ぼさない．

②歯肉の炎症

　喫煙者の歯肉は，発赤・腫脹などの炎症の徴候が認められず，線維化する（**Fig 44a, b**）．喫煙者の場合は，歯肉に炎症を認めないにもかかわらず，プロービングをすると深いポケットを認める場合がある．

③プロービング時の出血

プロービング時の歯肉溝からの出血（bleeding on probing：以下，BOP）は，炎症の存在を表すため，将来の歯周病進行を予測する重要な臨床上の指標である．しかし，喫煙者の場合，プラークや歯石が存在していても炎症が生じにくいため，BOPの割合が減少する[91〜94]．古典的な横断研究では，Preberらによる，20名を対象とした報告で，喫煙者と非喫煙者でBOPの割合がそれぞれ27%，40%[92]，369人を対象にした報告では，喫煙者と非喫煙者でBOPの割合がそれぞれ25%，51%で[94]，喫煙者のBOPの割合が非喫煙者の半分程度になることがわかる（**Fig 45**）．また，6か月の時間軸のあるMullerらの報告では，非喫煙者ではプラークの量とBOPの割合に相関を認めたが，喫煙者ではプラークの量とBOPの割合に相関を認めなかった[93]．喫煙者の場合，BOPの割合が少なくても，歯肉の状態は健康とは限らないことを考慮に入れ，検査結果を解釈する必要がある．

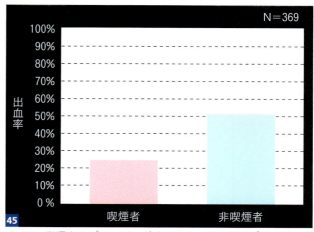

Fig 45 喫煙者のプロービング時の出血．喫煙者はプロービング時の出血率が減る．宿主反応の異常による炎症反応の減少により，出血しにくくなる．検査結果でBOPが少なくても，喫煙による影響であることを考慮に入れる必要がある．＊参考文献94より引用

喫煙が歯周治療へ及ぼす影響
①非外科的歯周治療

喫煙は，初期治療の治療効果を減少させる傾向がある．喫煙者は，非喫煙者に比較してスケーリングルートプレーニングによるプロービング値の減少が少なく，クリニカルアタッチメントレベルの獲得については意見が分かれている[95〜98]．Grossiらは喫煙者と非喫煙者に初期治療を行った結果，喫煙者はプロービング値の改善，アタッチメントレベルの獲得ともに非喫煙者より劣っていたと報告している．プロービング値の改善は，非喫煙者・喫煙者での侵襲性歯周炎の初期治療でそれぞれ1.06mm，0.86mm，アタッチメントレベルの獲得はそれぞれ0.87mm，0.74mmであった[95]（**Fig 46**）．ちなみに，どの程度でアタッチメントレベルの獲得に差があったといえるかは文献により異なるが，0.2〜0.4mmでわずか，0.4から0.6mmで中等度，0.6mm以上で大きな差があると解釈されることが多い[77]．また，これらの報告は，初期治療後の短期の結果であり，本当の喫煙の影響はメインテナンスも含めた長期の結果を参考にする必要がある．

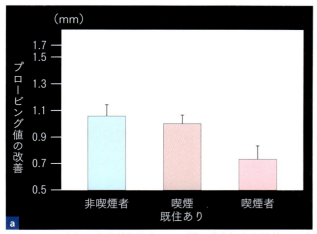 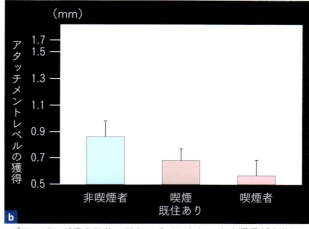

Fig 46a, b 喫煙の非外科的治療への影響．非喫煙者と比較して喫煙者は，プロービング値の改善，アタッチメントレベルの獲得が少ない．＊参考文献95より引用

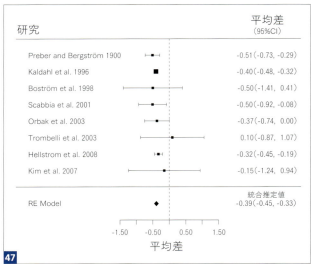

Fig 47 喫煙の歯周外科への影響（プロービング値）のメタアナリシスの結果を表すフォレストプロット．喫煙者の場合，非喫煙者に比較し，歯周外科によるプロービング値が減少しにくい．【このフォレストプロットの見方】 ひし形（◆）が研究をまとめた結果であり，縦の線と交わっていない場合に統計的有意差がある．横軸の数字は，プロービング値の差である．＊参考文献99より引用

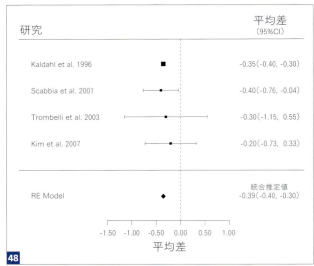

Fig 48 喫煙の歯周外科への影響（アタッチメントレベル）のメタアナリシスの結果を表すフォレストプロット．喫煙者の場合，非喫煙者に比較し，歯周外科によるアタッチメントレベルの獲得が少ない．【このフォレストプロットの見方】 ひし形（◆）が研究をまとめた結果であり，縦の線と交わっていない場合に統計的有意差がある．横軸の数字は，アタッチメントレベルの差である．＊参考文献99より引用

②歯周外科

　喫煙者の歯周外科は，非喫煙者に比較し，効果が少ない．Kotsakisら（2015）の行ったシステマティックレビューとメタアナリシスによると，喫煙者は非喫煙者に比較し，プロービング値の減少が0.39mm，アタッチメントレベルの獲得が0.35mm少なかった[99]（**Fig 47, 48**）．

　再生療法に関しても同様である．Patelらの行ったシステマティックレビューによると，採用された10の研究のうち6つの研究が，喫煙は再生療法に悪影響を及ぼすと報告している[100]．GTRについてはメタアナリシスを行うことができ，ここでも喫煙は再生療法に悪影響を及ぼす結果となった（**Fig 49**）．喫煙は歯周外科失敗の大きなリスクファクターである．

③抗菌療法

　喫煙者に抗菌療法を用いることで，歯周治療の効果を改善することができるという報告があるが，まだ結論は出ていない．Angajiらの行ったシステマティックレビューとメタアナリシスによると，現在のエビデンスはバイアスのリスクが高いため，喫煙者に抗菌療法が有効であると結論づけられない結果となっている[101]．

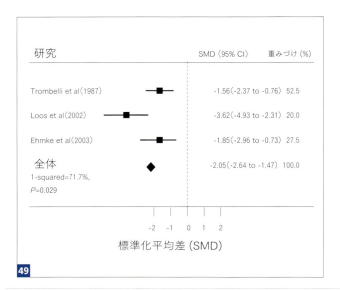

Fig 49 喫煙の再生療法への影響（骨レベル）のメタアナリシスの結果を表すフォレストプロット．喫煙者が，非喫煙者に比較し，再生療法で得られる骨レベル（プロービングによる計測）が少ない．【このフォレストプロットの見方】 ひし形（◆）が研究をまとめた結果であり，縦の線と交わっていない場合に統計的有意差がある．横軸の数字は，臨床的に意味のある数字ではない．＊参考文献100より引用

Table 4 喫煙によるメインテナンス中の歯の喪失リスク（複根歯）．根分岐部病変の程度，コンプライアンス，喫煙状態の違いが複根歯の予後に影響を及ぼすことがわかる．＊参考文献104より引用

根分岐部病変	コンプライアンス	喫煙状態	歯の喪失リスク オッズ比（95%信頼区間）	
なしまたは1度	高	非喫煙者または喫煙既往あり	1（参照基準）	
		喫煙者	1.78 (0.87, 3.65)	0.12
	低	喫煙者または喫煙既往あり	2.18 (1.04, 4.57)	0.04
		喫煙者	3.88 (1.38, 10.95)	0.01
2度	高	非喫煙者または喫煙既往あり	2.60 (1.30, 5.21)	0.007
		喫煙者	4.63 (1.68, 12.77)	0.003
	低	喫煙者または喫煙既往あり	5.68 (2.10, 15.35)	0.001
		喫煙者	10.11 (2.91, 35.11)	< 0.0001
3度	高	非喫煙者または喫煙既往あり	4.42 (2.02, 9.68)	< 0.0001
		喫煙者	7.87 (2.79, 22.24)	< 0.0001
	低	喫煙者または喫煙既往あり	9.65 (3.46, 26.93)	< 0.0001
		喫煙者	17.18 (4.98, 59.28)	< 0.0001

④メインテナンス

歯周治療後のあと戻りを防ぐ最大のキーはメインテナンスである．継続的に歯肉縁上・縁下の感染をコントロールすることで，歯周病の再発を防ぐことができる．しかし，喫煙者の場合は，定期的なメインテナンスを受けていても，病気が進行する[102]．Matulieneらの11年間のコホート研究によると，喫煙（1日20本以上）は，歯の喪失に差がないものの，歯周病の進行（アタッチメントロス）に有意に関係があったと報告している[103]．同じグループのSalviらによる，複根歯に限定したコホート研究によると，喫煙者は非喫煙者より歯を喪失する確率が2.37倍になると報告している[104]（Table 4）．メインテナンスが行われていても，喫煙者は歯の喪失リスクが高い．初期治療の研究では，プロービング値に差があるものの，アタッチメントレベルでは結果が分かれており，歯の喪失では差を認めない．しかし，長期にわたる報告では，喫煙者で歯の喪失リスクが上昇する．

禁煙の効果

①禁煙の効果

禁煙と歯周治療の効果を調べた前向きコホート研究が2つある．Preshawらは1年後のプロービング値は減少したものの，アタッチメントレベルの獲得に差がなかったと報告している[105]．また，Rosaらは，禁煙は2年後のプロービング値の減少，アタッチメントレベル獲得に有効であると報告している[106,107]．つまり，歯周治療における禁煙の効果は，1～2年後のプロービング値，アタッチメントの獲得に有効である．また，Krallらは長期の禁煙と歯の喪失について調べており，10年間禁煙してはじめて非喫煙者（喫煙履歴なし）と同様の喪失率になると報告している[72]（Fig 50）．つまり，禁煙単独でも歯の喪失リスクを減らすが，完全に喫煙の影響がなくなるまで10年かかる．

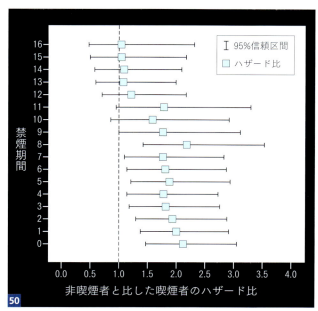

Fig 50 禁煙期間と歯の喪失リスク．禁煙して10年経過してはじめて，歯の喪失リスクが非喫煙者と同じになる．【このフォレストプロットの見方】禁煙期間の横線が縦線と交わると，統計的有意差を認めない．＊参考文献72より引用

②禁煙指導

　喫煙は身体に有害であることは広く認知されているにもかかわらず，喫煙者の数はまだまだ多い．WHOによると，全世界で年間600万人もの人びとが，喫煙が原因で(喫煙により癌や心臓血管疾患などが増加する)死亡しており，現在の状況が変わらなければ2030年には800万人まで到達すると考えられている[108]．また，日本では年間約12万9千人が喫煙により死亡しているといわれている[109]．喫煙者の多くはこのような事実を知っているにもかかわらず禁煙できないことが，禁煙指導の難しさである．しかし，日本では近年，喫煙の害が広く認知され，国の政策，医療機関での禁煙サポート体制が整いつつあることから，タバコの消費量は減少傾向にあり[110]，禁煙指導をしやすい環境が整いつつある．

　歯科医院での禁煙指導は非常に重要である．なぜなら，歯周病の大きなリスクファクターを減らせるだけでなく，全身の健康への寄与といった観点からも大きな意味がある．また，病院や禁煙外来に行かない段階から，患者に禁煙指導できるというアクセスの良さからも，歯科医院における禁煙指導の価値は非常に高い．また，子どもがメインテナンスに通っている場合は，防煙指導もできる．

　医科の禁煙外来では，投薬を用いた方法を行えるが，歯科医院では難しいため，患者に喫煙の害などを継続的に情報提供することで，患者のモチベーションを上げ，禁煙外来を紹介するのが一般的である．喫煙の害に関する書籍を貸し出したり，メインテナンスの際に喫煙の蓄積本数のデータを見せたりすることも有効である．多くの患者は，すぐに禁煙を決意することはできないため，根気よく，患者の気持ちを支えることが重要である．

　喫煙と歯周病の関連について考察を行ったが，初期治療・歯周外科・メインテナンスのいずれにおいても，治療効果が減少する結果となっている．臨床家はこのことを認識し，患者にその事実を伝えなければならない．「喫煙は緩慢なる自殺」という言葉がある．これは，米国のSurgeon's General's Report 1979に記載されている「Today there can be no doubt that smoking is truly slow-motion suicide」から来ている．これを歯周病にあてはめると，「喫煙は緩慢なる抜歯」といえるのではないだろうか．

　喫煙者の理想的な歯周治療のゴールは，禁煙をしたうえで初期治療，場合により歯周外科を行い，継続的なメインテナンスを行うことである．また，患者が禁煙できない場合でも，喫煙による悪影響を伝えたうえで，継続的に来院を促し，禁煙へのきっかけを与えることが重要である(**Fig 51**)．

CHAPTER 4 歯周病とは

禁煙後の歯周組織の改善

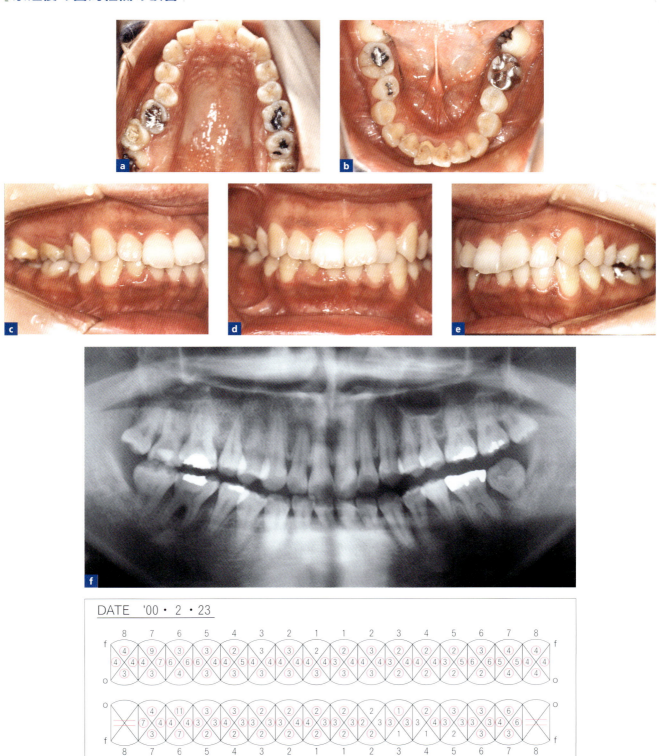

Fig 51a〜g　初診時. 29歳, 女性. 少し前までは1日約20本を吸っていた. プラークコントロールは悪く, 5mm以上のプロービング値を示すポケットが多くみられる. とくに6の根分岐部には大きな垂直性の骨欠損があり, 出産間際にアブセスで緊急来院したため, アクセスフラップを行った. その他の部位は通常どおりの歯周初期治療を行い, 出産を迎えた. 妊娠のため, エックス線10枚法は撮影していない.

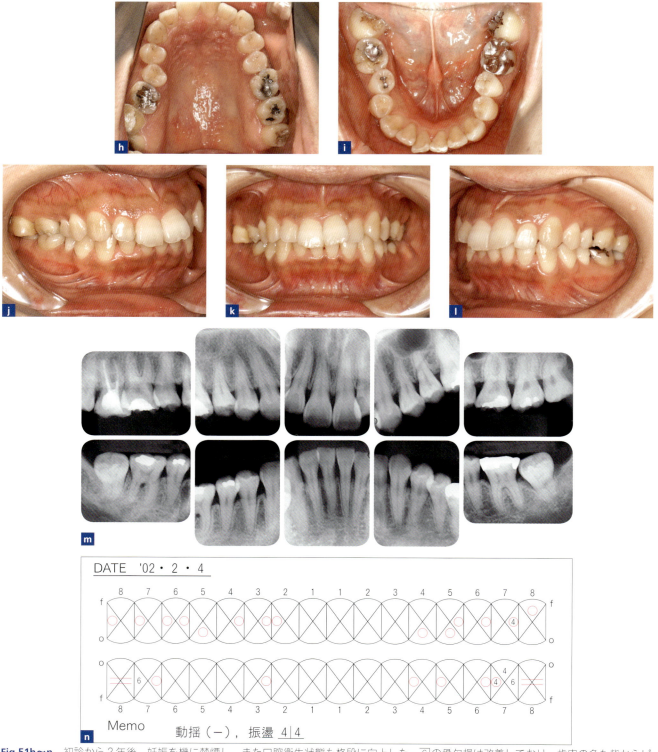

Fig 51h〜n 初診から2年後．妊娠を機に禁煙し，また口腔衛生状態も格段に向上した．6⏋の骨欠損は改善しており，歯肉の色も紫からピンク色へ改善している．

CHAPTER 4 歯周病とは

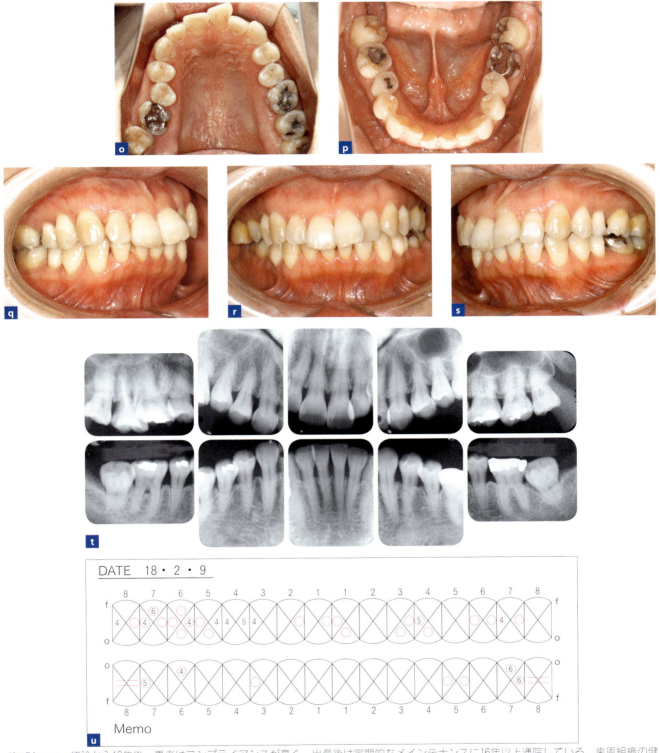

Fig 51o〜u 初診から18年後．患者はコンプライアンスが高く，出産後は定期的なメインテナンスに16年以上通院している．歯周組織の健康状態は維持されている．

咬合性外傷と歯周病

咬合は歯周炎を惹起するだろうか？　咬合が歯周炎の原因になるのか，あるいは歯周炎を助長するのかについては，現在でも臨床家のなかで意見の分かれるところである．歴史的にも，咬合と歯周病の関係は多くの議論の的になってきたようである(**Table 5**)．

しかしながら，すでに1970年代に多くの動物実験が行われ，咬合性外傷と歯周炎の関係については一定の見解が得られるに至っている．この項では，イエテボリグループ[111]とロチェスターグループ[112,113]による研究成果をまとめ，以下に咬合性外傷と歯周炎の関係についての見解を整理したい．

Fig 52〜54は，それぞれの研究グループで行われた実験方法とその結果を模式図で解説したものである．以下に実験法と結果の概略を記す．

健全な歯周組織へのジグリングフォースの影響

イエテボリグループは，歯周病に罹患していないビーグル犬の臼歯にオーバーキャップを装着して，食事を与えることで，強いジグリングフォース(揺さぶり力：実験的咬合性外傷)を生じさせた．これに対して，ロチェスターグループは，リスザルを用いて，セパレーティングモジュールを実験歯の近心と遠心に1週間ごとに交互に入れる方法で弱いジグリングフォースを10週間，健全な歯に与えた．

両者の実験において，ジグリングフォースは歯槽骨に一時的な炎症性変化を起こし，歯根膜腔の拡大(歯槽骨の吸収)を生じさせたが，骨縁上の結合組織付着の喪失(ポケット形成)を惹起することはなかった．また，ジグリングフォースを除去すると歯根膜腔の拡大はもとに戻ることから，歯周炎に罹患していない歯にジグリングフォースを加えても，歯周炎は惹起されないことが結論づけられた(**Fig 52**)．

炎症のある歯周組織への弱いジグリングフォースの影響

ロチェスターグループは，リスザルでプラークによる歯周炎を生じさせた歯に，10週間「比較的小さな」ジグリングフォースを加えた場合，加えない場合に比べて骨吸収の増大や骨欠損形態に影響を及ぼすが，やはり骨縁上の結合組織性付着の喪失に差はなかった．すなわち，歯周炎のある歯に「比較的弱い」揺さぶり力(歯周組織が適応できる範囲の力)が加わっても歯周炎の進行が助長されることはないことが示された(**Fig 53**)．

Table 5　咬合力のとらえ方の変遷．＊石井正敏先生の厚意による

年	著者	内容
1901年	Kardyi	咬合圧と歯肉炎の関係に言及
1922年	Stillman McCall	外傷性咬合は歯周病の病因に大きな役割を果たす
1928年	Sovrin Miller	咬合性外傷は歯周病の第一の原因で85％の歯周病患者で主因になっている
1935年 1938年	Box Stome	過剰な咬合圧で歯周ポケットが形成されると述べる
1928年 1931年 1931年 1933年	Orban Gottlieb Kronfeld Weinmann	咬合圧によって歯周ポケットは形成されない
1955年 1955年 1955年 1956年 1957年	Glickman Waerhaug Orban Zander Stahl	過剰な咬合圧により歯肉炎や歯周ポケットの形成はみられない
1965年	Glickman	共同破壊層の考えを提唱
1970年代〜今日	Lindhe Svanberg Ericsson Nyman	イエテボリ・グループ ビーグル犬の実験
	Polson Zander Meitoner	ロチェスター・グループ リスザルの実験

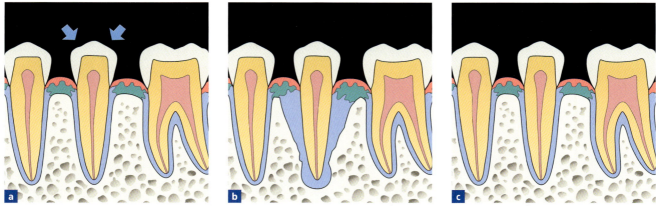

Fig 52a〜c 健全な歯周組織へのジグリングフォースの影響．イエテボリグループおよびロチェスターグループ両者の実験で，ジグリングフォースは歯槽骨に一時的な炎症性変化を起こし，歯根膜腔の拡大（歯槽骨の吸収）を生じさせたが，骨縁上の結合組織付着の喪失（ポケット形成）を惹起することはなかった．また，ジグリングフォースを除去すると歯根膜腔の拡大は元に戻ることから，歯周炎に罹患していない歯にジグリングフォースを加えても，歯周炎は惹起されないことが結論づけられた．

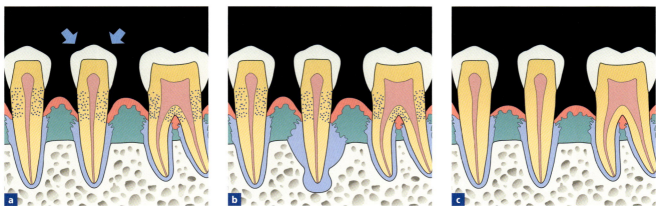

Fig 53a〜c 炎症のある歯周組織への弱いジグリングフォースの影響．ロチェスターグループは，プラークによる歯周炎を生じさせたリスザルの歯に，セパレーティングモジュールを実験歯の近心と遠心に1週間ごとに交互に入れる方法を用いて，比較的小さなジグリングフォースを加えた．結果として，ジグリングフォースを加えた場合は加えない場合に比べて骨吸収の増大や骨欠損形態に影響を及ぼすが，骨縁上の結合組織性付着の喪失は惹起されなかった．すなわち，歯周炎のある歯に比較的弱い揺さぶり力（歯周組織が適応できる範囲の力）が加わっても歯周炎の進行が助長されることはないことが示された．

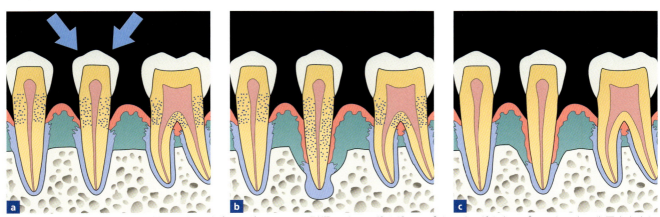

Fig 54a〜c 炎症のある歯周組織への強いジグリングフォースの影響．イエテボリグループは，ビーグル犬でプラークによる歯周炎を生じさせた歯に（50％の骨喪失を起こさせた歯に），オーバーキャップを装着して強いジグリングフォースを加えた．1つの実験では，実験歯からプラークとポケットを徹底的に除去し，実験中はていねいなプラークコントロールを行ないながら8か月間観察した後に，組織切片を作成した．もう一方の実験では，この図で示すようにプラークの除去を行わず，歯周炎を放置したまま強いジグリングフォース（生体が適応できない力）を6か月加えた．結果は，前者では，骨吸収が助長され歯根膜腔が拡大するが，骨縁上の結合組織付着の喪失は助長されなかった．しかし，後者では，骨欠損の進行と骨縁上の付着の喪失の両方が助長された．

炎症のある歯周組織への強いジグリングフォースの影響

イエテボリグループは，ビーグル犬でプラークによる歯周炎を生じさせた歯に（50％の骨喪失を起こさせた歯に），やはりオーバーキャップを装着して「強い」ジグリングフォースを加えた．1つの実験では，実験歯からプラークとポケットを徹底的に除去し，実験中はていねいなプラークコントロールを行いながら8か月間観察した後に，組織切片を作成した．もう一方の実験では，プラークの除去を行わず，歯周炎を放置したまま「強い」ジグリングフォース（生体が適応できない力）を6か月加えた．結果は，前者では，骨吸収が助長されて歯根膜腔が拡大するが，骨縁上の結合組織付着の喪失は助長されなかった．しかし，後者では，骨欠損の助長と骨縁上の付着の喪失の両方が助長された（**Fig 54**）．

上記の実験結果をどのように臨床に当てはめるかは，それぞれの先生によって異なってくるかもしれない．仮に，歯周炎に罹患した第一大臼歯の近心に垂直性の骨欠損がみられる場合，上記の結果をうけて咬合の関与を考えてみよう．もしジグリングフォースが骨欠損の助長に関与しているなら，骨透過像は，近遠心的あるいは頬舌的に均等にできなければならない．また，その歯は大きく動揺していなければ上記の実験結果と関連づけることはできない．しかし，臨床的にはこのような歯に大きな動揺や対称的な骨透過像が見られることは稀である．すなわち，ロチェスターグループの実験結果を支持したい．

Fremitus が高く，炎症がある歯の対応

その一方で，骨吸収が進行し，かつ歯周組織に炎症があり，歯の動揺度の高い歯に出会うこともある．このような歯では，ジグリングフォースによる歯周炎の進行促進の可能性が否定できない．歯周炎が進行すると垂直性の骨欠損が生じやすいが，このような歯では水平歯間線維（**CHAPTER 3** 参照）がまっすぐになろうとして，歯の挺出が起こる．挺出した歯は中心咬合位（咬頭嵌合位）で対合歯に他の歯より強く当たるようになる．すなわち，揺さぶり力が加わるような状況が生じている．このような歯の揺れを fremitus（振盪）という．

筆者は振盪度が高く炎症がある歯を歯周治療の早期の段階で咬合調整を行うようにしている．理由は強い振盪と炎症が同時に存在すれば，**Fig 54** の実験結果を考慮すれば歯周炎の悪化が懸念されるし，咬合調整により骨欠損を是正できる可能性があるからである．垂直性骨欠損がある歯を咬合調整することで歯の自然挺出が生じる．これは先に述べた水平歯間線維がまっすぐになろうとする現象によって起こり，それにともない歯根膜の位置が歯冠側に移動し，結果として骨欠損が改善する現象である（**CHAPTER 3** および **6** を参照）．すなわち，咬合を調整することで歯周炎が改善すると考えるのではなく，自然挺出により骨欠損が改善すると考えている．逆に，歯の早期の固定は，歯の挺出を止めてしまうので極力控えている．

歯の動揺は歯周組織の炎症がなくなれば通常軽減することから，むしろ，基本治療であるプラークコントロールに最大の重点を置きたい．炎症を放置すれば，咬合調整や固定を行っても骨と付着の喪失は続くことになる．歯周炎はあくまでも細菌による炎症性の疾患であり，歯周治療で私たちがまずなすべきことはプラークの除去であり，安易な咬合調整や歯の固定に重点を置くべきではない．咬合力（ブラキシズムのような咬合癖があるからといって，歯の動揺や振盪があるわけではない）と，歯の揺れ（動揺・振盪を起こすジグリングフォース）を分けて考えれば，少しこの問題に統一見解が得られるのではないだろうか．咬合によって付着の喪失は起きないと考えたい．

おわりに

歯周病の病態像，発症メカニズム，原因論について大まかに考察を行った．歯周病は多因子疾患であり，何か特定の1つの原因で発症するような疾患ではなく，また何か1つの要因を排除したからといって治る疾患ではなさそうである．最終的に構築された口腔内細菌叢と先天的な免疫力を変えることができないのであれば，それらを可及的に悪化させないことに治療の重きを置くことの重要性が認識されよう．

参考文献

1. Page RC, Schroeder HE. Pathogenesis of inflammatory periodontal disease. A summary of current work. Lab Invest 1976；34：235-249.
2. O'Toole GA, Kolter R. Flagellar and twitching motility are necessary for Pseudomonas aeruginosa biofilm development. Mol Microbiol 1998；30：295-304.
3. Handley PS, McNab R, Jenkinson HF. Adhesive surface structures on oral bacteria. In：Newman HN, Wilson M, ed. Dental plaque revisited. Cardiff：Bioline, 1999：145-170.
4. Socransky SS, Haffajee AD, Cugini MA, Smith C, Kent RL Jr. Microbial complexes in subgingival plaque. J Clin Periodontol 1998；25：134-144.
5. Loe H, Theilade E, Jensen SB. Experimental gingivitis in man. J Periodontol 1965；36：177-187.
6. Watnick P, Kolter R. Biofilm, city of microbes. J Bacteriol 2000；182：2675-2679.
7. Socransky SS, Haffajee AD. Dental biofilms：difficult therapeutic targets. Periodontol 2000 2002；28：12-55.
8. Marsh PD, Moter A, Devine DA. Dental plaque biofilms：communities, conflict and control. Periodontol 2000 2011；55：16-35.
9. Listgarten MA. Structure of the microbial flora associated with periodontal health and disease in man. A light and electron microscopic study. J Periodontol 1976；47：1-18.
10. Costerton JW. Introduction to biofilm. Int J Antimicrob Agents 1999；11：217-221；discussion 237.
11. Ceri H, Olson ME, Stremick C, Read RR, Morck D, Buret A. The Calgary Biofilm Device：new technology for rapid determination of antibiotic susceptibilities of bacterial biofilms. J Clin Microbiol 1999；37：1771-1776.
12. Kuehn MJ, Kesty NC. Bacterial outer membrane vesicles and the host-pathogen interaction. Genes Dev 2005；19：2645-2655.
13. Schenkein HA. Host responses in maintaining periodontal health and determining periodontal disease. Periodontol 2000 2006；40：77-93.
14. Herrmann JM, Meyle J. Neutrophil activation and periodontal tissue injury. Periodontol 2000 2015；69：111-127.
15. Sima C, Glogauer M. Macrophage subsets and osteoimmunology：tuning of the immunological recognition and effector systems that maintain alveolar bone. Periodontol 2000 2013；63：80-101.
16. Liu YC, Lerner UH, Teng YT. Cytokine responses against periodontal infection：protective and destructive roles. Periodontol 2000 2010；52：163-206.
17. Ebersole JL, Dawson D 3rd, Emecen-Huja P, Nagarajan R, Howard K, Grady ME, Thompson K, Peyyala R, Al-Attar A, Lethbridge K, Kirakodu S, Gonzalez OA. The periodontal war：microbes and immunity. Periodontol 2000 2017；75：52-115.
18. The American Academy of Periodontology. Proceedings of the World Workshop in Clinical Periodontics. Chicago：The American Academy of Periodontology, ,1989.
19. Johnson BD, Engel D. Acute necrotizing ulcerative gingivitis. A review of diagnosis, etiology and treatment. J Periodontol 1986；57：141-150.
20. Murayama Y, Kurihara H, Nagai A, Dompkowski D, Van Dyke TE. Acute necrotizing ulcerative gingivitis：risk factors involving host defense mechanisms. Periodontol 2000 1994；6：116-124.
21. Nakagawa S, Fujii H, Machida Y, Okuda K. A longitudinal study from prepuberty to puberty of gingivitis. Correlation between the occurrence of Prevotella intermedia and sex hormones. J Clin Periodontol 1994；21：658-665.
22. Sills ES, Zegarelli DJ, Hoschander MM, Strider WE. Clinical diagnosis and management of hormonally responsive oral pregnancy tumor (pyogenic granuloma). J Reprod Med 1996；41：467-470.
23. Seymour RA, Smith DG, Rogers SR. The comparative effects of azathioprine and cyclosporin on some gingival health parameters of renal transplant patients. A longitudinal study. J Clin Periodontol 1987；14：610-613.
24. Bullon P, Machuca G, Martinez Sahuquillo A, Rojas J, Lacalle JR, Rios JV, Velasco E. Clinical assessment of gingival size among patients treated with diltiazem. Oral Surg Oral Med Oral Pathol Oral Radiol Endod 1995；79：300-304.
25. Klar LA. Gingival hyperplasia during dilantin-therapy；a survey of 312 patients. J Public Health Dent 1973；33：180-185.
26. Robinson NA, Wray D. Desquamative gingivitis：a sign of mucocutaneous disorders--a review. Aust Dent J 2003；48：206-211.
27. Dolt AH 3rd, Robbins JW. Altered passive eruption：an etiology of short clinical crowns. Quintessence 1997；Int 28：363-372.
28. Baehni PC, Payot P, Tsai CC, Cimasoni G. Periodontal status associated with chronic neutropenia. J Clin Periodontol 1983；10：222-230.
29. Nair S, Faizuddin M, Dharmapalan J. Role of autoimmune responses in periodontal disease. Autoimmune Dis 2014；596824.
30. Chavarry NG, Vettore MV, Sansone C, Sheiham A. The relationship between diabetes mellitus and destructive periodontal disease：a meta-analysis. Oral Health Prev Dent 2009；7：107-127.
31. Armitage GC. Development of a classification system for periodontal diseases and conditions. Ann Periodontol 1999；4：1-6.
32. Wolf HF, Rateitschak EM,. Rateitschak KH. 日本臨床歯周病学会・訳．ラタイチャーク カラーアトラス歯周病学＜第3版＞．永末書店，2008.
33. Socransky SS, Haffajee AD, Goodson JM, Lindhe J. New concepts of destructive periodontal disease. J Clin Periodontol 1984；11：21-32.
34. Theilade E. The non-specific theory in microbial etiology of inflammatory periodontal diseases. J Clin Periodontol 1986；13：905-911.
35. Loesche WJ. Clinical and microbiological aspects of chemotherapeutic agents used according to the specific plaque hypothesis. J Dent Res 1979；58：2404-2412.
36. Page RC, Kornman KS. The pathogenesis of human periodontitis：an introduction. Periodontol 2000 1997；14：9-11.
37. Amano A, Kuboniwa M, Nakagawa I, Akiyama S, Morisaki I, Hamada S. Prevalence of specific genotypes of Porphyromonas gingivalis fimA and periodontal health status. J Dent Res 2000；79：1664-1668.
38. Ooshima T, Nishiyama N, Hou B, Tamura K, Amano A, Kusumoto A, Kimura S. Occurrence of periodontal bacteria in healthy children：a 2-year longitudinal study. Community Dent Oral Epidemiol 2003；31：417-425.
39. Haubek D, Poulsen K, Westergaard J, Dahlen G, Kilian M. Highly toxic clone of Actinobacillus actinomycetemcomitans in geographically widespread cases of juvenile periodontitis in adolescents of African origin. J Clin Microbiol 1996；34：1576-1578.
40. Dewhirst FE, Chen T, Izard J, Paster BJ, Tanner AC, Yu WH, Lakshmanan A, Wade WG. The human oral microbiome. J Bacteriol 2010；192：5002-5017.
41. Socransky SS, Haffajee AD. Periodontal microbial ecology. Periodontol 2000 2005；38：135-187.
42. Mattila E, Uusitalo-Seppala R, Wuorela M, Lehtola L, Nurmi H, Ristikankare M, Moilanen V, Salminen K, Seppala M, Mattila PS, Anttila VJ, Arkkila P. Fecal transplantation, through colonoscopy, is effective therapy for recurrent Clostridium difficile infection. Gastroenterology 2012；142：490-496.
43. Colombo AP, Bennet S, Cotton SL, Goodson JM, Kent R, Haffajee AD, Socransky SS, Hasturk H, Van Dyke TE, Dewhirst FE, Paster BJ. Impact of periodontal therapy on the subgingival microbiota of severe periodontitis：comparison between good responders and individuals with refractory periodontitis using the human oral microbe identification microarray. J Periodontol 2012；83：1279-1287.
44. Yanine N, Araya I, Brignardello-Petersen R, Carrasco-Labra A, Gonzalez A, Preciado A, Villanueva J, Sanz M, Martin C. Effects of probiotics in periodontal diseases：a systematic review. Clin Oral Investig 2013；17：1627-1634.
45. Genco RJ, Van Dyke TE, Levine MJ, Nelson RD, Wilson ME. 1985 Kreshover lecture. Molecular factors influencing neutrophil defects in periodontal disease. J Dent Res 1986；65：1379-1391.
46. Van Dyke TE. Role of the neutrophil in oral disease：receptor deficiency in leukocytes from patients with juvenile periodontitis. Rev Infect Dis 1985；7：419-425.

47. Vieira AR, Albandar JM. Role of genetic factors in the pathogenesis of aggressive periodontitis. Periodontol 2000 2014；65：92 - 106.
48. Kornman KS, Crane A, Wang HY, di Giovine FS, Newman MG, Pirk FW, Wilson TG Jr, Higginbottom FL, Duff GW. The interleukin-1 genotype as a severity factor in adult periodontal disease. J Clin Periodontol 1997；24：72 - 77.
49. Armitage GC, Wu Y, Wang HY, Sorrell J, di Giovine FS, Duff GW. Low prevalence of a periodontitis-associated interleukin-1 composite genotype in individuals of Chinese heritage. J Periodontol 2000；71：164 - 171.
50. Walker SJ, Van Dyke TE, Rich S, Kornman KS, di Giovine FS, Hart TC. Genetic polymorphisms of the IL-1alpha and IL-1beta genes in African-American LJP patients and an African-American control population. J Periodontol 2000；71：723 - 728.
51. McGuire MK, Nunn ME. Prognosis versus actual outcome. IV. The effectiveness of clinical parameters and IL-1 genotype in accurately predicting prognoses and tooth survival. J Periodontol 1999；70：49 - 56.
52. Grossi SG, Genco RJ, Machtei EE, Ho AW, Koch G, Dunford R, Zambon JJ, Hausmann E. Assessment of risk for periodontal disease. II. Risk indicators for alveolar bone loss. J Periodontol 1995；66：23 - 29.
53. Genco RJ, Ho AW, Kopman J, Grossi SG, Dunford RG, Tedesco LA. Models to evaluate the role of stress in periodontal disease. Ann Periodontol 1998；3：288 - 302.
54. Wactawski-Wende J, Grossi SG, Trevisan M, Genco RJ, Tezal M, Dunford RG, Ho AW, Hausmann E, Hreshchyshyn MM. The role of osteopenia in oral bone loss and periodontal disease. J Periodontol 1996；67：1076 - 1084.
55. Keller A, Rohde JF, Raymond K, Heitmann BL. Association between periodontal disease and overweight and obesity：a systematic review. J Periodontol 2015；86：766 - 776.
56. Zimmermann H, Zimmermann N, Hagenfeld D, Veile A, Kim TS, Becher H. Is frequency of tooth brushing a risk factor for periodontitis? A systematic review and meta-analysis. Community Dent Oral Epidemiol 2015；43：116 - 127.
57. Rateitschak-Pluss EM, Guggenheim B. Effects of a carbohydrate-free diet and sugar substitutes on dental plaque accumulation. J Clin Periodontol 1982；9：239 - 251.
58. Martens L, Leroy R, Jara A, Garcia-Zattera MJ, Lesaffre E, Declerck D. Variables associated with longitudinally registered plaque accumulation in a cohort of Flemish schoolchildren. Quintessence Int 2007；38：555 - 564.
59. Pindborg JJ. Tobacco and gingivitis；correlation between consumption of tobacco, ulceromembranous gingiivitis and calculus. J Dent Res 1949；28：460 - 463.
60. Pindborg JJ. Tobacco and gingivitis：statistical examination of the significance of tobacco in the development of ulceromembranous gingivitis and in the formation of calculus. J Dent Res 1947；26：261 - 264.
61. Frandsen A, Pindborg JJ. Tobacco and gingivitis；difference in the action of cigarette and pipe smoking. J Dent Res 1949；28：464.
62. Hanioka T, Ojima M, Tanaka K, Aoyama H. Relationship between smoking status and tooth loss：findings from national databases in Japan. J Epidemiol 2007；17：125 - 132.
63. Randolph WM, Ostir GV, Markides KS. Prevalence of tooth loss and dental service use in older Mexican Americans. J Am Geriatr Soc 49：585 - 589, 2001
64. Klein BE, Klein R, Knudtson MD. Life-style correlates of tooth loss in an adult Midwestern population. J Public Health Dent 2004；64：145 - 150.
65. Tanaka K, Miyake Y, Sasaki S, Ohya Y, Miyamoto S, Matsunaga I, Yoshida T, Hirota Y, Oda H. Active and passive smoking and tooth loss in Japanese women：baseline data from the osaka maternal and child health study. Ann Epidemiol 2005；15：358 - 364.
66. Musacchio E, Perissinotto E, Binotto P, Sartori L, Silva-Netto F, Zambon S, Manzato E, Corti MC, Baggio G, Crepaldi G. Tooth loss in the elderly and its association with nutritional status, socio-economic and lifestyle factors. Acta Odontol Scand 2007：65：78 - 86.
67. Mundt T, Schwahn C, Mack F, Polzer I, Samietz S, Kocher T, Biffar R. Risk indicators for missing teeth in working-age Pomeranians--an evaluation of high-risk populations. J Public Health Dent 2007；67：243 - 249.
68. Hugoson A, Rolandsson M. Periodontal disease in relation to smoking and the use of Swedish snus：epidemiological studies covering 20 years (1983-2003). J Clin Periodontol 2011；38：809 - 816.
69. Oberg M, Jaakkola MS, Woodward A, Peruga A, Pruss-Ustun A. Worldwide burden of disease from exposure to second-hand smoke：a retrospective analysis of data from 192 countries. Lancet 2011；377：139 - 146.
70. Thomson WM, Shearer DM, Broadbent JM, Foster Page LA, Poulton R. The natural history of periodontal attachment loss during the third and fourth decades of life. J Clin Periodontol 2013；40：672 - 680.
71. Slade GD, Gansky SA, Spencer AJ. Two-year incidence of tooth loss among South Australians aged 60+ years. Community Dent Oral Epidemiol 1997；25：429 - 437.
72. Krall EA, Dietrich T, Nunn ME, Garcia RI. Risk of tooth loss after cigarette smoking cessation. Prev Chronic Dis 2006；3：A115.
73. Okamoto Y, Tsuboi S, Suzuki S, Nakagaki H, Ogura Y, Maeda K, Tokudome S. Effects of smoking and drinking habits on the incidence of periodontal disease and tooth loss among Japanese males：a 4-yr longitudinal study. J Periodontal Res 2006；41：560 - 566.
74. Dietrich T, Maserejian NN, Joshipura KJ, Krall EA, Garcia RI. Tobacco use and incidence of tooth loss among US male health professionals. J Dent Res 2007；86：373 - 377.
75. Tomar SL, Asma S. Smoking-attributable periodontitis in the United States：findings from NHANES III. National Health and Nutrition Examination Survey. J Periodontol 2007；71：743 - 751.
76. 片野田耕太．厚生労働科学研究費補助金循環器疾患・糖尿病等生活習慣病対策総合研究事業「たばこ対策の健康」http：//mhlw-grants.niph.go.jp/niph/search/NIDD00.do?resrchNum=201508017A 2017年アクセス，2015
77. Ueno M, Ohara S, Sawada N, Inoue M, Tsugane S, Kawaguchi Y. The association of active and secondhand smoking with oral health in adults：Japan public health center-based study. Tob Induc Dis 2015；13：19.
78. Sanders AE, Slade GD, Beck JD, Agustsdottir H. Secondhand smoke and periodontal disease：atherosclerosis risk in communities study. Am J Public Health 2011；101 Suppl 1：S339 - 46.
79. Sutton JD, Salas Martinez ML, Gerkovich MM. Environmental Tobacco Smoke and Periodontitis in US Non-smokers, 2009 to 2012. J Periodontol 2017：1 - 14.
80. Kazor C, Taylor GW, Loesche WJ. The prevalence of BANA-hydrolyzing periodontopathic bacteria in smokers. J Clin Periodontol 1999；26：814 - 821.
81. Zambon JJ, Grossi SG, Machtei EE, Ho AW, Dunford R, Genco RJ. Cigarette smoking increases the risk for subgingival infection with periodontal pathogens. J Periodontol 1996；67：1050 - 1054.
82. Haffajee AD, Socransky SS. Relation of body mass index, periodontitis and Tannerella forsythia. J Clin Periodontol 2009；36：89 - 99.
83. Apatzidou DA, Riggio MP, Kinane DF. Impact of smoking on the clinical, microbiological and immunological parameters of adult patients with periodontitis. J Clin Periodontol 2005；32：973 - 983.
84. Bostrom L, Bergstrom J, Dahlen G, Linder LE. Smoking and subgingival microflora in periodontal disease. J Clin Periodontol 2001；28：212 - 219.
85. Morozumi T, Kubota T, Sato T, Okuda K, Yoshie H. Smoking cessation increases gingival blood flow and gingival crevicular fluid. J Clin Periodontol 2004；31：267 - 272.
86. Mavropoulos A, Aars H, Brodin P. Hyperaemic response to cigarette smoking in healthy gingiva. J Clin Periodontol 2003；30：214 - 221.
87. Guntsch A, Erler M, Preshaw PM, Sigusch BW, Klinger G, Glockmann E. Effect of smoking on crevicular polymorphonuclear neutrophil function in periodontally healthy subjects. J Periodontal Res 2006；41：184 - 188.
88. Zhang W, Fang M, Song F, Windsor LJ. Effects of cigarette smoke condensate and nicotine on human gingival fibroblast-mediated collagen degradation. J Periodontol 2011；82：1071 - 1079.
89. Barbour SE, Nakashima K, Zhang JB, Tangada S, Hahn CL, Schenkein HA, Tew JG. Tobacco and smoking：environmental factors that modify the host response (immune system) and have an impact on periodontal health. Crit Rev Oral Biol Med 1997；8：437 - 460.

90. Bergstrom J, Preber H. The influence of cigarette smoking on the development of experimental gingivitis. J Periodontal Res 1986；21：668-676.

91. Muller HP, Stadermann S, Heinecke A. Bleeding on probing in smokers and non-smokers in a steady state plaque environment. Clin Oral Investig 2001；5：177-184.

92. Preber H, Bergstrom J. Occurrence of gingival bleeding in smoker and non-smoker patients. Acta Odontol Scand 1985；43：315-320.

93. Muller HP, Stadermann S, Heinecke A. Longitudinal association between plaque and gingival bleeding in smokers and non-smokers. J Clin Periodontol 2002；29：287-294.

94. Preber H, Bergstrom J. Cigarette smoking in patients referred for periodontal treatment. Scand J Dent Res 1986；94：102-108.

95. Grossi SG, Goodson JM, Gunsolley JC, Otomo-Corgel J, Bland PS, Doherty F, Comiskey J. Mechanical therapy with adjunctive minocycline microspheres reduces red-complex bacteria in smokers. J Periodontol 2007；78：1741-1750.

96. Wan CP, Leung WK, Wong MC, Wong RM, Wan P, Lo EC, Corbet EF. Effects of smoking on healing response to non-surgical periodontal therapy：a multilevel modelling analysis. J Clin Periodontol 2009；36：229-239.

97. Renvert S, Dahlen G, Wikstrom M. The clinical and microbiological effects of non-surgical periodontal therapy in smokers and non-smokers. J Clin Periodontol 1998；25：153-157.

98. Preber H, Bergstrom J. The effect of non-surgical treatment on periodontal pockets in smokers and non-smokers. J Clin Periodontol 1986；13：319-323.

99. Kotsakis GA, Javed F, Hinrichs JE, Karoussis IK, Romanos GE. Impact of cigarette smoking on clinical outcomes of periodontal flap surgical procedures：a systematic review and meta-analysis. J Periodontol 2015；86：254-263.

100. Patel RA, Wilson RF, Palmer RM. The effect of smoking on periodontal bone regeneration：a systematic review and meta-analysis. J Periodontol 2012；83：143-155.

101. Angaji M, Gelskey S, Nogueira-Filho G, Brothwell D. A systematic review of clinical efficacy of adjunctive antibiotics in the treatment of smokers with periodontitis. J Periodontol 2010；81：1518-1528.

102. Chambrone L, Chambrone D, Lima LA, Chambrone LA. Predictors of tooth loss during long-term periodontal maintenance：a systematic review of observational studies. J Clin Periodontol 2010；37：675-684.

103. Matuliene G, Pjetursson BE, Salvi GE, Schmidlin K, Bragger U, Zwahlen M, Lang NP. Influence of residual pockets on progression of periodontitis and tooth loss：results after 11 years of maintenance. J Clin Periodontol 2008；35：685-695.

104. Salvi GE, Mischler DC, Schmidlin K, Matuliene G, Pjetursson BE, Bragger U, Lang NP. Risk factors associated with the longevity of multi-rooted teeth. Long-term outcomes after active and supportive periodontal therapy. J Clin Periodontol 2014；41：701-707.

105. Preshaw PM, Heasman L, Stacey F, Steen N, McCracken GI, Heasman PA. The effect of quitting smoking on chronic periodontitis. J Clin Periodontol 2005；32：869-879.

106. Rosa EF, Corraini P, de Carvalho VF, Inoue G, Gomes EF, Lotufo JP, De Micheli G, Pannuti CM. A prospective 12-month study of the effect of smoking cessation on periodontal clinical parameters. J Clin Periodontol 2011；38：562-571.

107. Rosa EF, Corraini P, Inoue G, Gomes EF, Guglielmetti MR, Sanda SR, Lotufo JP, Romito GA, Pannuti CM. Effect of smoking cessation on non-surgical periodontal therapy：results after 24 months. J Clin Periodontol 2014；41：1145-1153.

108. WHO. WHO Framework Convention on Tobacco Control：why is it important? http://www.who.int/features/qa/34/en/ 2017年4月．

109. 『ランセット』日本特集号プロジェクト研究チーム．『ランセット』日本特集号「国民皆保険達成から50年」．（公財）日本国際交流センター，2011．

110. 一般社団法人日本たばこ協会．年度別　販売実績（数量・代金）推移一覧．http://www.tioj.or.jp/data/pdf/160422_02.pdf　2017年4月閲覧，2016

111. Svanberg G. Influence of trauma from occlusion on the periodontium of dogs with normal or inflamed gingivae. Odontol Revy 1974；25：165-178.

112. Polson AM, Meitner SW, Zander HA. Trauma and progression of marginal periodontitis in squirrel monkeys. IV Reversibility of bone loss due to trauma alone and trauma superimposed upon periodontitis. J Periodontal Res 1976；11：290-298.

113. Polson AM, Meitner SW, Zander HA. Trauma and progression of marginal periodontitis in squirrel monkeys. III Adaption of interproximal alveolar bone to repetitive injury. J Periodontal Res 1976；11：279-289.

114. Prichard,JF. Prepubertal periodontitis affecting the deciduous and permanent dentition in a patient with cyclic neutropenia. A case report and discussion. J Periodontol 1984；55：114-122.

115. 山本浩正．イラストで語るペリオのためのバイオロジー．東京：クインテッセンス出版，2002．

CHAPTER 5
ペリオドンタルメディシン
——口腔と全身の相互作用

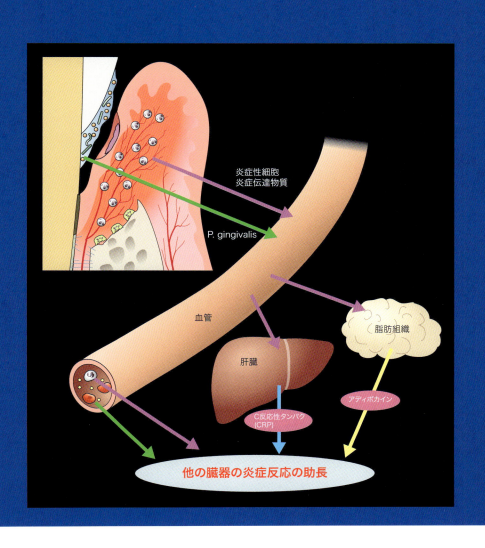

はじめに

 口の健康が全身の健康とかかわっていることが指摘されて久しい．歯周病と，妊娠出産・心臓血管疾患・糖尿病などの関連が急速に研究されている．

 ペリオドンタルメディシン（periodontal medicine）とは，「全身の健康状態が歯周病の進行や口腔の健康に影響を及ぼすだけでなく，逆に口腔の健康状態が全身に影響を及ぼすこともあることから，口腔と全身の双方向からその関連性を追求しようという新しい歯科の学問分野」であり，1996年の歯周治療世界研修会（World Workshop in Periodontics）でノースキャロライナ大学（the University of North Carolina）のOffenbacher氏によって提唱された[1]．

 大病院では手術予定患者の口腔衛生改善がプロトコル化されていることからも，その重要性をうかがい知ることができるだろう．したがって，われわれ歯科医療従事者には，口腔と全身のかかわりについてより高い見識と介入が求められつつある．

 この **CHAPTER** では，periodontal medicineの現状をまとめながら，口腔と全身の相互作用について考えていきたい．

Periodontal medicine 誕生の背景

 1996年10月9日付のNew York Timesに「Gum disease in pregnancy linked to premature low-weight babies」（妊娠中の歯周病が低体重児早産に関連する）という衝撃的な記事が掲載された．この記事は，その前日に発刊されたThe Journal of Periodontologyに掲載された「Periodontal infection as a possible risk factor for preterm low birth weight」[1]という論文の内容を要約したもので，「妊婦における歯周組織の感染によって，低体重児早産リスクが7倍以上も高まる」というものであった．原因不明の低体重児早産の多くが歯周病によるものであると推量され，当時の米国における低体重児早産25万人のうちの18%，実に4万5千人が歯周組織感染による可能性があるとの概算も出た．この記事は，妊婦に歯周治療や歯周検診の重要性を訴えるよい機会（宣伝）となったことが容易に想像がつく．

 また，同じThe Journal of Periodontologyには「periodontal disease and cardiovascular disease」（歯周病と心臓血管疾患）[2]という論文も掲載され，「歯周病と全身疾患」という構図が，歯科だけでなく医科でもスポットライトを浴びることとなった．以後，歯周病と全身の関係を明らかにしていこうという機運は高まり，現在までにその関連が示唆されているものには，低体重児早産，さまざまな妊娠合併症，心血管疾患，II型糖尿病，肺炎などがある[3]．

 periodontal medicineは，「口腔内の細菌や炎症が，他の臓器に影響を及ぼす」といい換えることができる．もっと広い意味で表現すると「ある臓器の細菌や炎症が，離れた臓器に影響を及ぼす」ということができる．これは実は昔から存在する既成の概念「病巣感染」（focal infection）という考え方に当てはまり，periodontal medicineはこのfocal infectionをより発展させた理論といえるかもしれない．

 以下では，その歴史的に重要なfocal infection theoryに焦点を当てたいと思う．

病巣感染論（focal infection theory）の登場

 口腔内と全身が相互に関係しているという概念は実は今に始まったことではない．もっとも古いものでは紀元前2100年頃の古代エジプト王家の医学古文書に，「女性の生殖系の減衰と歯の悪さの関係性」が言及されており，エジプト医学には「抜歯は個人の全身状態を良くする一助となる」といった考えがあった．紀元前7世紀には，チグリス川沿岸の古代アッシリアの都市ニネベ（現在のイラク北部）の壁画に「王家の子どもが歯の萌出によって発熱した」との記載がある．また，紀元前400年頃の古代ギリシャ医学者Hippocratesは「抜歯によってリウマチが治る可能性がある」と提案していた[4]．

 近代では，18世紀終わり頃から口腔と全身のかかわりについて多くのことが示唆されていた．それまで人類の病気というものは悪い血や空気，はたまた悪霊によるものと信じられていた[5]．1876年ドイツ人医師Robert Kochの発表した「germ theory of disease causation」により，病気の原因が細菌によるものであることが認識され，瞬

く間に世界の医学研究の中心は細菌学となった．

　Kochの発表に魅了された米国人歯科医師W.D. Millerは，1879年にペンシルバニア大学(the University of Pennsylvania)を卒業するやいなやドイツへ渡り，感染症研究所でKochに師事することとなる[5]．Millerは1880年に「The microorganisms of the human mouth: The local and general diseases which are caused by them」[6]，1891年に「The human mouth as a focus of infection」[7]を発表し，世界で初めて口腔内に存在する感染と全身の疾患に関連があることを示唆した[8]．このように，局所的な病巣における細菌やその代謝物が，血流やリンパ液を介して全身に影響を与える，という考え方を「focal infection theory」(病巣感染論)とよび，Millerはこのfocal infectionという言葉を初めて用いた[9]．

　また，Millerの研究に強く関心をもったイギリス人内科医William Hunterは，多くの疾患の原因が口腔内にあるとし，1911年には「oral sepsis(口腔腐敗症)の全身への影響」を発表し[10]，Millerの考えを大いに支持した．

　一方その頃，シカゴではFrank BillingsとEdward Rosenowもまたfocal infection theoryを実証すべく日夜研究に明け暮れていた．Billingsはfocal infection theoryを体系的にまとめあげた．また彼は，世界で初めて「化膿性関節炎の患者から培養した細菌をウサギに注射して同じ関節炎を起こさせた」として有名である[9]．1912年までに，結核やコレラなど，原因となる細菌が特定された疾患がある一方で，目の病気や関節炎，鼻炎，筋肉痛，腎炎，骨髄炎，心内膜炎，脳膿瘍，肺炎，喘息，貧血，消化不良，胃炎，膵炎，大腸炎，糖尿病，神経疾患など多くがfocal infectionによるものと考えられ，その原因となっている病巣として歯や扁桃，副鼻腔などが挙げられていた[5]．

　では，focal infectionに対する治療はどうだっただろうか？　focal infection theoryを信じていたCharles MayoやRussell Cecilなどのすぐれた内科医らは，外科的に治すことを提唱していた．つまり扁桃やアデノイドの切除術，副鼻腔治療，抜歯が盛んに行われることになる．1912年から1940年までは，その説明の簡単さゆえに原因がわかっていない多くの疾患に対してfocal infectionが当てはめられ，抜歯などの外科処置が適応となった．この時代はのちに，Grossmanによって「orgy of extractions」(抜歯の乱用)と批判されることとなる[9]．

focal infection theoryの衰退

　focal infection theoryは時代とともに衰えていった．外科的治療によってfocal infectionを治そうと試みていたCecilの発表がその発端となった．Cecilは同僚のMurray Angevineとともに，「リウマチ性関節炎患者200人のうち46%は扁桃切除，26%は抜歯されたが，なんの効果もなかった」と報告し[11]，今一度その理論を評価しなおす必要がある，とした．まもなく，関節炎の原因としてfocal infectionの概念は勢いを失っていった．

　さらにこの論争に終止符を打ったのは，1940年のHobart ReimanとPaul Havensによるクリティカルレビューだった[12]．一世を風靡したfocal infectionの時代はこれにより終わりを迎え，その概念や治療法は衰退していった．それ以後，歯科医学では口腔と全身を関連づけるということから完全に遠ざかるようになり，1940～1989年の実に約50年間，歯科治療による菌血症や心内膜炎などの関連も注目されることはなかった[5]．

口腔疾患と全身の関連の見直し

　1989年Kimmo Mattilaらは，急性心筋梗塞を経験した患者のケースコントロールスタディを行い，「口腔衛生状態の悪さと急性心筋梗塞の間には非常に有意な相関がある」と報告した[13]．そしてその後1993年にDeStefano[14]，1996年にOffenbacher[1,2]，Beck[2]らの研究が発表されるに至った．すなわち，口腔の問題(歯周炎)が全身疾患の進行に影響を及ぼすfocal infection theoryという概念が時を超えて再評価されることになり，periodontal medicineという新しい歯科医学の分野の誕生につながった(**Fig 1**)．

歯周病が全身疾患に影響を及ぼすメカニズム

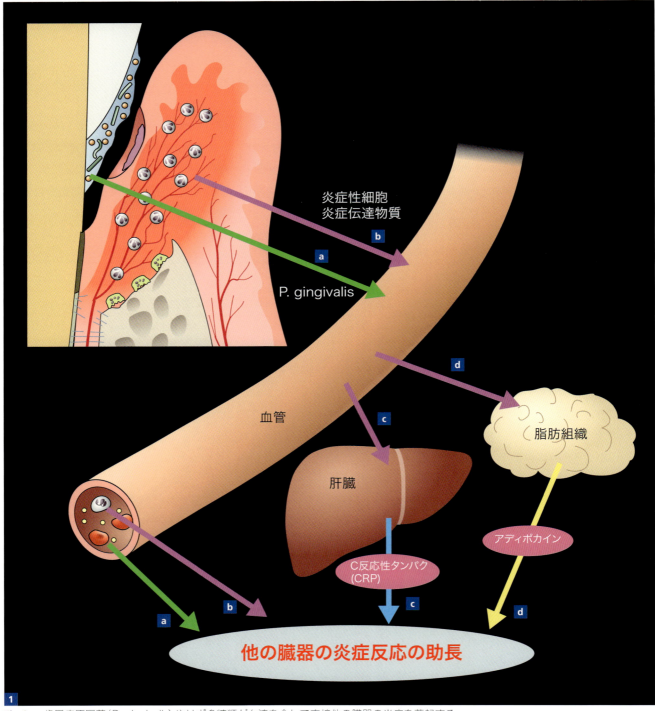

Fig 1a 歯周病原因菌（*P. gingivalis*）やリポ多糖類が血流を介して直接他の臓器の炎症を惹起する．
Fig 1b 炎症性細胞（マクロファージなど）や炎症伝達物質（IL-1，TNF-α，PGE$_2$など）が血流を介して，他の臓器の炎症反応を助長する．
Fig 1c 炎症伝達物質が増加すると，肝臓からC反応性タンパク（CRP）が放出され，CRPが組織の炎症反応を助長する．
Fig 1d 炎症伝達物質が脂肪組織を刺激すると，アディポカイン（TNF-αなど）が放出され，組織の炎症反応が助長される．

periodontal medicine の機序
——歯周病と全身疾患との相互作用

　なぜ全身の問題が歯周病を悪化させるのか？　逆になぜ歯周炎が全身疾患を助長するのであろうか？　つぎの項以降では，periodontal medicine のなかで取り上げられている代表的な全身疾患のいくつかについて考察を行う．

低体重児早産
(preterm low birth weight)

歯周病との関連の発見

　低体重児早産 (preterm low birth weight : PLBW) とは，「妊娠37週未満での出産で体重が2,500g 以下のこと」を指す．低体重児早産は新生児死亡のリスクを10倍以上高めるといった研究もある[15]．2010年の統計では，世界の新生児の11.1％が低体重児早産として生まれ，日本では約5％である[16]．低体重児早産のリスクファクターとして示唆されているものは，35歳以上もしくは17歳未満の母体の年齢，アフリカ系米国人，社会経済的身分の低さ，不十分な出生前ケア，薬物乱用，アルコールやタバコ，高血圧，尿生殖路感染，糖尿病，多胎妊娠などさまざまである[1]．

　世界で初めて低体重児早産と感染の関連が報告されたのは1960年代からで，母体の尿生殖路感染が早産 (preterm labor : PTL) や低体重児 (low birth weight : LBW) の危険性を増すとされた[17,18]．しだいにグラム陰性菌である bacteroides が注目されるようになり，早期の破水や絨毛羊膜炎の原因としてグラム陰性菌が挙げられた[19～21]．これらの感染がどのようにして低体重児早産に影響するのか，分子生物学的に明らかにしようとしたのが Gibbs らであった．彼らは生化学的経路として，尿生殖路におけるグラム陰性菌感染による羊水内の PGE_2 や $TNF-\alpha$ といったサイトカインのレベル上昇に着目し，これが早産を引き起こすのではないかと指摘した[22]．こうしてグラム陰性菌の菌体外毒素であるリポ多糖類 (lipopolysaccharide: LPS) が原因として有力視されたなか，尿生殖路感染がないのにもかかわらず，低体重児早産患者で PGE_2 や $TNF-\alpha$ の上昇が観察されたことを受け，そこには"未知の感染源"があることが示唆されるようになった[23,24]．

　そこで，口腔内に着目したのが Offenbacher らであった．先行研究として，porphyromonas gingivalis 感染によりハムスター胎児の体重が25％減少すること，歯周病によりハムスター胎児の成長が遅れることを発表し[25,26]，1996年の論文でヒトにおける periodontal disease と低体重児早産が関係することを発表した[1,27]．

メカニズム
①歯周病→妊娠への影響

　歯周病がどのように妊娠に影響を及ぼすかについてのメカニズムは完全に解明されたわけではないが，以下のように考えられている．

　妊娠・出産は，女性の人生におけるもっともドラマティックな出来事である．体内に血液型も HLA 抗原も異なるまったく別の生命体が宿ることになる．したがって，宿主の免疫応答を調節して，赤ちゃんという foreign body (異物) を排除しないような仕組みが作動すると考えられる．このとき，プロゲステロン (黄体ホルモン) や PGE_2 といった生理的活性物質が重要な役割を果たすと考えられている[28]．これにより免疫系は抑制され，胎児は成長の過程を歩む．

　しかし，妊娠中に生体の一部において重度の炎症が存在すると，母体／胎児のインターフェース (つまり胎盤) における免疫の恒常性が壊れ，胎児は免疫抑制の恩恵を受けられなくなる．要するに，胎児は母体にとって異物と認識されてしまって排除されてしまう．たとえば，歯周病における局所免疫応答により生産されたサイトカイン ($TNF-\alpha$，$IL-1\beta$ など) が血液を介して子宮に運ばれ，免疫機能が変化し，結果として流産の危険性が増すことになる[29]．進行した歯周炎では細菌や細菌毒素 (LPS) が直接血管に入り，胎盤に運ばれる可能性がある (**Fig 2**)．血中のサイトカインの増加や細菌毒素の増加は，胎盤のマクロファージの活性を促し，一酸化窒素や $TNF-\alpha$ を有害なレベルまで分泌し，着床した胚に対する母体の拒否反応を起こしてしまう．これはサイトカイン性の血管自然切断とよばれ，凝固機構の活性化に関与し，母体から着床胚への血液供給に影響するような血管炎を引き起こす[30]．さらに，炎症による PGE_2 産生増は，再発性の流産や他の妊娠合併症に関連しているといわれる[31]．

歯周病と低体重児早産の関連

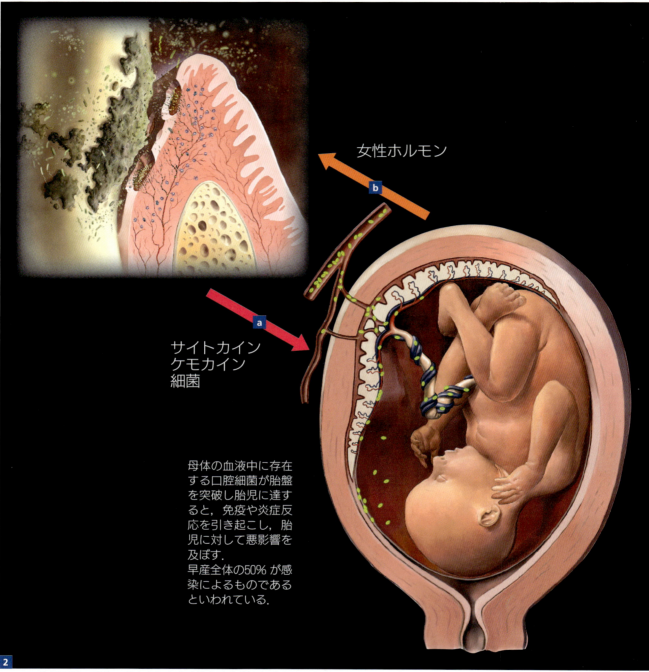

母体の血液中に存在する口腔細菌が胎盤を突破し胎児に達すると，免疫や炎症反応を引き起こし，胎児に対して悪影響を及ぼす．早産全体の50％が感染によるものであるといわれている．

Fig 2a 歯周組織で産生・放出された炎症性伝達物質や細菌および細菌の内毒素（リポ多糖）が，血流を介して胎盤に運ばれ，胎盤のマクロファージの活性を促し，一酸化窒素やTNF-αを有害なレベルまで分泌し，着床した胚に対する母体の拒否反応を起こしてしまう可能性がある．
Fig 2b 女性ホルモン増加は，血管の透過性を高め，歯肉の炎症を増大させる．プロゲステロンやエストラジオールを栄養源として，歯周病原因菌（Prevotella intermedia, P. gingivalis など）が増殖する． ＊Scientific American「Oral and whole body health」(2007)より転載．P&G社の厚意による．

こうして胎児を許容するはずの免疫機構の破綻が，早産や胎児の発達阻害の原因と考えられている．最近の研究では，口腔内と胎盤の細菌叢が非常に似ており，尿生殖路のものとは似ていないと報告されている[32]．この分野における periodontal medicine の研究のさらなる発展が待たれる．

②妊娠→歯周病への影響

逆方向の関連性として，妊娠が歯周組織に及ぼす影響のメカニズムも考察されている．

妊娠中の生理学的変化は炎症反応を変化させ，歯肉の炎症を増大させる．妊娠性歯肉炎は妊婦の36%〜100%がかかるといわれ，プラークの目立った蓄積なしにBOPやプロービング値は妊娠中に増える．この背景にあるメカニズムには，血管透過性の亢進や免疫機構の抑制，歯肉縁上・縁下の細菌叢の変化などが関連している（**Fig 2**）[33]．

歯周病菌の中には，妊娠中に増加するプロゲステロンやエストラジオールを栄養源として増殖する細菌（*Prevotella intermedia* や *P. gingivalis*）がいる[34]．妊娠初期から中期における唾液中のプロゲステロン濃度の上昇が *P. gingivalis* の増殖とかかわっているようである[33]．

研究の進歩とともに，妊娠の影響を受ける口腔内細菌の同定が進んでいる．妊娠中のBOP増加といった臨床症状の悪化には，成熟バイオフィルム中のFusobacteriumやPrevotella，*Streptococcus anginosus*，*Streptococcus intermedius* など嫌気性菌の増加がかかわっている[35]．他の研究では，妊娠中に *A. actinomycetemcomitans* や *Parvimonas micra* の割合が増えることが報告されている[33]．また正常期間で出産をした母親に比べ，低体重児早産で出産した母親では22週以降 red complex や *A. actinomycetemcomitans* を含む菌の増加がみられたと報告されている[36]．

ここでの結論は，「妊娠による免疫やホルモンレベルの変化により細菌叢の変化が起き，そして細菌叢の変化が口腔や腸といった粘膜表面の炎症反応を増大させている」ということができる[37]．

歯周治療は低体重児早産に効果があるか

歯周病とさまざまな妊娠合併症の関連が示唆されているなか，歯周治療がこれらに対してどれほど効果があるかどうかは議論の的であり，歯周治療による介入研究が試みられてきた．

歯肉炎はあるが歯周組織の破壊は限局的である妊婦に対して，非外科機械的治療（SRP）をした研究では，BOPやプロービング値などの臨床パラメータに改善がみられ，歯肉溝滲出液中の炎症マーカーは減少した．しかし，早産や低体重児といった結果に有意な差はみられなかった[38〜40]．例外として，チリで行われた研究は，歯肉炎のある妊婦に治療を行うと，早産や低体重児の減少がみられたと報告している[41]．

一方，重度歯周炎に罹患した女性に対して歯周治療を行った場合は，早産の有病率が減ったという報告がある[41〜44]．さらにその一方で，なんの効果もなかったとする研究もある[45〜48]．また，メタ分析を用いたいくつかのシステマティックレビューでも，歯周治療は低体重児早産のリスクを減らす効果はないと結論づけている論文[49〜51]と，SRPによって早産のリスクが有意に減ったとしたレビュー[52]がある．

このように低体重児早産に対する歯周治療の効果に関して，相反するさまざまなデータが登場する背景には研究間での「違い」がある．歯周炎の診断基準，コントロール群の設定，治療時期，治療法，喫煙，年齢，民族など実に多くのものが統一されてなく，現時点で歯周治療の効果を評価するには非常に困難な状態にあるといえよう．

Offenbacher の発表により火が点き，現在までに歯周病と低体重児早産に関するさまざまな論文が報告されてきた．多くのものはその関連性があると示唆しており，最近のレビューを見てみると，「歯周病は低体重児早産のリスクファクターとして考えられる．ただ，歯周病の検出条件が研究によって違うため，統一した歯周検査法や歯周病の進行程度を示す判断基準が必要である」というのが現段階の結論であろう．

心血管疾患
（cardiovascular disease）

　心血管疾患（cardiovascular disease：CVD）にはさまざまあり，心筋梗塞，狭心症，脳梗塞などが当てはまる．その多くにおいて atherosclerotic vascular disease（アテローム硬化性血管疾患）が基礎病変として考えられている．つまり動脈硬化（大動脈および中動脈の内膜での脂肪沈着，線維化，および石灰化）により末梢血管で血栓や塞栓が発生し，組織の虚血や梗塞が起きる病態を前提としている（**Fig 3**）．

歯周病と心血管疾患の関連

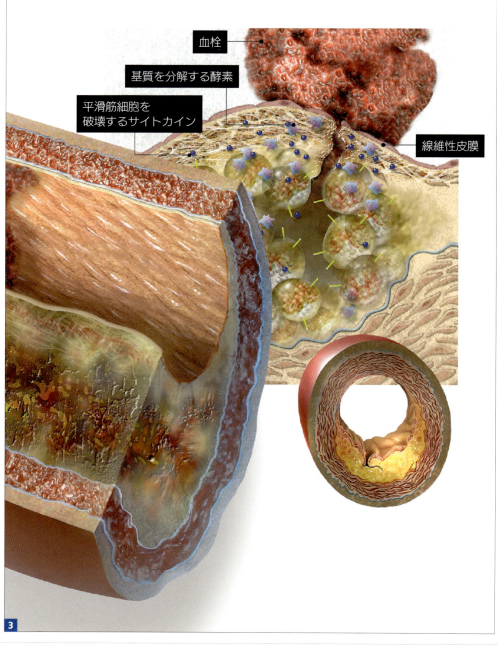

Fig 3 アテローム性動脈硬化を発症した動脈断面図．動脈硬化が進行すると動脈壁は脆弱になり，一部で破綻が起こる．この部位では止血機構により血液凝固が起こる．大きな凝固塊は血流に乗り，末梢血管で血栓となり，心筋梗塞などを引き起こす．
＊Scientific American「Oral and whole body health」(2007) より転載．P&G 社の厚意による

歯周病との関連の発見

　atherosclerosis（アテローム性動脈硬化）の病態の一部に細菌感染がかかわっていることが示唆されたのは19世紀後半のことであり，それ以来，現在に至るまでその考えに変化はない．では，口腔との関連が認識され始めたのはいつだろうか．1989年 Mattila らの疫学研究で，「健康な人に比べて心筋梗塞を最近経験した人では，う蝕や歯周炎，根尖病変，歯冠周囲炎（これらすべて口腔感染の代用マーカーである）を高い確率で発病している」という報告がなされたのが発端であろう[13]．また同年には Syrjanen らによって「最近脳卒中を経験した人は，していない人に比べて，口腔衛生状態が悪い」という報告もなされた[53]．

　ただ，これら論文の著者は，口腔衛生と心血管疾患を単純に結びつけているわけではない．老齢，遺伝，男性，喫煙，糖尿病，社会経済的地位の低さといった他のリスクファクターについても言及されており，歯周病と心血管疾患の関係にそれら交絡因子が関与することを考察している．1990年代からの研究では，これら交絡因子を排除し，純粋に歯周病と心血管疾患の相関を調べることに的が絞られてきた．さまざまな大規模疫学研究が行われ，相関が強いとするものから，まったくないとするものまであるが[2, 14, 54〜64]，2006年時点の American Dental Association（ADA）の見解では，歯周病と心血管疾患の間には中程度の相関があるにとどまった[65]．

　2000年代から研究の対象は，疫学から全身の抗体などに着目していくこととなる．Pussinen らや Beck らは，歯周病菌に対する抗体値の上昇が心血管疾患の有病率に関連していることを示唆した[66〜71]．Desvarieux らは大規模なサンプルに対して，red complex を含む歯周病の定量解析を行い，アテローム性動脈硬化の患者には歯周病菌が高いレベルで存在することを明らかにした[72]．歯周治療によって全身の炎症状態や潜在性の心血管疾患に改善がみられたとする報告もあるが，ランダム化されてなくサンプルが小さいなどの点で限界がある[73〜75]．

　2015年，日本での大規模コホート調査の結果が論文として発表された．「Tooth loss and atherosclerosis: the Nagahama Study」[76]という名前からも伺えるが，滋賀県長浜市で2007〜2010年に行われた「ながはま０次予防コホート事業」の結果の一部である．過去に例をみない約１万人を対象とした大規模疫学調査で，「失った歯の数と動脈硬化度には有意な相関がある」との結論がでた．なお，矯正治療や外傷のために抜歯された歯は除外されている．「歯の喪失＝歯周病」と結びつけるにはやや拙速であるが，少なからず口腔衛生状態が動脈硬化に関連しているのではないかという可能性が高まった．

メカニズム

　アテローム性動脈硬化は，小腸で分解・吸収された低分子リポタンパク（low density lipoprotein：以下，LDL）が酸化 LDL として，大動脈あるいは中動脈の血管内膜に沈着・堆積することからはじまる（Fig 4）．酸化 LDL は血管内皮細胞を刺激して細胞接着分子を発現させ血液中の単球（マクロファージ）を内膜内へと誘導する．また同時に内皮細胞はサイトカインやケモカインを産生・放出し，マクロファージを活性化する．マクロファージはリポタンパクを貪食しながら泡沫細胞（foam cell）に変化し，やがて石灰化する（Fig 4）．このメカニズムが継続することにより，内膜内には石灰化物がどんどん沈着することになり，同時に血管壁は線維化して肥厚し，弾力を失うことになる．最終的には，内膜が破れ，血栓が放出され，末梢で塞栓を起こしたり，動脈そのものが破裂する事態に至る．血中の LDL 濃度が高いことのみならず，高血糖，血液内の炎症因子の増加，菌血症などがマクロファージを活性化（暴徒化）し，炎症を助長する要因としてあげられる[77]．

　歯周炎がアテローム性動脈硬化を助長するメカニズムとしては，「歯周組織で産生された炎症性伝達物質が血中を回り，アテローム形成を助長する」ことや「歯周病細菌が血中を回り，局所での炎症を起こし，アテローム形成を助長する」ことなどが挙げられる．歯周ポケットでの炎症反応の結果として産生されたサイトカイン（TNF-α，IL-1βなど）やケモカイン（IL-8, MCP-1など）が血中に回り，局所でマクロファージを活性化させることや，血液中に侵入した細菌や菌体外毒素により内皮細胞が傷つけられ，これにより細胞接着分子が発現し，動脈硬化の進行が助長されることになる[77]．さらに，歯周ポケットから結合組織・内皮細胞・血流に侵入した病原体は，血小板凝集そしてコラーゲン変性を起こして，血栓形成を起こす可能性がある[78]．心血管疾患患者のアテローム性プラークから P.g 菌や A.a 菌が検出されていることも関連性を強

ペリオドントロジー&ペリオドンティクス　上巻

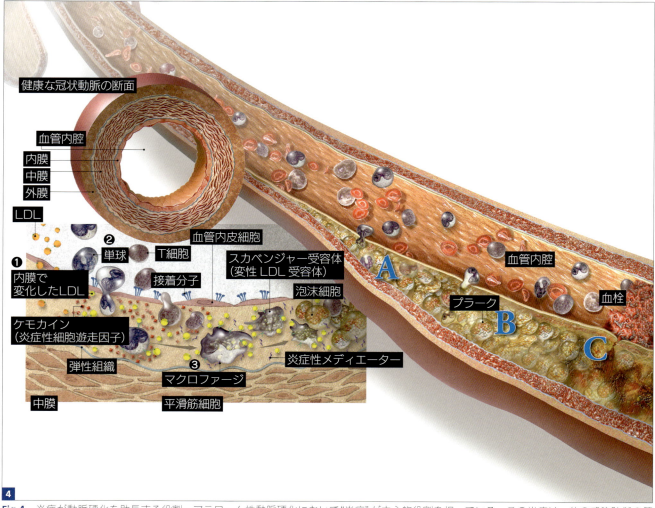

Fig 4　炎症が動脈硬化を助長する役割．アテローム性動脈硬化において"炎症"が中心的役割を担っている．この炎症は，体の感染防御の第一線である白血球が組織内に浸潤し，活性化されることで起こる．この図は冠状動脈で成長する動脈硬化プラークを描いたものである．拡大図は炎症の過程を示したもので，これら過程は高LDL (low density lipoprotein：低分子リポタンパク) 血症によって惹起される．＊Scientific American「Oral and whole body health」(2007) より転載．P&G社の厚意による

【A 動脈硬化プラークの誕生】

❶過剰なLDLは動脈壁に蓄積し，化学変化を起こす．この変性したLDLは血管内皮細胞を刺激して接着分子を発現させることで，循環している単球（炎症の主役）やT細胞（免疫細胞）を血管壁へとひきつけてしまう．内皮細胞はまたケモカイン（炎症性細胞遊走因子）を分泌し，捉えた細胞を内膜内へとおびき寄せる．

❷単球は内膜内でマクロファージへと成熟し，T細胞とともに炎症性メディエーターを産生する．これには免疫細胞間のシグナルを伝達するサイトカインや，細胞分裂を促進する因子が含まれる．

❸マクロファージはスカベンジャー受容体（変性LDL受容体）を発現し，変性したLDLを貪食しやすくする．マクロファージは食べることで，脂肪質で泡のような小滴で満たされる．これら「泡沫細胞」とよばれるものはT細胞と結合し，脂肪層を構成し，ひいては初期の動脈硬化プラークへとつながる．

【B プラークの成長】

❹炎症性分子が引き金となり，さらなるプラークの成長が起こる．この分子により平滑筋細胞は内膜表面へと誘導され，頑丈な線維性基質を産生し，細胞同士をくっつける．そして脂肪を核として線維性皮膜が形成されていく．その皮膜はさらにプラークを巨大化させ，血液からプラークを隔離する．

【C 血栓の形成】

Fig 3を参照．

めている[3].

こうしてみると，歯周病と心血管疾患の進行には関連性が高いようにみえるが，年齢，喫煙，糖尿病といった交絡因子の影響も大きいことを忘れてはならない．

American Heart Association の見解

2012年4月18日 American Heart Association（米国心臓協会）が歯周病と心血管疾患の関連性に関してコンセンサスを出した[79]．過去のさまざまな報告を精査してその有効性を調査した結果，「歯周病とアテローム性血管疾患の間に独立した相関がみられるとされる研究が今まで発表されているが，それを支持するような明確なエビデンスはない」というものであった．ADA もこの論文に反論する気はなく賛成している点は興味深い．

この論文の第一著者である Peter B. Lockhart は，Medscape の取材に対してこう答えている．「この分野の膨大な数の文献を精読した結果，われわれはなんの科学的根拠も得ることができなかった．まだ歯周病と心血管疾患の間に関連がないと証明したわけではないが，あったとしても関連は小さいものであろう．口腔衛生は依然として重要なものではあるが，患者は心血管疾患を予防するために歯周病に気をとられるのではなく，高血圧や肥満，高コレステロール血症など周知の原因に焦点を当てるべきだ」．さらに論文では，「この関連を示唆するものの大部分は観察研究からきており，本当に心血管疾患の原因が歯周病であると証明するものではなく，また歯周治療によって予防できたり，リスクを軽減できるとも限らない．歯周病が心血管疾患に及ぼすメカニズムも生物学的に納得できるものではあるが，やはり多くのリスクファクターを共有していることが重要である」としている．

糖尿病（diabetes mellitus）

糖尿病はいまや世界規模の疾患で，WHO の発表によると2014年時点で18歳以上の実に9％が糖尿病を患っている．2012年では150万人が糖尿病を原因として死亡し，世界で3億5千万人ほどいる患者は2030年までに倍になる可能性があるとしている．わが国では2012年国民健康・栄養調査結果より950万人の糖尿病が強く疑われる患者がいることがわかっている．

糖尿病の特徴は血中グルコース（ブドウ糖）濃度の異常な上昇である．通常，食事により血糖値が上昇すると，細胞表面のインスリン受容体にインスリンが作用してグルコースを細胞内に取り込み血糖値を下げようとする（**Fig 9a**）．この機構が破綻すると，血中のグルコース濃度は高いままで，高血糖という状態になる．この高血糖症は，膵臓β細胞の機能障害によるインスリンの欠乏，もしくは肝臓や筋肉におけるインスリン抵抗（インスリンの量は十分でも，はたらきが悪い）が原因となって起こる．代謝異常は脂肪細胞の代謝変化に関連していることが多い．高血糖状態が長く続くと，目・心臓・血管・腎臓・神経などさまざまな臓器に影響を及ぼす[80]．

代表的な糖尿病分類には Type 1（1型糖尿病）と Type 2（2型糖尿病）があり，それぞれ病態が異なる．Type 1 はインスリン依存型ともよばれ，糖尿病全体の5～10％を占める．インスリンを分泌する膵臓β細胞が自己抗体によって破壊され，その速度は個人によってさまざまである．思春期までに発病することが多く，インスリンの絶対的欠乏状態に陥っているため，インスリン注射が必要である．

そして糖尿病の大部分を占めるのが Type 2 である．Type 2 は非インスリン依存型ともよばれ，成人以降に発症することが多い．特徴はインスリン作用に対する抵抗性と相対的なインスリン不足である．ここでいう相対的とは，インスリンに対する抵抗性が増大（インスリンのはたらきが悪くなる）してしまい，血糖値を維持するには健康な人より多量のインスリンが必要であるが，それを補償するだけのインスリン量を分泌できていないということである．年齢・肥満・運動不足などがリスクファクターとして挙げられ，無症状に進行することが多い[80]．

歯周病と糖尿病の関連

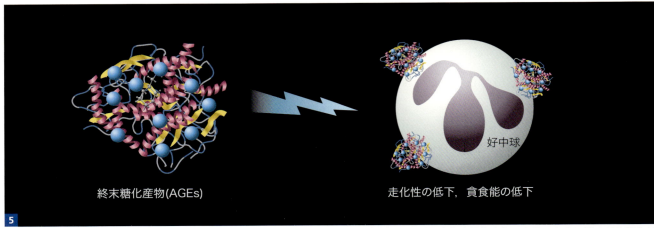

Fig 5　糖尿病における好中球の機能低下．高血糖が続くと，糖とタンパク質が結合し，AGEs（終末糖化産物：身体の老化に関する物質）が生じる．AGEsは好中球に付着することから，その正常な機能（走化性や貪食能）を阻害する．

メカニズム

　糖尿病と歯周炎の関連については，過去50年以上にわたって数百を超える論文が提出され，歯周病と2型糖尿病のtwo-way relationship（双方向性）が解明されてきた．糖尿病は代謝疾患であり，このメカニズムは肥満ともかかわってくる．

①糖尿病→歯周炎への影響

　2型糖尿病の患者ではインスリン抵抗性のために細胞内へのグルコースの取り込みができなく，高血糖状態が続く．すると，組織において糖とタンパク質が結合し，AGEs（終末糖化産物：身体の老化に関する物質）の高い沈着が生じる．AGEsは好中球に付着することから，その正常な機能（走化性や貪食能）を阻害する（Fig 5）．これにより，自然免疫機能は低下し，歯周炎は進行することになる（CHAPTER 4参照）．またAGEsはマクロファージによって貪食され，その際に産生されるIL-1などの炎症性サイトカインによって局所の炎症を増大させる．一方，AGEsは細胞表面にあるRAGEsというレセプターにはたらきかけ，マクロファージを破壊的なphenotype（表現型）へと変化させてしまう（Fig 6）．この結果，炎症誘発性サイトカインの産生を制御できなくなり，歯周組織における血管透過性亢進，コラーゲン線維の断裂，結合組織や骨の破壊が

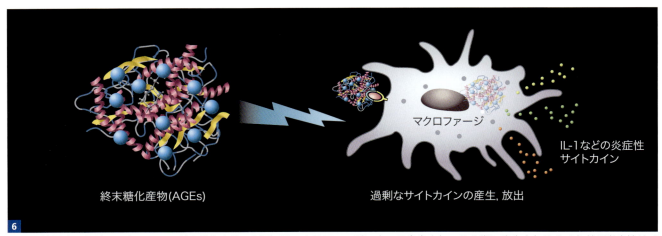

Fig 6　糖尿病におけるマクロファージの機能亢進．AGEsはマクロファージによって貪食され，その際に産生されるIL-1などの炎症性サイトカインによって局所の炎症を増大させる．一方，AGEsはマクロファージ表面にあるRAGEsレセプターにはたらきかけ，マクロファージを破壊的なphenotype（表現型）へと変化させてしまう．

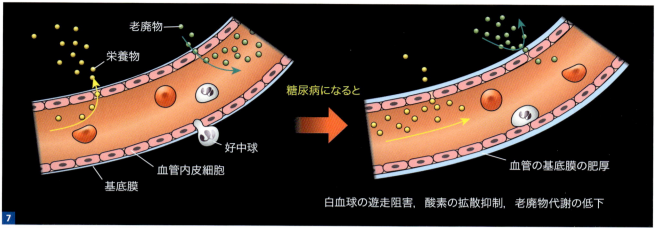

Fig 7 糖尿病における血管基底膜の変化．AGEsにより血管の基底膜が変化（肥厚）すると，組織への酸素や栄養の供給，逆に組織で産出された老廃物の排出が障害される．また，自然免疫である好中球の血管外への遊出（走化性）も障害を受けることになる．＊山本浩正先生の厚意による

進行してしまう[77,81]．さらに，AGEsにより血管の基底膜が変化（肥厚）すると，組織への酸素や栄養の供給，逆に組織で産出された老廃物の排出が障害される[82,83]（Fig 7）．また，一次免疫である好中球の血管外への遊出（走化性）も障害を受けることになる．インスリン不足，インスリン抵抗性の増大，AGEsの増加はコラーゲン代謝にも悪い影響を与え，コラーゲンのリモデリングが低下することで歯根膜の修復が起こりにくくなると考えられる[84,85]（Fig 8）．

②歯周炎→糖尿病への影響

歯周炎が糖尿病を悪化させるメカニズムとして以下の経路が考察されている．歯周炎に罹患した患者では，主にred complexら病原菌やその代謝産物が基底膜へ侵入することにより，LPSなどの内毒素が血漿に入ることになり，内毒素血症や全身的な慢性炎症状態へとつながる可能性がある．この過剰な炎症状態はIL-1βやIL-6，TNF-α，PGE_2，IL-8，IL-12，IL-18などの重要な免疫分子の発現や機能に影響を及ぼすかもしれない[86]．

さらに血液中の免疫分子の増大は肝臓でのC反応性タンパク（CRP）の産生増につながり[77]，これらすべての炎症反応が最終的には脂肪細胞・肝細胞・内皮細胞・筋細胞

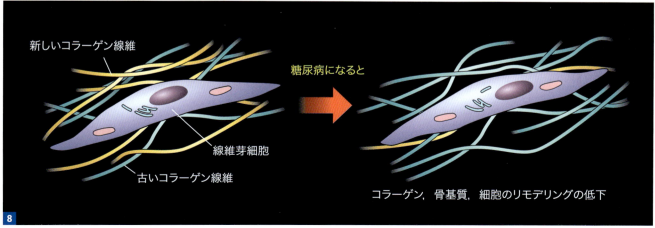

Fig 8 糖尿病におけるコラーゲン代謝の低下．インスリン不足，インスリン抵抗性の増大，AGEsの増加は，線維芽細胞にも悪い影響を与え，コラーゲンのリモデリングが低下することで，歯根膜や歯肉結合組織の修復が起こりにくくなる．

におけるインスリン抵抗性を高め，血中のブドウ糖をグリコーゲンとして組織に蓄積することを困難にする[87～90]（Fig 9）．ひいては血糖値は改善しないことになる[3]．

歯周治療によって糖尿病は改善するのか

糖尿病の治療のゴールは血糖値を下げることである．したがって，歯周組織の炎症を改善することにより，血中へ放出される炎症因子が軽減し，ひいてはインスリン抵抗性が改善し，血糖値が下がることにつながると考察されている．つまり，歯周治療によって血糖値の改善が見込まれるのは基本的に2型糖尿病患者ということになる．

実際，歯周治療が糖尿病の改善につながるかどうかを調べた2010年のコクランレビューや2013年のシステマティックレビューでは，2型糖尿病患者において歯周治療によってHbA1c（現時点より過去1～1.5か月の平均血糖値を反映する）に改善がみられたと報告されている[91,92]．しかし論文において，サンプルサイズの増加や治療法の統一など，研究のさらなる改善が必要であると言及されている．日本においてもHiroshima studyとよばれる大規模調査でHbA1cに改善がみられた[93]．しかし2013年に発表された500名を超えるRCTではHbA1cに改善はみられなかったとの結論であった[94]．今後の研究を注目したい．

他のperiodontal medicine

上記の疾患以外にも歯周病との関連が示唆されているものがある．それは肺炎や悪性腫瘍，腎臓病，肥満，アルツハイマー病など多岐にわたるが，実証するだけの十分な研究はまだそろっていない．以下では肺炎についてのみ簡単に考察する．

肺炎

肺炎は今や日本人死因の第3位となっている．寝たき

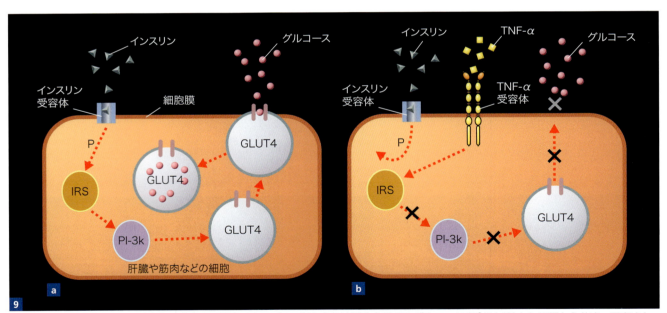

Fig 9 歯周病がインスリン抵抗性を増大する想定メカニズム．炭水化物は最終分解産物グルコース（ブドウ糖）として腸から体内へ吸収され，血糖値が上昇する．血液中のグルコースは，栄養源として肝臓や筋肉などの細胞内へ一時的に取り込まれ，血糖値は低下する．このときにインスリンが細胞膜上のインスリン受容体を刺激することが必要になる．刺激を受けた受容体は，細胞内の基質（IRS：インスリン受容体基質）をリン酸化することで，シグナルがより下流に伝達され，グルコース担体（GLUT）が細胞膜上に移動し，グルコースを細胞内へ取り込む（a）．しかし，歯周病が原因で増加した血中のサイトカイン（TNF-α）が細胞膜上の受容体に結合すると，インスリン受容体からの刺激が下流に伝達されなくなり，結果としてグルコースを取り込めなくなる（血糖値が下がらない）（b）．＊文献87～90より引用・改変

り患者，入院患者，老人，喫煙者では，口腔衛生状態が呼吸器疾患に与える可能性が大きいと示唆されている．口腔内で増殖した細菌は，中咽頭から気道下部へと誤嚥性または血行性に広がることにより，さらに肺炎やCOPDなどの呼吸器疾患へつながってしまう可能性がある[95]（Fig 10）．さらに歯周組織で炎症によってできたサイトカインや酵素が肺へと移動して，局所で炎症を引き起こすことも考えられる[96]．歯周病患者では口腔衛生状態が不良なため，肺の免疫機構を超える量の細菌を唾液とともに誤嚥することに加え，咳反射や唾液量の減少などが肺炎のリスクを高めている[3]．

東日本大震災により，家を追われた多くの老人が施設や病院で誤嚥性肺炎のために命を奪われたことは記憶に新しい．震災の前と後で被災地における肺炎の発生率は5.7倍も上がり，被災状況下での口腔ケアの大切さを再認識する結果となった[97]．また，1995年の阪神淡路大震災では震災関連死と認定された922人のうち，最多となる223人が肺炎を原因として亡くなった[98]．

おわりに

ペリオドンタルメディシンのタイトルのもと，口腔の健康と全身の健康の関連について論文考察を行った．上記考察した全身疾患は多くは慢性疾患であり，生活習慣・環境・遺伝などの要因が少なからず病気の発生や進行に関与している．したがって，歯を含む口腔の問題を単純に全身疾患と結びつけるにはやはり困難があり，さらなるエビデンスが必要であるといわざるを得ない．その一方で，日々来院する患者の口腔状態（残存歯数，衛生状態）と全身の健康状態を比較すると，感覚的かもしれないが関連がないとは思えない．たとえ口腔の健康が全身の健康に及ぼす影響の割合が小さくても，歯周病を始めとする炎症反応が体内に存在している状態は改善すべきであり，その手助けや治療を行うのは歯科医療従事者の責務である．われわれは，責任と誇りをもって一人ひとりの口腔衛生の向上にかかわりたいと思う．

歯周病と肺炎の関連

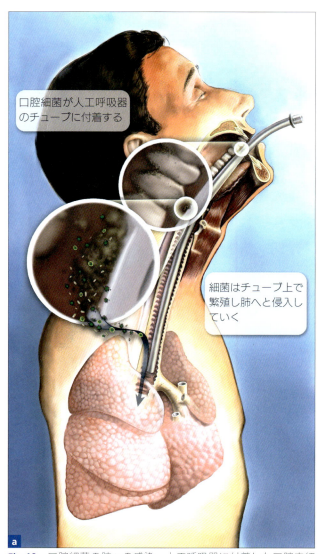

Fig 10 口腔細菌の肺への感染．人工呼吸器に付着した口腔内細菌がチューブ上で増殖し，肺へと侵入することで，肺の感染症を引き起こす．誤嚥性肺炎も同様な経路で肺炎を惹起する可能性がある．＊Scientific American「Oral and whole body health」(2007) より転載．P&G社の厚意による

参考文献

1. Offenbacher S, Katz V, Fertik G, Collins J, Boyd D, Maynor G, et al. Periodontal infection as a possible risk factor for preterm low birth weight. J Periodontol 1996；67(10 Suppl)：1103 - 1113.
2. Beck J, Garcia R, Heiss G, Vokonas PS, Offenbacher S. Periodontal disease and cardiovascular disease. J Periodontol 1996；67 (supplement 10)：1123 - 1137.
3. Nagpal R, Yamashiro Y, Izumi Y. The two-way association of periodontal infection with systemic disorders：An overview. Mediators of Inflammation, vol. 2015, Article ID 793898, 9 pages, 2015.
4. Patil S, Rao RS, Raj AT. Periodontal medicine：Past and present. J Dent Orofac Res 2015；11(1)：15 - 18.
5. Williams RC. Understanding and managing periodontal diseases：a notable past, a promising future. J Periodontol. 2008；79(8 Suppl)：1552 - 1559.
6. Miller WD. The Micro-Organisms of the human mouth：The Local and General Diseases Which Are Caused by Them. Philadelphia：SS White；1880：274 - 342.
7. Miller WD. The human mouth as a focus of infection. The dental cosmos 1891；33(9)：689 - 713.
8. Barnett ML. The oral-systemic disease connection. An update for the practicing dentist. J Am Dent Assoc 2006；137 Suppl：5S - 6S.
9. Pallasch TJ, Wahl MJ. Focal infection：New age or ancient history. Endodontic Topics 2003；4：32 - 45.
10. Hunter W. The role of sepsis and antisepsis in medicine. Lancet 1911：79 - 86.
11. Cecil RL, Angevine DM. Clinical and experimental observations on focal infection, with an analysis of 200 cases of rheumatoid arthritis. Ann Intern Med 1938：12：577 - 584.
12. Reiman HA, Havens WP. Focal infections and systemic disease：A critical appraisal. JAMA 1940：114：1 - 6.
13. Mattila KJ, Nieminen MS, Valtonen VV, et al. Association between dental health and acute myocardial infarction. BMJ 1989；298：779 - 781.
14. DeStefano F, Anda RF, Kahn HS, Williamson DF, Russell CM. Dental disease and risk of coronary heart disease and mortality. BMJ 1993；306：688 - 691.
15. Katz J, Lee AC, Kozuki N, Lawn JE, Cousens S, Blencowe H, et al. Mortality risk in preterm and small-for-gestational-age infants in low-income and middle-income countries：a pooled country analysis. Lancet 2013；382(9890)：417 - 425.
16. Blencowe H, Cousens S, Oestergaard MZ, Chou D, Moller AB, Narwal R, et al. National, regional, and worldwide estimates of preterm birth rates in the year 2010 with time trends since 1990 for selected countries：a systematic analysis and implications. Lancet. 2012；379(9832)：2162 - 2172.
17. Patrick MJ. Influence of maternal renal infection on the foetus and infant. Arch Dis Child 1967；42：208 - 213.
18. Moller M, Thomsen AC, Borch K, Dinesen K, Zdravkovic M. Rupture of fetal membranes and premature delivery associated with group streptococci in urine of pregnant women. Lancet 1984；II：69 - 70.
19. McDonald HM, O'Loughlin JA, Jolley P, Vigneswaran P, McDonald PJ. Vaginal infections and preterm labor. Br J Obstet Gynecol 1991；98：427 - 435.
20. Mueller - Heubach E, Rubenstein DN, Schwarz SS. Histological chorioamnionitis and preterm delivery in different patient populations. Obstet Gynecol 1990；75：622 - 626.
21. Hillier SL, Martius J, Krohn MJ, Kiviat N, Holmes KK, Eschenbach DA. A case-control study of chorioamnionic infection and chorioamnionitis in prematurity. Engl J Med 1988：319：972 - 978.
22. Gibbs RS, Romero R, Hillier SL, Eschenbach DA, Sweet RL. A review of premature birth and subclinical infections. Am J Obstet Gynecol 1992；166：1515 - 1528.
23. Romero R, Hobbins JC, Mitchell MD. Endotoxin stimulates Prostaglandin E, production by human amnion. Obstet Gynecol 1988；71：227 - 228.
24. Romero R, Mazor M, Wu YK, Avila C, Oyarzun E, Mitchell MD. Bacterial endotoxin and tumor necrosis factor stimulate Prostaglandin production by human decidua. Prostaglandins Leukot Essent Fatty Acids 1989；37：183 - 185.
25. Collins JG, Windley HW III, Arnold RR, Offenbacher S. Effects of a Porphyromonas gingivalis infection on inflammatory mediator response and pregnancy outcome in the hamster. Infect Immun 1994；62：4356 - 4361.
26. Collins JG, Kirtland BC, Arnold RR, Offenbacher S. Experimental Periodontitis retards hamster fetal growth. J Dent Res 1995：74.
27. Xiong X, Buekens P, Fraser WD, Beck J, Offenbacher S. Periodontal disease and adverse pregnancy outcomes：a systematic review. BJOG (2006) 113(2)：135 - 43.
28. Zi MYH, Longo PL, Bueno-Silva B, Mayer MPA. Mechanisms involved in the association between periodontitis and complications in pregnancy. Front. Public Health 2015；2：290.
29. Laird SM, Tuckerman EM, Cork BA, Linjawi S, Blakemore AI, Li TC. A review of immune cells and molecules in women with recurrent miscarriage. Hum Reprod Update 2003；9(2)：163 - 174.
30. Raghupathy R. Pregnancy：success and failure within the Th1/Th2/Th3 paradigm. Semin Immunol 2001；13(4)：219 - 227.
31. Zenclussen AC. Adaptive immune responses during pregnancy. Am J Reprod Immunol 2013；69(4)：291 - 303.
32. Aagaard K, Ma J, Antony KM, Ganu R, Petrosino J, Versalovic J. The placenta harbors a unique microbiome. Sci Transl Med (2014) 6 (237)：287ra65.
33. Carrillo-de-Albornoz A, Figuero E, Herrera D, Bascones-Martínez A. Gingival changes during pregnancy：II. Influence of hormonal variations on the sub - gingival biofilm. J Clin Periodontol 2010；37 (3)：230 - 240.
34. Kornman KS, Loesche WJ. Effects of estradiol and progesterone on Bacteroides melaninogenicus and Bacteroides gingivalis. Infect Immun 1982；35(1)：256 - 263.
35. Adriaens LM, Alessandri R, Spörri S, Lang NP, Persson GR. Does pregnancy have an impact on the subgingival microbiota. J Periodontol (2009) 80(1)：72 - 81.
36. Lin D, Moss K, Beck JD, Hefti A, Offenbacher S. Persistantly high levels of periodontal pathogens associated with preterm pregnancy outcome. J Periodontol 2007；78：833 - 841.
37. Koren O, Goodrich JK, Cullender TC, Spor A, Laitinen K, Bäckhed HK, et al. Host remodeling of the gut microbiome and metabolic changes during pregnancy. Cell 2012；150(3)：470 - 480.
38. Fiorini T, Susin C, da Rocha JM, Weidlich P, Vianna P, Moreira CH, et al. Effect of nonsurgical periodontal therapy on serum and gingival crevicular fluid cytokine levels during pregnancy and postpartum. J Periodontal Res 2013；48(1)：126 - 133.
39. Kaur M, Geisinger ML, Geurs NC, Griffin R, Vassilopoulos PJ, Vermeulen L, et al. Effect of intensive oral hygiene regimen during pregnancy on periodontal health, cytokine levels, and pregnancy outcomes：a pilot study. J Periodontol 2014；85(12)：1684 - 1692.
40. Michalowicz BS, Gustafsson A , Thumbigere-Math V , Buhlin K. The effects of periodontal treatment on pregnancy outcomes. J Clin Periodontol 2013；40 (suppl. 14)：S195 - S208.
41. López NJ, Da Silva I, Ipinza J, Gutierrez J. Periodontal therapy reduces the rate of preterm low birth weight in women with pregnancy-associated gingivitis. J Periodontol 2005；76(11S)：2144 - 2153.
42. Offenbacher S, Lin D, Strauss R, McKaig R, Irving J, Barros SP, et al. Effects of periodontal therapy during pregnancy on periodontal status, biologic parameters, and pregnancy outcomes：a pilot study. J Periodontol 2006；77(12)：2011 - 2024.
43. Jeffcoat M, Parry S, Sammel M, Clothier B, Catlin A, Macones G. Periodontal infection and preterm birth：successful periodontal therapy reduces the risk of preterm birth. BJOG 2011；118(2)：250 - 256.
44. Offenbacher S, Lieff S, Boggess KA, Murtha AP, Madianos PN, Champagne CM, et al. Maternal periodontitis and prematurity. Part I：obstetric outcome of prematurity and growth restriction. Ann Periodontol 2011；6(1)：164 - 174.

45. Michalowicz BS, Hodges JS, DiAngelis AJ, Lupo VR, Novak MJ, Ferguson JE, et al. Treatment of periodontal disease and the risk of preterm birth. N Engl J Med 2006；355(18)：1885 - 1894.
46. Horton AL, Boggess KA. Periodontal disease and preterm birth. Obstet Gynecol Clin North Am 2012；39(1)：17 - 23.
47. Xiong X, Buekens P, Goldenberg RL, Offenbacher S, Qian X. Optimal timing of periodontal disease treatment for prevention of adverse pregnancy outcomes：before or during pregnancy? Am J Obstet Gynecol 2011；205(2)：111.e1 - 6.
48. Han YW. Oral health and adverse pregnancy outcomes - what's next? J Dent Res 2011；90(3)：289 - 293.
49. Polyzos NP, Polyzos IP, Zavos A, Valachis A, Mauri D, Papanikolaou EG, et al. Obstetric outcomes after treatment of periodontal disease during pregnancy：systematic review and meta-analysis. BMJ 2010；29(341)：c7017.
50. Baccaglini L. A meta-analysis of randomized controlled trials shows no evidence that periodontal treatment during pregnancy prevents adverse pregnancy outcomes. J Am Dent Assoc 2011；142(10)：1192 - 1193.
51. Rosa MI, Pires PD, Medeiros LR, Edelweiss MI, Martínez-Mesa J. Periodontal disease treatment and risk of preterm birth：a systematic review and meta - analysis. Cad Saude Publica 2012；28(10)：1823 - 1833.
52. Kim AJ, Lo AJ, Pullin DA, Thornton-Johnson DS, Karimbux NY. Scaling and root planning treatment for periodontitis to reduce preterm birth and low birth weight：a systematic review and meta-analysis of randomized controlled trials. J Periodontol 2012；83(12)：1508 - 1519.
53. Syrjanen J, Peltola J, Valtonen V, Iivanainen M, Kaste M, Huttunen JK. Dental infections in association with cerebral infarction in young and middle-aged men. J Intern Med 1989；225(3)：179 - 184.
54. Mattila KJ, Valtonen VV, Nieminen M, Huttunen JK. Dental infection and the risk of new coronary events：prospective study of patients with documented coronary artery disease. Clin Infect Dis 1995；20(3)：588 - 592.
55. Morrison HI, Ellison LF, Taylor GW. Periodontal disease and risk of fatal coronary heart and cerebrovascular diseases. J Cardiovasc Risk 1999：6(1)：7 - 11.
56. Wu T, Trevisan M, Genco RJ, Dorn JP, Falkner KL, Sempos CT. Periodontal disease and risk of cerebrovascular disease：the first national health and nutrition examination survey and its follow-up study. Arch Intern Med 2000；160(18)：2749 - 2755.
57. Jansson L, Lavstedt S, Frithiof L, Theobald H. Relationship between oral health and mortality in cardiovascular diseases. J Clin Periodontol 2001；28(8)：762 - 768.
58. Joshipura KJ, Hung HC, Rimm EB, Willett WC, Ascherio A. Periodontal disease, tooth loss, and incidence of ischemic stroke. Stroke 2003；34(1)：47 - 52.
59. Hujoel PP, Drangsholt M, Spiekerman C, DeRouen TA. Periodontitis-systemic disease associations in the presence of smoking：causal or coincidental? Periodontol 2000 2002：30：51 - 60.
60. Grau AJ, Becher H, Ziegler CM, et al. Periodontal disease as a risk factor for ischemic stroke. Stroke 2004；35(2)：496 - 501.
61. Joshipura KJ, Rimm EB, Douglass CW, Trichopoulos D, Ascherio A, Willett WC. Poor oral health and coronary heart disease. J Dent Res 1996；75(9)：1631 - 1636.
62. Howell TH, Ridker PM, Ajani UA, Hennekens CH, Christen WG. Periodontal disease and risk of subsequent cardiovascular disease in U.S. male physicians. J Am Coll Cardiol 2001；37(2)：445 - 450.
63. Hujoel PP, Drangsholt M, Spiekerman C, DeRouen TA. Periodontal disease and coronary heart disease risk. JAMA 2000；284(11)：1406 - 1410.
64. Mattila KJ, Asikainen S, Wolf J, Jousimies - Somer H, Valtonen V, Nieminen M. Age, dental infections, and coronary heart disease. J Dent Res 2000；79(2)：756 - 60.
65. Ryan T. Demmer, Moïse Desvarieux. Periodontal infections and cardiovascular disease：The heart of the matter. Journal of the American dental association. 2006；137：14S - 20S
66. Pussinen PJ, Alfthan G, Tuomilehto J, Asikainen S, Jousilahti P. High serum antibody levels to Porphyromonas gingivalis predict myocardial infarction. Eur J Cardiovasc Prev Rehabil 2004；11(5)：408 - 411.
67. Pussinen PJ, Nyyssonen K, Alfthan G, Salonen R, Laukkanen JA, Salonen JT. Serum antibody levels to Actinobacillus actinomycetemcomitans predict the risk for coronary heart disease. Arterioscler Thromb Vasc Biol 2005；25(4)：833 - 838.
68. Pussinen PJ, Alfthan G, Rissanen H, Reunanen A, Asikainen S, Knekt P. Antibodies to periodontal pathogens and stroke risk. Stroke 2004；35(9)：2020 - 2023.
69. Beck JD, Eke P, Heiss G. Periodontal disease and coronary heart disease：a reappraisal of the exposure. Circulation 2005；112(1)：19 - 24.
70. Beck JD, Eke P, Lin D, et al. Associations between IgG antibody to oral organisms and carotid intima-medial thickness in community - dwelling adults. Atherosclerosis 2005；183(2)：342 - 348.
71. Beck JD, Elter JR, Heiss G, Couper D, Mauriello SM, Offen- bacher S. Relationship of periodontal disease to carotid artery intima-media wall thickness：the Atherosclerosis Risk In Communities (ARIC) study. Arterioscler Thromb Vasc Biol 2001；21(11)：1816 - 1822.
72. Desvarieux M, Demmer RT, Rundek T, et al. Periodontal micro- biota and carotid intima-media thickness：the Oral Infections and Vas- cular Disease Epidemiology Study (INVEST). Circulation 2005；111(5)：576 - 582.
73. Elter JR, Hinderliter AL, Offenbacher S, et al. The effects of periodontal therapy on vascular endothelial function：a pilot trial. Am Heart J 2006；151(1)：47.
74. Mercanoglu F, Oflaz H, Oz O, et al. Endothelial dysfunction in patients with chronic periodontitis and its improvement after initial periodontal therapy. J Periodontol 2004；75(12)：1694 - 1700.
75. Seinost G, Wimmer G, Skerget M, et al. Periodontal treatment improves endothelial dysfunction in patients with severe periodontitis. Am Heart J 2005；149(6)：1050 - 1054.
76. Asai K, Yamori M, Yamazaki T, et al. Tooth loss and atherosclerosis：The Nagahama study. Journal of dental research. 2015；94(3 Suppl)：52S - 58S.
77. Kim J, Amar S. Periodontal disease and systemic conditions：a bidirectional relationship. Odontology / the Society of the Nippon Dental University 2006；94(1)：10 - 21.
78. Pussinen PJ, Vilkuna-Rautiainen PJ, Alfthan G, et al., "Severe periodontitis enhances macrophage activation via increased serum lipopolysaccharide," Arteriosclerosis, Thrombosis, and Vascular Biology 2004；24(11)：2174 - 2180.
79. Lockhart PB, Bolger AF, Papapanou PN, et al. On behalf of the American Heart Association Rheumatic Fever, Endocarditis, and Kawasaki Disease Committee of the Council on Cardiovascular Disease in the Young, Council on Epidemiology and Prevention, Council on Peripheral Vascular Disease, and Council on. Periodontal Disease and Atherosclerotic Vascular Disease. Does the evidence support an independent association?：A scientific statement from the American heart association. Circulation 2012；125(20)：2520 - 2544.
80. American Diabetes Association. Diagnosis and Classification of Diabetes Mellitus. Diabetes Care 2010：33(Suppl 1)：S62 - S69.
81. Chapple ILC, Genco R, and on behalf of working group 2 of the joint EFP/AAP workshop. Diabetes and periodontal diseases：consensus report of the Joint EFP/ AAP Workshop on Periodontitis and Systemic Diseases. J Clin Periodontol 2013；40 (Suppl. 14)：S106 - S112.
82. Brownlee M, Cerami A, Vlassara H. Advanced products of nonenzymatic glycosylation and the pathogenesis of diabetic vascular disease. Diabetes Metab Rev 1988；4(5)：437 - 451.
83. Sastrowijoto, SH, Velden U, Steenbergen TJ, Hillemans P ,Hart AA, Graaff J, Abraham-Inpijn L. Improved metabolic control, clinical periodontal status and subgingival microbiology in insulin-dependent diabetes mellitus. Journal of Clinical Periodontology 1990；17：233 - 242.
84. Seibold JR, Uitto J, Dorwart BB, Prockop DJ. Collagen synthesis and collagenase activity in dermal fibroblasts from patients with diabetes and digital sclerosis. The Journal of laboratory and clinical medicine 1985；105(6)：664 - 667.

85. Willershausen-Zönnchen B, Lemmen C, Hamn G. Influence of high glucose concentrations on glycosaminoglycan and collagen synthesis in cultured human gingival fibroblasts. Journal of clinical periodontology 1991;18(3):190-195.
86. Pizzo G, Guiglia R, Russo LL, Campisi G. Dentistry and internal medicine: from the focal infection theory to the periodontal medicine concept. European Journal of Internal Medicine 2010;21(6):496-502.
87. Hotamisligil GS, Peraldi P, Budavari A, Ellis R, White MF, Spiegelman BM. IRS-1-mediated inhibition of insulin receptor tyrosine kinase activity in TNF-α-and obesity-induced insulin resistance. Science 1996;271(5249):665-670.
88. Paz K, Hemi R, LeRoith D, Karasik A, Elhanany E, Kanety H, Zick Y. A molecular basis for insulin resistance elevated serine/threonine phosphorylation of irs-1 and irs-2 inhibits their binding to the juxtamembrane region of the insulin receptor and impairs their ability to undergo insulin-induced tyrosine phosphorylation. Journal of Biological Chemistry 1997;272(47):29911-29918.
89. Rui L, Aguirre V, Kim JK., Shulman GI, Lee A, Corbould A, White MF. Insulin/IGF-1 and TNF-α stimulate phosphorylation of IRS-1 at inhibitory Ser 307 via distinct pathways. The Journal of clinical investigation 2001;107(2):181-189.
90. Nishimura F, Murayama Y. CONCISE REVIEW biological: Periodontal inflammation and insulin resistance—lessons from obesity. Journal of dental research 2001;80(8):1690-1694.
91. Simpson TC, Needleman I, Wild SH, Moles DR, Mills EJ. Treatment of periodontal disease for glycaemic control in people with diabetes. Cochrane database of systematic reviews 2010.
92. Engebretson S, Kocher T. Evidence that periodontal treatment improves diabetes outcomes: a Systematic Review and meta-analysis. Journal of periodontology 2013;84(4 0):S153-S169.
93. Munenaga Y, Yamashina, T, Tanaka J, Nishimura F. Improvement of glycated hemoglobin in Japanese subjects with type 2 diabetes by resolution of periodontal inflammation using adjunct topical antibiotics: Results from the Hiroshima Study. Diabetes research and clinical practice 2013;100(1):53-60.
94. Engebretson SP, Hyman LG, Michalowicz BS, et al. The Effect of Non-surgical Periodontal Therapy on Hemoglobin A1c Levels in Persons with Type 2 Diabetes and Chronic Periodontitis: A Randomized Clinical Trial. JAMA: the journal of the American Medical Association 2013;310(23):2523-2532.
95. Barros SP, Suruki R, Loewy ZG, Beck JD, Offenbacher S. A cohort study of the impact of tooth loss and periodontal disease on respiratory events among COPD subjects: Modulatory role of systemic biomarkers of inflammation. PLoS ONE 8(8):e68592.
96. Scannapiecoand FA, AW Ho. Potential associations between chronic respiratory disease and periodontal disease: analysis of National health and nutrition examination survey III. Journal of periodontology 2001;72(1):50-56.
97. Daito H, Suzuki M, Shiihara J, et al. Impact of the Tohoku earthquake and tsunami on pneumonia hospitalisations and mortality among adults in northern Miyagi, Japan: a multicentre observational study. Thorax 2013;68(6):544-550.
98. 足立了平ら．避難所の肺炎予防：神戸の経験を生かすために．http://www.city.kobe.lg.jp/safety/health/touhoku/img/goenseihaienn.yobou.pdf

CHAPTER 6
歯周炎の治癒とは

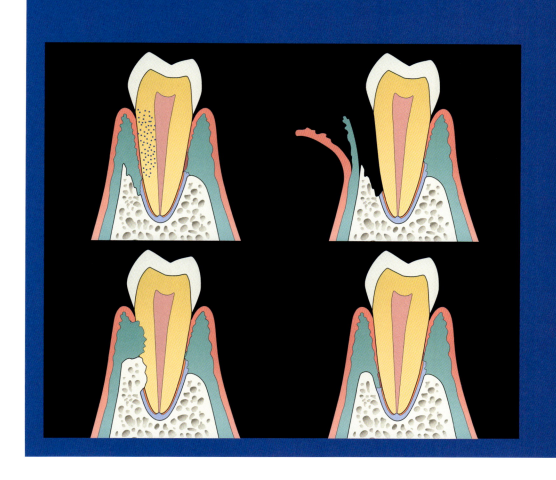

はじめに

歯周病（歯周炎）は，細菌感染が原因で歯周組織（主に歯槽骨と歯根膜）が破壊される疾患である．したがって，歯周治療の第一の目標は，原因である病原細菌の除去（プラークコントロール）と，その後の口腔衛生の維持である．これにより，歯周組織の炎症は消退し，喪失または変性した歯周組織に治癒機転が訪れる．喪失した組織が元どおりの組織で完全に回復されることを「再生」（regeneration）とよび，不完全な回復や異なった組織（たとえば結合組織）による回復を「修復」（repair）とよぶ．歯周病の理想的な治癒は，歯根膜・歯槽骨・歯肉の完全再生であるが，現実は部分的な再生（修復）に終わることが多い（本書では，同じ組織が一部でもできればそれを再生とよぶことにしている）．

このCHAPTERでは，歯周炎の治癒について，「組織学的治癒像」と「歯周組織の再生の可能性」について考察する．

歯周炎の組織学的治癒像

歯周炎の病態像には，水平性の骨欠損を示すものと，垂直性の骨欠損を示すものに分けられる（**CHAPTER 4** 参照）．歯周炎の治癒は水平性と垂直性で治り方が少し異なるが，考察を平易にするために，水平性の歯周炎（**Fig 1**）をモデルにして，歯周炎が治ったとはどのような状態を指すのかについて，組織学的治癒像の模式図（**Fig 1a〜h**）を用いて考察する．

ポケットの除去（pocket elimination，**Fig 1a**）

歴史的には，ポケットを外科的になくすこと（除去）

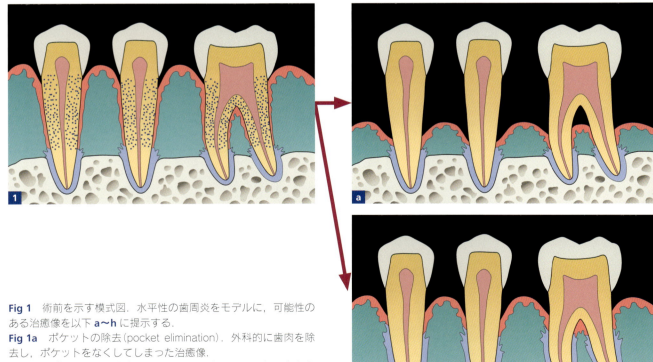

歯周炎の組織学的な治癒像

Fig 1 術前を示す模式図．水平性の歯周炎をモデルに，可能性のある治癒像を以下 **a〜h** に提示する．
Fig 1a ポケットの除去（pocket elimination）．外科的に歯肉を除去し，ポケットをなくしてしまった治癒像．
Fig 1b ポケットの減少（pocket reduction）．できるだけ歯肉を温存したままの歯周炎の治癒像．ポケットの減少は，包括的および概念的な言葉であり，実際にはつぎの **c〜h** の治療が単独あるいは組み合わさって生じた場合の治癒の総称である．

が歯周治療のゴールであると長らく考えられていた(次巻 CHAPTER 10 歯周外科参照)．しかし，ポケット除去手術にともなういくつかの問題点(根面う蝕の多発，審美障害，歯槽骨露出にともなう骨吸収など)が明らかになるにつれ，その意義は薄れていった．さらに，一時的にポケットを除去したからといって，歯周病が再発しない保証はなく，為害作用の大きさがより問題視されるに至った(CHAPTER 1 参照)．すなわち，歯肉をなくしてしまうようなゴールは，歯周治療のもはや第一のゴールにはならないのである．そこで，できるだけ歯肉を温存したまま歯周病が治癒したといえるような状態，すなわちポケットの減少(pocket reduction)が求められるようになった．

ポケットの減少（pocket reduction, Fig 1b）

ポケットの減少とは，歯肉を可及的に保存したまま，歯周病の治癒を得るような組織学的治癒形態の総称である．以下の6つの治癒形態がそれに該当する．

ポケットから歯肉溝(サルカス)へ
(pocket to sulcus, Fig 1c)

歯周病に罹患した根面からプラーク(主に歯石)を除去(スケーリング・ルートプレーニング)した状態を指す．術前・術後でプロービング値(ポケットの深さ)に変化はないが，「ポケット」(＝病的な状態を表す)が弱毒化されることで，「深い歯肉溝」に変化した状態を指す．

歯肉の適合（gingival adaptation, Fig 1d）

ポケットが深い歯肉溝に変化することで，歯肉の炎症は消退する．その結果，歯肉結合組織のコラーゲン線維，とくに輪走線維束(CHAPTER 3 参照)が増えることで，歯肉が引き締まった状態になることを「歯肉の適合」とよぶ．これによりプローブは入りにくくなる．

長い上皮性付着（long junctional epithelial attachment, Fig 1e）

引き締まった歯肉では(歯肉の適合が維持されれば)，無毒化された滑沢な根面に内縁上皮が押しつけられることになり，上皮は接合(付着)上皮に変わる可能性がある．このような状態を「長い上皮付着による治癒」とよぶ．

歯根膜の再生（regeneration of periodontal ligament, Fig 1f）

長い上皮性付着が維持されれば，歯根膜が歯冠側に再生してくる可能性がある．通常，歯根膜の再生はセメント質の再生をともなうが，歯槽骨の再生に関しては必ずしもともなうとは限らないことから，歯根膜とセメント質が再生したような場合を「歯根膜の再生」とよぶ．

歯槽骨の再生（regeneration of alveolar bone, Fig 1g）

歯根膜の再生はともなわないが(上皮は埋入したままで)，歯槽骨だけが歯冠側に再生する場合をさす．臨床では，歯根膜の再生より歯槽骨の再生のほうが可能性は高いと考えられる．

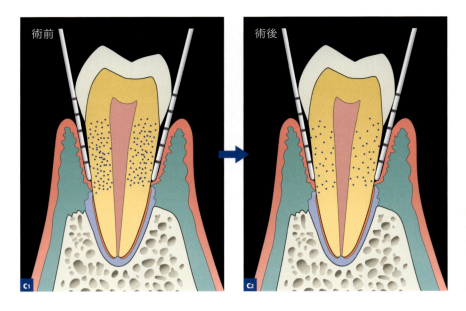

Fig 1c₁,₂ ポケットから歯肉溝(サルカス)へ(pocket to sulcus).「ポケット」とは,歯周病菌が繁殖している病的な歯肉溝(c₁術前)を指し,「サルカス」とは,根面のデブライドメントにより悪い細菌がなくなった状態(c₂)を指す.

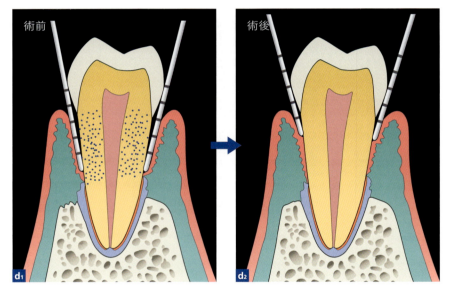

Fig 1d₁,₂ 歯肉の適合(gingival adaptation).歯肉の炎症が消退し,組織が引き締まることで,歯肉が歯根面に密着している状態を示す.

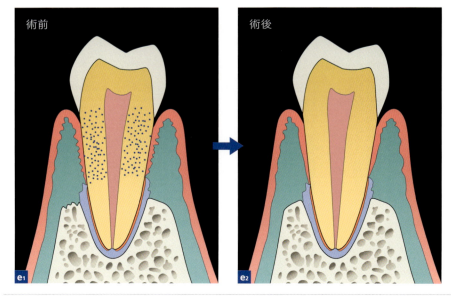

Fig 1e₁,₂ 長い上皮性付着(long junctional epithelial attachment).根面が無毒化され,表面が滑沢であれば,歯肉組織が密着することで,内縁上皮が付着上皮に変化していること(e₂)を示す.

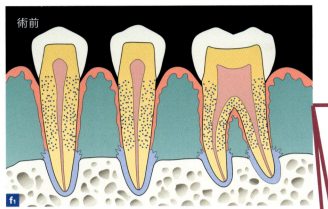
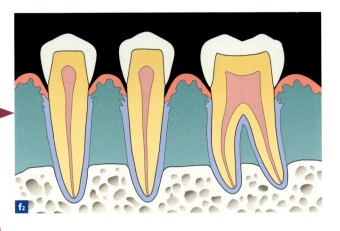
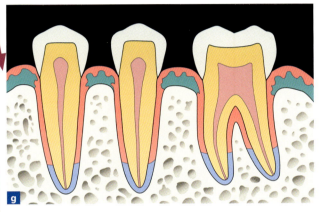
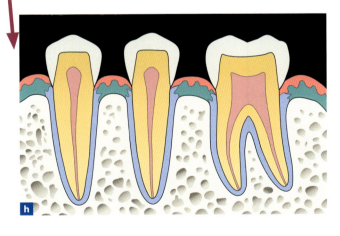

Fig 1f₁ 術前．
Fig 1f₂ 歯根膜の再生（new attachment）．失われた歯根膜が再生していることを示す．長い上皮性付着は，新付着で置き換えられる可能性がある．
Fig 1g 骨の再生（bone regeneration）．歯根膜の再生が起こらなくても，骨の再生は起こっていることを示す．
Fig 1h 歯周組織の完全再生（real regeneration）．失われた歯根膜と骨の両方が再生していることを示す．

歯根膜と歯槽骨の再生（real regeneration，**Fig 1h**）

　歯根膜と歯槽骨の両方が再生すれば，これを「歯周組織の真の再生」（完全再生）とよぶことができる．歯周治療の究極のゴールである．

　繰り返しになるが，「ポケットの除去」（**Fig 1a**）はもはや歯周治療の第一のゴールとはしないことから，「ポケットの減少」（**Fig 1b**）を臨床では目指すことになる．ポケットの減少にはさまざまな治癒形態が存在するが，根面のデブライドメント（廓清：SRPとおなじ操作を意味する）を行うことで，ポケット内から細菌をなくす，あるいは減少させることで，まず「ポケットから深い歯肉溝へ」という治癒が生じる．この状態（根面の無毒化）が維持されれば，生体は順次**Fig 1c〜h**のどれかの治癒に自発的に向かうと考えられる．すなわち，治癒のパターンはわれわれ術者が決めるのではなく，生体自身が決める（生体が選ぶ）治癒である．生体にしてみれば，「あんたに言われたくない」治癒ということになる．

　上記の6つの治癒を模式図で描くともっともらしく見えるが，実際には可能性のある治癒を列挙したに過ぎず，実際にどの治癒がどの程度起こるかはわからない．すなわち，われわれのできることは，ポケットを歯肉溝に変えるまでの治癒で，その他の治癒は生体（あるいは患者）頼みになる（術者がコントロールできない）．**Fig 2**は，重度に進行した歯周炎を，SRP後メインテナンスを継続しながら25年間術後経過を追った症例である．SRP直後では，炎症の消退により歯肉は退縮したが，その後25年間は歯肉の退縮はほとんどみられないにもかかわらず，プロービング値が改善している．実際にどのような治癒が起こっているかは，組織切片でしかわからないが，おそらく上記のいくつかの治癒のパターンが組み合わさって臨床的な治癒が起こっていると考えられる．

ポケットの減少をゴールとした歯周治療例

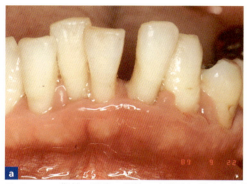
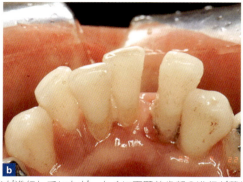
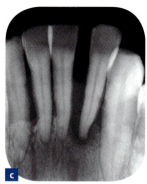

Fig 2a〜c　術前．39歳，男性．全顎的に重度に歯周炎が進行していたが，とくに下顎前歯部の進行が著しい．３２１|１２３すべての歯がEPT（＋）であったので，歯肉退縮をできるだけ生じさせないように非外科的歯周治療を進めた．

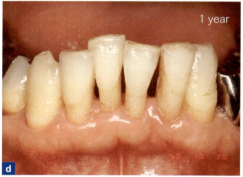
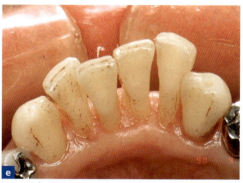
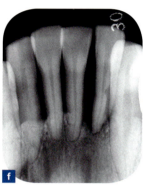

Fig 2d〜f　1年後．歯肉の炎症は消退し，引き締まった歯肉がみられる．しかし，歯肉退縮は最小限で済んでいる．|１骨の透過像が回復しており，前歯の離開は炎症の消退とともに自然に改善している．以後，患者は3〜4か月に1度のメインテナンス通院している．

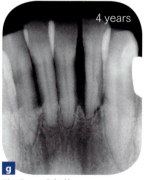
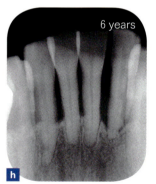
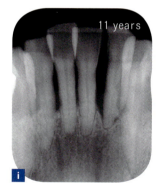
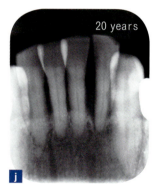

Fig 2g　4年後．　　Fig 2h　6年後．　　Fig 2i　11年後．　　Fig 2j　20年後．

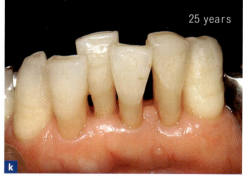
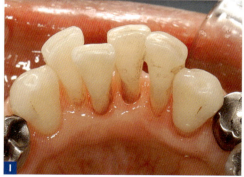

Fig 2k〜m　25年後．プロービング値はすべて3 mm以下である．臨床写真とエックス線写真で比較すると，歯肉辺縁と骨辺縁にはかなりの段差がある．果たして，**Fig 1**で考察した治癒のパターンの中のどのような治癒が起きているかは組織切片を調べるしか方法はないが，何かが起こっていると頭の中で想像することは有意義であり興味深い．

歯周組織再生の可能性

上記のように，炎症のコントロールにより歯周組織はさまざまな治癒形態をとり得るが，歯周炎によって喪失した歯周組織を再生させることは，歯周治療の長年の夢であり，究極のゴールでもある．今日までいくつもの手法が開発されてきたが(Table 1)，果たして歯周組織は，どんなとき，どうすればどれぐらい再生するのであろうか．歯周再生療法の種類，再生のメカニズムなど，歯周組織再生の可能性について考察する．

新付着と再付着の定義（Fig 3a〜f）

欠損部に再生させたい組織は骨と歯根膜である．歯根膜の再生のことを新付着というが，歯根膜の治癒に関す

Table 1 歯周組織再生療法の歴史．

1957年	Intrabony technique	Prichard JF [5]
1965年	Intraoral bone（口腔内骨移植）	Nabers CL [11]
1965年	Bone swaging（若木骨折法）	Even SJ [67]
1967年	Illiac bone（腸骨移植）	Schallhorn RG [13]
1968年	FDBA（凍結乾燥他家骨）	Hurt WC [19]
1971年	Plaster of Paris（医療用石膏）	Shaffer CD [31]
1973年	Up-righting（矯正的整直）	Brown IS [55]
1974年	Extrusion（矯正的挺出）	Ingber J [56]
1975年	β-tricalcium phosphate（β-3リン酸カルシウム）	Nery EB [71]
1976年	DFDBA（脱灰凍結乾燥他家骨）	Mellonig JT [72]
1982年	GTR（組織誘導再生法）	Nyman S [9]
1986年	Tetracycline（テトラサイクリン）	Terranova VP [37]
1987年	Fibronectin（フィブロネクチン）	Terranova VP [41]
1990年代	Growth factors（BMP, PRP, Growth factors, etc）	[53, 68]
1998年	Xenograft（異種骨：Bio-Oss）	Camelo M [25]
1997年	Emdogain（エナメル基質タンパク）	Hammarström L [45,46]
2001年	FGF-2（線維芽細胞成長因子）	Murakami S [49,69,70]

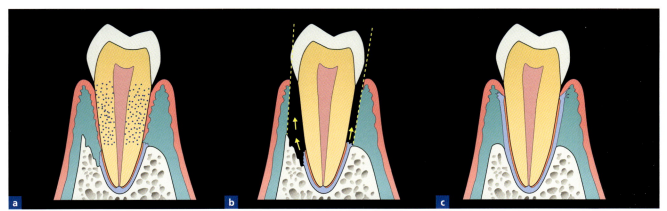

Fig 3a〜c 新付着．a：術前．細菌感染により歯根膜と歯槽骨が喪失し，代わりに上皮がポケット底まで埋入していることを示す．**b**：外科的に肉芽組織の除去と根面の廓清を行った後に，残存歯根膜が歯面にセメント質を添加しながら，歯冠側に再生してくることを示す．**c**：失われた歯根膜が再生した状態を示す．

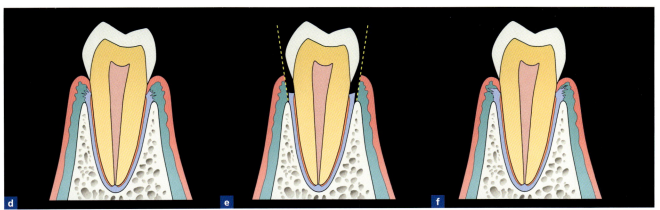

Fig 3d〜f 再付着．d：術前．ほぼ健全な歯周状態を示す．**e**：歯肉溝から歯根膜の中へ切開を加えた状態を示す．**f**：歯肉弁を閉じ，治癒が生じた後に再付着が生じたことを示す．

る用語(新付着と再付着)について簡単に整理しておきたい.

①新付着(new attachment)

新付着とは,「病的に露出した根面と結合組織との再結合(reunion)」[75]であるが,本書ではつぎのように解釈する.すなわち,「新付着とは,歯周炎によって歯根膜が喪失した根面に,歯根膜細胞が新セメント質を形成しながら増殖して,歯根面を再被覆し,周囲の組織(骨,歯肉結合組織)との間に結合組織付着が再確立されること」である(Fig 3a～c).

②再付着(reattachment)

再付着とは,「切開(incision)または傷(injury)によって分断された歯根面と結合組織との再結合」[75]である.すなわち,「健全な(生きた)歯根膜を有する歯根が,周囲の組織と再び結合することであり,術前・術中・術後を通じて歯根面からの付着の喪失はない」ような治癒を示す(Fig 3d～f).

歯周組織の再生が期待できる条件

歯周組織の再生療法を行う場合,再生が期待できる骨欠損を選ぶ必要がある.再生が期待できる骨欠損とは,垂直性で骨欠損を構成する骨壁が多い骨欠損である(Fig 4).組織の再生は,既存の組織あるいは細胞が,欠損へ増殖してくることにより生じることから,水平性の骨欠損のように供給される細胞の源が少ない場合より(Fig 4a),垂直性でしかも残存骨壁が多いほど,また深くて狭いほど組織が再生しやすいことになる[1, 2](Fig 4b, Fig 5).

またこのCHAPTERで後述するが(156ページ参照),歯槽骨には「歯に依存しない骨量」と「歯に依存した骨量」があることから[3],「歯に依存しない骨量」部位のほうが骨再生を期待できやすい.

歯周再生外科療法の種類

失われた歯周組織(骨と歯根膜)の再生を目的とした外科処置法について,1989年の米国歯周病学会の議事録に準じ[4],歯間部歯槽骨露出術(interdental bone denudation),組織誘導再生法(guided tissue regeneration),骨移植(bone graft),根面の薬剤処理法(conditioning of root surface),その他の方法,の5つに分けて考察する.さまざまな再生療法を学ぶことで,再生に必要な条件や再生のメカニズムについて理解が深まることになる.以下,上記分類に則り,それぞれの術式の概略について考察する.

歯周組織の再生が期待できる条件

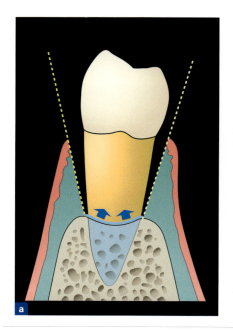
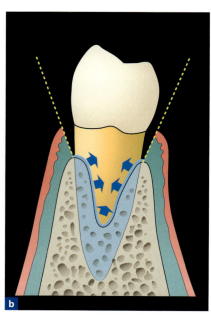

Fig 4 水平性の骨欠損と垂直性の骨欠損に違いによる歯周組織再生の差.
Fig 4a 水平性の骨欠損.再生してくる細胞の供給源が少ないことを示す.
Fig 4b 垂直性の骨欠損.再生してくる細胞の供給源が多いことを示す.

骨欠損の分類と再生の難易度

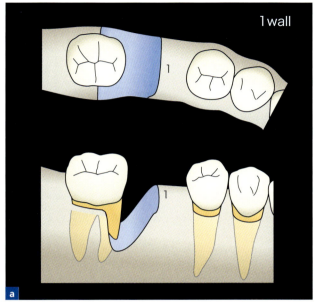

Fig 5a　1壁性の骨欠損．再生の可能性は低い．

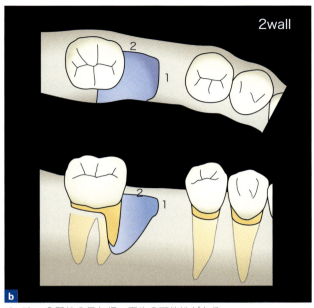

Fig 5b　2壁性の骨欠損．再生の可能性がある．

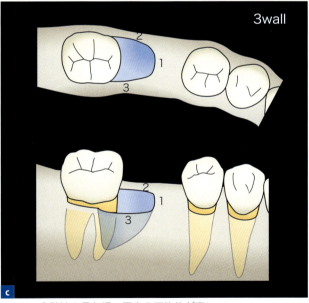

Fig 5c　3壁性の骨欠損．再生の可能性が高い．

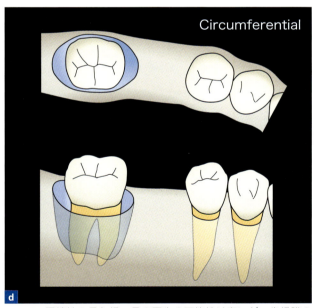

Fig 5d　囲繞性の骨欠損．骨の再生の可能性は高いが，歯根膜の再生の可能性は低い．

歯間部歯槽骨露出術

歯周組織再生療法の歴史は，John F Prichard の功績から始まる．彼は，1957年「The intrabony technique as a predictable procedure」なる論文を Journal of Periodontology に発表した[5]．それまで，垂直性の骨欠損を示す歯周炎は予知性が低く，抜歯の適応症となっていたが，彼の術式で骨欠損が回復・治癒することが証明された（**Fig 6**）．その術式を要約すれば，以下のようになる（**Fig 7**参照）．

①術部の術前スケーリングは差し控える．（＊筆者注 理由は，組織の炎症があったほうが治癒が起こりやすいと考えたためである．炎症反応は多くの治癒に必要な因子を含んでいるためである）

②テトラサイクリンを術前投与する．（＊筆者注 グラム陰性菌に効果があることを彼は当時から気づいていたかもしれない）

③術中，根面から歯石は完全に除去するが，セメント質はできるだけ除去しない．（＊筆者注 急性期の歯周炎では残存歯根膜が根面に残っており，それを可及的に保存することにつながると思われる）

④骨欠損内から完全に肉芽組織を除去する．術後は骨欠損部を歯肉弁で覆わない．（＊筆者注 こうすることで上皮の埋入を遅らせることができる）

⑤滅菌したアルミホイルで骨欠損をカバーしてから，サージカルドレッシングを施す（**Fig 7c, d**）．（＊筆者注 術部の感染防御と血餅の保持に役立つ）

⑥実用に応じて咬合調整を行う．（＊筆者注 歯の振盪度〔fremitus〕を軽減することで，歯周組織を安定させる[6]）

以上をみると，現在の GTR 法に酷似していることに驚く．彼は，3壁性の骨欠損であることを条件に，失われた歯周組織は再生可能であるとした．一時期，この方法では歯根膜の再生は得られないといわれたが，彼の適

intrabony technique

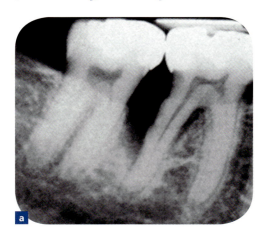
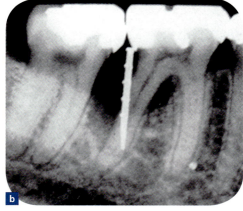
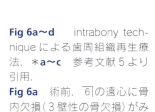

Fig 6a～d intrabony technique による歯周組織再生療法．＊a～c 参考文献5より引用．
Fig 6a 術前．6̅ の遠心に骨内欠損（3壁性の骨欠損）がみられる．
Fig 6b Hirschfeld のシルバーポイントは12mm のプロービング値を示す．

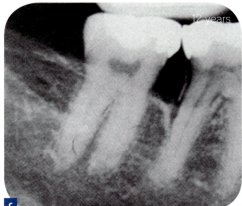
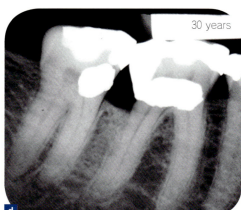

Fig 6c 術後12年．
Fig 6d 術後30年．＊Prichard JF の厚意による
Prichard JF によって命名された「intrabony technique」は，一般的には「歯間部歯槽骨露出術」（inter dental bone denudation）として分類，位置づけされている．

CHAPTER 6 　歯周炎の治癒とは

Fig 7a〜h intrabony technique の術式と治癒形態.
Fig 7a 術前. 6̲ の近心に垂直性の骨欠損がみられる.
Fig 7b 歯肉弁翻転時. 3壁性の骨欠損から肉芽の除去と, 根面の廓清を行い, 歯肉弁で骨欠損を覆わないように縫合を行う.

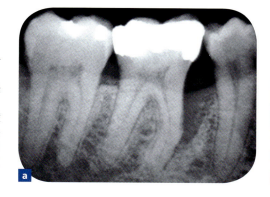
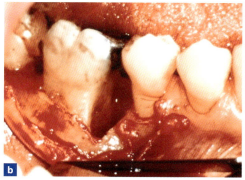

Fig 7c 骨欠損にサージカルドレッシングが入らないように, 滅菌したアルミホイルで覆う.
Fig 7d 隣在歯とアルミホイルの横をドレッシングで覆う.

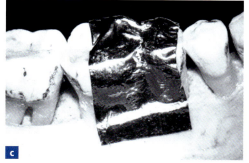
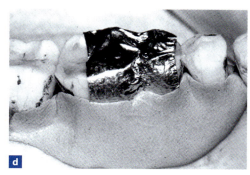

Fig 7e, f 2年3か月後. 骨欠損はもはや存在しない. プローブも挿入できない.
＊**Fig 7a〜f** John.f.Prichard の厚意による(参考文献76より転載).

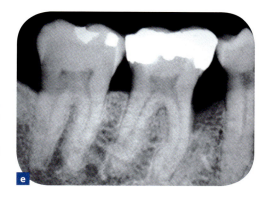
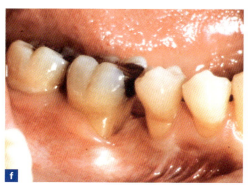

Fig 7g 術前の状態を示す模式図. 骨欠損部へ上皮が埋入していることを示す.
Fig 7h 術後の治癒像. 骨の再生と, ある程度の歯根膜の再生が生じていることを示す.

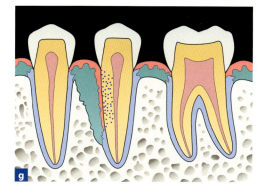
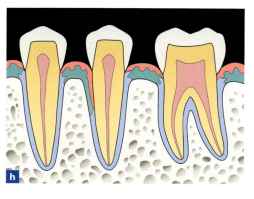

応とした症例が深くて狭い3壁性であることや, 上皮の埋入を遅らせる術式を駆使していることなどから, 現在ではこの術式で歯根膜と骨の両方が部分的に(完全に元通りではないが)再生するという考えが多くの臨床家に支持されている(**Fig 7g, h**). この処置は, 先の歯周外科の分類では,「歯間部歯槽骨露出術」(interdental bone denudation)として扱われている.

127

組織誘導再生法

1976年，Jack Caton は，ビーグル犬を用いて歯周組織再生に関する実験を行った[7]（**Fig 8**）．まず実験的に歯周炎をつくりだし（**Fig 8a, b**），その歯に対して歯周外科（フラップを開けて根面および歯周組織のブライドメントを行った）後に治癒を観察した（**Fig 8c**）．1年後のエックス線写真の観察では，骨の再生が観察されたが，組織学的な観察では骨欠損底まで上皮は入ったままであった（**Fig 8d**）．この結果から，次のことが考察，結論づけられた．
①歯根膜が再生したかどうかは，臨床的（エックス写真的）にはわからない．
②骨欠損が再生したからといって，歯根膜が再生しているとは限らない．
③歯根膜の再生が困難な理由は，上皮および結合組織が根尖側へ早く増殖，埋入，ポケット底まで到達するために，歯根膜が歯冠側に増殖できないかもしれないためである．

この実験結果は，治癒創から上皮を排除させることにより，歯根膜の再生（新付着）が可能になるかもしれないことを示唆している．

1980年，Nyman, Karring は，サルとイヌで実験的に歯周炎をつくり，歯根の半分までの歯周組織の破壊をつくりだした[8]（**Fig 9a**）．その歯根を残存骨レベルのところでノッチを入れて抜歯し，歯冠を除去した後に **Fig 9a** に示すように移植した．すなわち，歯根の半分が骨内に埋まり，残り半分は歯肉結合組織に覆われるように顎骨に埋め込んだ．こうすることで，上皮が埋入できない環境をつくりだし，どのような治癒が起こるかを観察した（**Fig 9b**）．

実験結果として，根尖側すなわち実験的歯周炎に罹患していない健康な歯根部では，歯根表面と歯周組織との間に線維性の再結合，すなわち再付着（reattachment）が起こった．しかし，歯冠側，すなわち歯周炎によって歯根膜が喪失している歯根部では，歯肉結合組織側では歯根吸収が，骨の側では置換性吸収（歯が骨に置換される現象，別名・アンキローシス）が起こった．

すなわち，単に上皮を排除したとしても（上皮が埋入することを防げたとしても），新付着は促進されないこと，また，歯肉結合組織や骨由来の組織あるいは細胞が歯根

実験的歯周炎の外科処置後の治癒像

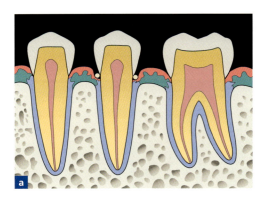
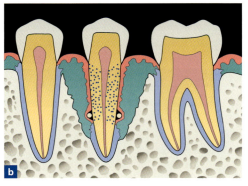
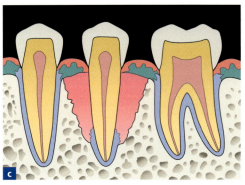
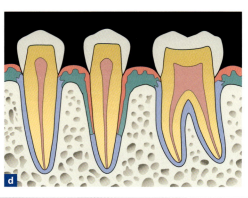

Fig 8a〜d 実験的歯周炎と外科処置後にみられる治癒を示す模式図．＊参考文献7より改変

Fig 8a 術前．実験的な歯周炎をつくりだすために，ビーグル犬で健康な歯周組織をもつ歯に矯正用ゴムを巻き，プラークの蓄積を起こさせた．

Fig 8b 歯周炎が進行し，歯根膜と骨の喪失が起こり，上皮は根尖側へ埋入している．

Fig 8c 歯周炎が生じた歯に外科処置（軟組織の掻把と根面の廓清）を行った．

Fig 8d 術後1年にどのような治癒が生じたかを示す模式図．骨の再生は生じているが，上皮は術前のポケット底近くまで入り込んでいる（歯根膜は再生していない）ことを示している．

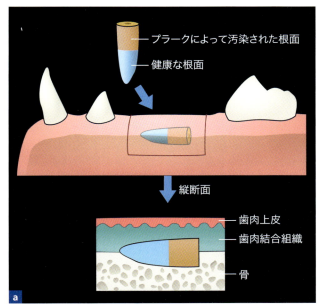
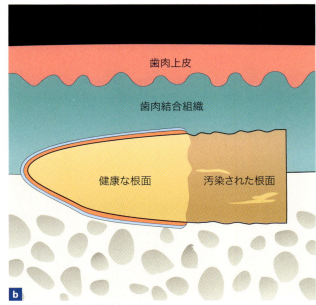

Fig 9 創傷の治癒過程から上皮を排除して新付着が起こるかどうかを調べた実験．＊参考文献73より改変
Fig 9a まず，実験的に歯根の半分の高さまで歯周組織の破壊をつくりだし，その歯根を残存骨レベルのところでノッチを入れて抜歯，歯冠部を除去した後に移植を行った．歯根の半面が骨内に埋まり，残り半面は歯肉結合組織に覆われるように顎骨内に埋め込んだ．こうすることによって，治癒創から上皮を排除した．
Fig 9b 約1年後の結果を表す模式図．根尖側，すなわち実験的歯周炎に罹患していない健康な歯根部では，周囲の組織との間に再付着が起こっていた．しかし，歯冠側，すなわち歯根膜を喪失している歯根部では，歯根吸収（侵襲性または炎症性の吸収と考えられる）と骨性癒着（アンキローシス）が生じていた．

膜のない根面に到達すれば，歯根吸収やアンキローシスが起こってしまうこと，を示した．さらにこの実験は，歯肉結合組織や骨由来の組織には，病的に露出した歯根面へ新付着を確立させる能力がないことも明らかにしている．

上記の治癒機転を模式図的に誇張して表してみよう．**Fig 10a** のような術前の状態の歯に，**Fig 10b** のような外科処置をしたとする．そして仮に歯根膜（P）と上皮（E）の再生をまったくストップさせ，骨（B）と歯肉結合組織（C）をそれぞれ先に再生させ，歯根膜のない歯根面に到達させる．すると，この時に起こる治癒は，**Fig 10c** のようになるはずである．しかし，現実には外科処置後に前記4つの組織（上皮，歯肉結合組織，骨，歯根膜）の再生が同時にスタートし，それぞれの増殖のスピードに差があるために，**Fig 10d** のような治癒がえられることになる．このことは，上皮はすみやかに根尖側へ埋入することによって，歯根吸収やアンキローシスから歯根を保護する役目を持っていることも示している．

1982年Nymanらは，ヒトの歯でミリポアフィルターを用いて新付着が可能かどうかの実験を行った[9]（**Fig 11**）．ミリポアフィルターは，生体の漿液成分は通過させるが，一定以上の大きさの細胞は通過させないという特徴をもつ人工合成膜の1つである．歯周炎に罹患した歯のフラップ手術を行い，肉芽組織の除去と注意深いスケーリングを行った後に，**Fig 11b** のようにこの膜を骨と歯肉結合組織の間に位置させ，歯肉の上皮および結合組織が歯根面に到達，接触することを防ぐようにした．そして3か月後に周囲の組織とともに抜歯し，組織学検査を行ったところ，術前に歯根膜が完全に失われていた歯根面に新セメント質の添加をともなった歯根膜の再生が起きていることを見つけた（**Fig 11d**）．すなわち，このような方法を採用することで，新付着をつくりだすことが可能になることがわかった．この方法は後に，組織誘導再生法（guided tissue regeneration：GTR法）と命名され，現在でも広く歯周再生治療に応用されている（**Fig 12, 13, 14**）．

外科処置後に起こる治癒の可能性を示す模式図

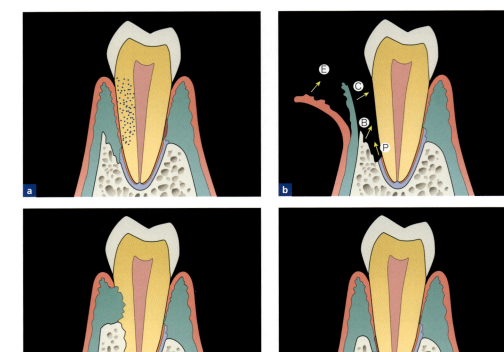

Fig 10a 術前．
Fig 10b 現実離れした治療であるが，外科処置後に上皮(E)，歯肉結合組織(C)，骨(B)，歯根膜(P)を別々に治癒に参加させることができた場合を想定している．
Fig 10c もし，上皮と歯根膜の再生を抑制し，骨と歯肉結合組織をそれぞれ別々に歯根面に到達させた場合，歯根と骨組織の間にはアンキローシスが，歯根と歯肉結合組織の間には侵襲性あるいは炎症性の吸収が生じるはずである．
Fig 10d 実際には，cのような治癒（問題）は起こらない．上皮・歯肉結合組織・骨・歯根膜を同時に治癒に参加させた場合，それぞれの組織の再生速度の違いから，まず上皮と歯肉結合組織が約1週間でポケット底まで到達し，骨組織は遅れて再生してくる．このことは，上皮の速やかな再生が歯根吸収を防いでいることを意味する．しかし，歯根膜は再生速度が遅い（歯冠側まで再生するのに約4週間かかる）ため，新付着は期待できないことも意味する．

GTR法と治癒を示す模式図

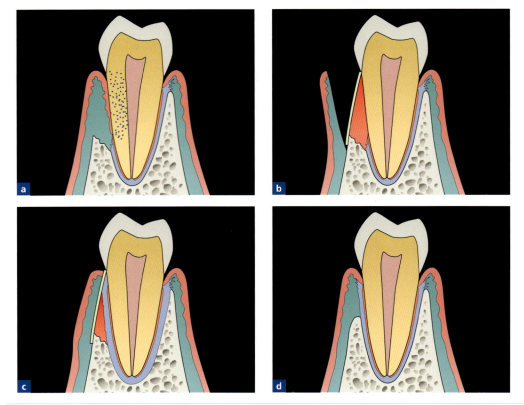

Fig 11a 術前．
Fig 11b 特殊なフィルターを骨と歯肉結合組織の間に設置し，歯肉結合組織と上皮が治癒創に入らないようにしていることを示す．
Fig 11c フィルターは4～6週間後に除去されるが，その間に骨欠損部へは歯根膜と骨細胞だけが増殖できる．再生速度は歯根膜が速いので，アンキローシスではなく新付着が生じることを示す．
Fig 11d 治癒後．新付着が獲得されたことを示す．

組織誘導再生法の臨床例① ＊Wiliam Becker の厚意による

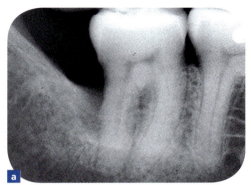
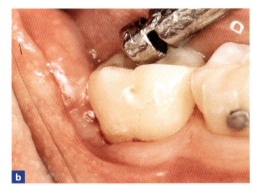
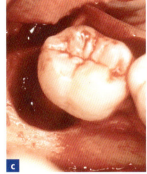

Fig 12a, b 術前.

Fig 12c ７｜遠心に3壁性の骨欠損がみられる.

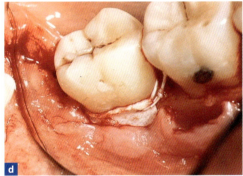
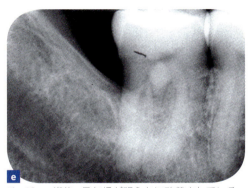

Fig 12d GTR膜（ゴアテックス）で欠損部を覆ってから，フラップを閉じた.

Fig 12e 術後. 骨欠損が明らかに改善されている.

組織誘導再生法の臨床例②

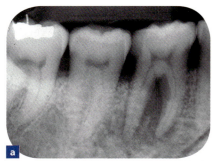
Fig 13a 術前. 53歳, 女性. 根分岐部に骨吸収像がみられる.

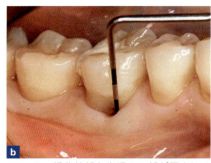
Fig 13b 根分岐部と歯根の一部が露出しており, プロービング値は約7mm.

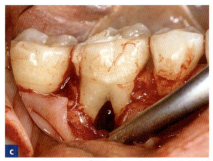
Fig 13c フラップ翻転時. 大きな骨欠損が確認できる. また, 根分岐部にはエナメル突起が伸びている.

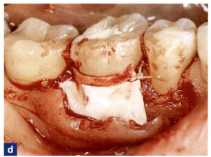
Fig 13d 肉芽組織の除去と根面の廓清を行ったあと, 欠損入口をGTR膜で覆った.

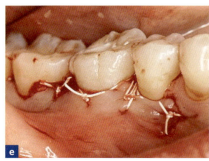
Fig 13e 術直後.

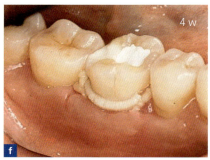
Fig 13f 4週間後. 膜の除去予定日. 膜がすでに露出している.

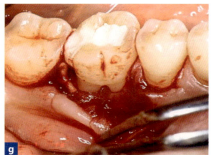
Fig 13g 2次手術時. GTR膜を除去したところ, 欠損部と歯根の一部は新生組織で満たされていた.

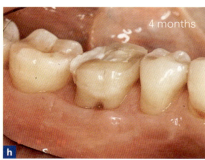
Fig 13h 4か月後.

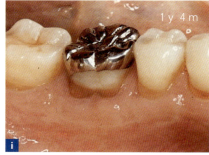
Fig 13i 1年4か月後.

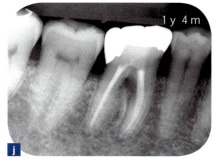
Fig 13j 1年4か月後のエックス線写真. 歯髄壊死が判明したので根管治療が行われている. 骨欠損の原因が歯髄感染であった可能性は否定できない.

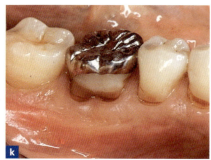
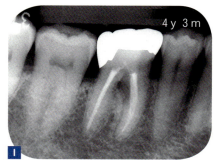
Fig 13k, l 4年3か月後. 根分岐部は完全に歯肉で覆われており, プローブは挿入できない. 骨欠損は, エナメル突起部を除いてほぼ完全に回復している.

組織誘導再生法の臨床例③——他家骨と吸収性膜を用いた歯周再生外科療法

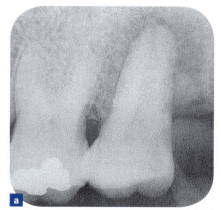

Fig 14a 術前．66歳，女性．7 に大きな骨透過像がみられる．

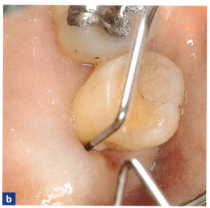

Fig 14b プロービング値は10mmを超えている．

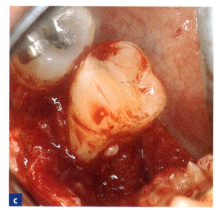

Fig 14c フラップ時．根面遠心にエナメル真珠がみられる．

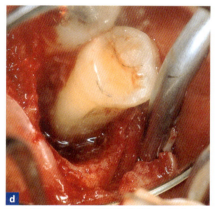

Fig 14d 欠損部の肉芽を掻把し，エナメル真珠を除去した．

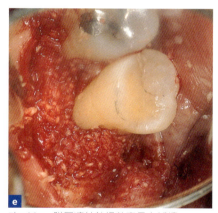

Fig 14e 脱灰凍結乾燥他家骨を補填．

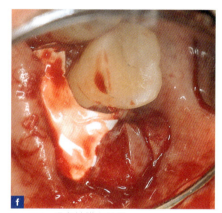

Fig 14f 吸収性膜を設置．

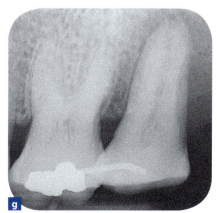

Fig 14g 2か月後．まだ骨吸収像は改善していない．

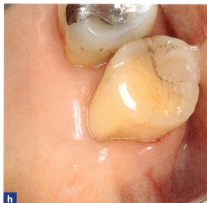

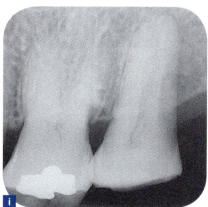

Fig 14h, i 1年5か月後．エックス線写真上で明らかな改善が認められる．プロービング値は遠心の1か所で4mmあるのみである．

骨移植

　骨移植は歯周再生外科療法のなかでも，おそらくもっとも高い頻度で選択される治療オプションであろう．歴史的にも多くの移植材が開発され，現在でも多くの選択肢が存在する．移植材を選択するうえで，移植材の役割を熟知したうえで判断することが望まれる．

骨移植材の役割

　骨再生にかぎらず，組織が再生するためには，足場（scaffold），成長因子（growth factor），幹細胞（stem cell）が必要であるが[10]，このことを踏まえて，骨移植の役割をまとめたい．

①骨伝導能（osteoconduction）

　既存（骨欠損周囲）の細胞（この場合は骨芽細胞や血管周囲細胞）が再生させたい場所まで移動してくる必要がある．

自家骨を用いた歯周再生外科療法

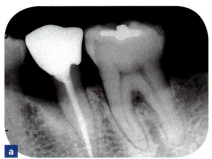
Fig 15a　術前．60歳，女性．「5の近心に歯周炎が原因と考えられる垂直性の骨欠損がみられる．

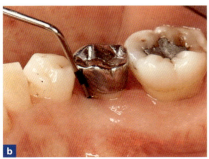
Fig 15b　プロービング値は約6mmである．

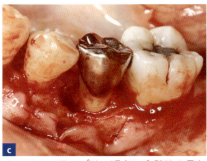
Fig 15c　フラップ時．近心に3壁性の骨欠損がみられる．

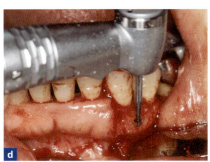
Fig 15d　[3 4部の頬側に骨隆起があり，その部位から自家骨を採取した．

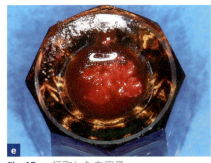
Fig 15e　採取した自家骨．

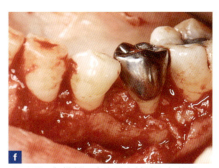
Fig 15f　欠損部へ自家骨を補填した状態．

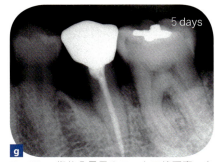
Fig 15g　術後5日目のエックス線写真．自家骨の削合片はエックス線写真に写らない．

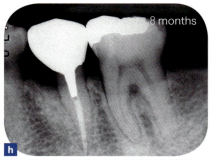
Fig 15h　8か月後．骨欠損の改善が明らかに認められる．

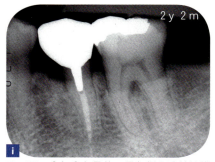
Fig 15i　2年2か月後．骨欠損の改善は維持されている．

また，その細胞がその場所で居座り，分裂増殖する間の場所確保性（スペース保持力）が必要である．このように，骨形成に必要な細胞の移動および分裂増殖のための足場を提供することを「骨伝導能」という．

②骨誘導能（osteoinduction）

特定の組織（この場合は骨）を増殖させようとする場合，骨芽細胞への分化増殖を促進する成長因子（この場合は主に骨形成タンパク〔bone morphogenic protein : BMP〕）が必要である，あるいはあったほうが好ましい．移植材が有している骨芽細胞や前骨芽細胞を誘導し，分裂を促進する能力を「骨誘導能」という．

③骨増殖能（osteoproliferation）

骨芽細胞あるいは骨芽細胞に分化できる幹細胞を移植して骨組織を再生させることを指す．既存の骨芽細胞が分裂増殖するのであれば，幹細胞の存在は絶対必要条件にはならないが，より多くの細胞を供給するという意味では，幹細胞移植が役立つ．しかし，細胞のがん化や幹細胞の口腔外での培養など，さまざまな難題があり，一般開業医が行う治療とはなりにくい．

骨移植材の種類

骨移植は使用する移植材の種類により以下のように細分類される．

①自家骨（autograft）

（1）口腔内骨

もっとも安全な移植材は，本人の口腔内のどこかから採取することである[11,12]．一般的には，骨欠損周囲の不規則な骨縁，骨隆起部，下顎枝前縁などである（**Fig 15**）．

（2）腸骨

腸骨から採取した骨で骨欠損を治すことが推奨された時代がある[13〜16]．腸骨採取には技術や患者の痛みなどの負担をともなうことや，腸骨移植では移植材の細胞活性が高いため，移植先で骨芽細胞が生き延び，直接歯根面に触れることでアンキローシスを引き起こす問題が時に生じたことなどにより，歯周組織再生への適応は現在あまりなされていない．

（3）その他の部位

腓骨や頭頂骨から移植材を採取する方法がある[17]．しかし，そこまでして歯周病でできた骨欠損を治そうする価値があるかどうかはわからない．

（4）海綿骨（spongy bone）／皮質骨（cortical bone）

骨は肉眼的・顕微鏡的特徴から皮質骨と海綿骨に区別できる．皮質骨は骨の外側に位置し，海綿骨は内側に存在して骨髄腔を形成・維持している．骨移植材を用いる目的の1つに，骨に含まれるBMPの利用がある．骨芽細胞により骨が形成される過程において骨基質内にはBMPが埋め込まれていくことから（**Fig 16**），骨移植材を削片として採取・使用する場合，皮質骨を利用したほうが海綿骨より有利であると考えられる[18]（単位体積あたりのBMPが多い）．

②他家骨（allograft）

（1）凍結乾燥他家骨（freeze-dried bone allograft : FDBA）

健康であったヒトの遺体から採取した骨を粉砕，熱処理して，移植材として使用する方法が発展した[12,19]．自

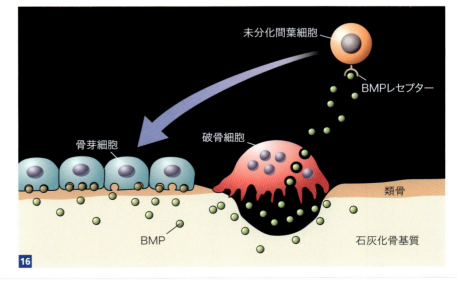

Fig 16　骨のリモデリングの仕組み．骨が形成されるとき，骨芽細胞が分泌したBMPは基質の中に埋め込まれ，破骨細胞による骨吸収の際に他の基質と一緒に溶出してくる．それが未分化間葉細胞や骨芽細胞の前駆細胞に作用することにより，新たに骨芽細胞を誘導してくる．この一連の分泌型シグナリングを matricrine という．＊参考文献74より転載（山本浩正先生の厚意による）

家骨は採取部位や量に制限があるために，同種（ヒト）の骨を用いようとする方法であり，現在でも一般的である．これによる免疫拒絶反応や感染の問題は報告されていない[20,21]．他家骨とはいえ，移植材に含まれるBMPの骨誘導能を利用できる[22,23]．

（2）脱灰凍結乾燥他家骨（demineralized freeze-dried bone allograft：DFDBA）

凍結乾燥他家骨と採取法は同じであるが，熱処理に加

脱灰凍結乾燥他家骨を用いた歯周再生外科療法

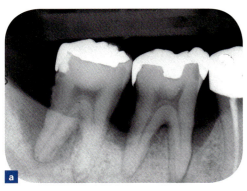
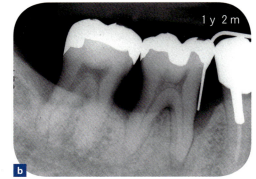

Fig 17a 術前．40歳，女性．7̄6̄の近遠心に歯周炎が原因と思われる垂直性の骨欠損がみられる．

Fig 17b 1年2か月後．ブラッシング・SRPなどの歯周初期治療で骨欠損の改善が得られたが，6̄の近心では改善が得られなかった．そこで，歯周再生外科療法を試みることになった．

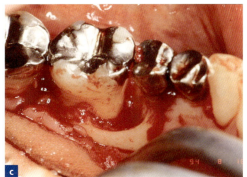
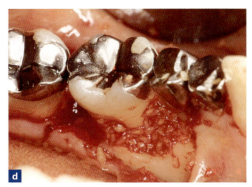

Fig 17c 近心舌側には3壁性の骨欠損がみられた．肉芽の除去，根面の廓清，骨欠損内面の皮質骨穿孔（decortication）を行った．

Fig 17d 欠損部に脱灰凍結乾燥他家骨を補填した．

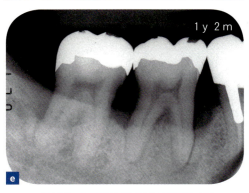
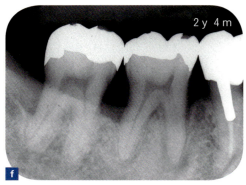

Fig 17e 外科処置直後のエックス線写真．脱灰凍結乾燥他家骨は，エックス線透過性であるため，写っていない．

Fig 17f 外科処置1年2か月後．骨欠損部に明らかな骨再生が認められる．

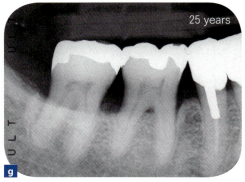
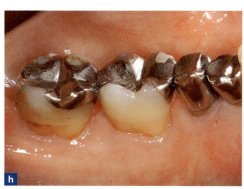

Fig 17g, h 初診から25年後．初診時にみられたすべての垂直性の骨欠損の改善が認められる．

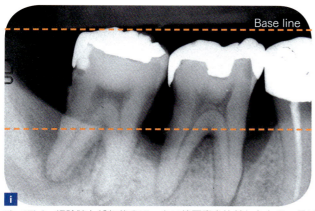 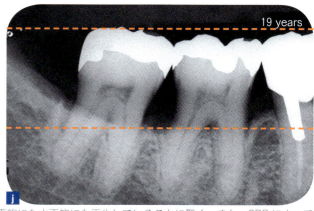

Fig 17i, j 初診時と19年後のエックス線写真を比較したもの．骨は，垂直的にも水平的にも再生していることに驚く．また，SRPによっても（非外科的でも）骨再生が起こることに注目したい．

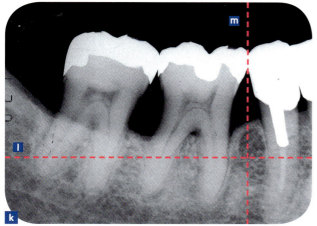 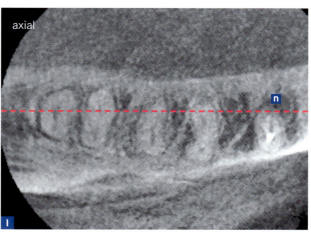

Fig 17k 初診から17年後のエックス線写真．同日にCBCTで三次元的に骨再生を観察した像がl〜nに示されている．

Fig 17l Fig 17kの点線l付近の断面．歯根全周で骨再生が生じている．

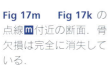 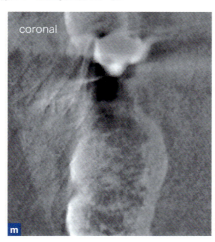 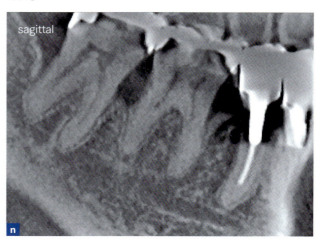

Fig 17m Fig 17kの点線m付近の断面．骨欠損は完全に消失している．

Fig 17n Fig 17lの点線n付近の断面．十分な骨再生がみられるものの，7の遠心ではおそらく上皮が埋入した状態で治癒が起こっているように想像される．

え酸で脱灰をすることで，骨移植材中のアパタイト成分をなくして使用する方法である．この方法のメリットは，移植材が自家骨で置き換わりやすいことである（**Fig 17**）．自家骨移植にしても他家骨移植にしても，移植材そのものが骨として発育するわけではなく，骨伝導能と骨誘導能を利用して，既存の自家骨が成長することを促している

るに過ぎない[24]．したがって，移植材は吸収されやすいほうが有利である（あまり早く吸収されるのも好ましくない）．この意味において，脱灰凍結乾燥骨のほうが非脱灰凍結乾燥骨より有利に働くと思われる．また，皮質骨から採取した移植材のほうが，海綿骨より多くのBMPを含有していると思われる[18]．

③異種骨(xenograft)
(1)牛の骨(bovine bone)

　安全な牛の骨を移植材として用いる方法は広く採用されている[25]．商品名は「Bio-Oss」(Geistrich・スイス，輸入販売：デンタリード)として，わが国でも販売されている．
　「Bio-Oss」の特徴は，骨顆粒の表面構造にある(**Fig 18**)．ヒトの骨芽細胞が定着しやすい構造をもつために，すぐれた骨伝導能を有していると思われる[26](**Fig 19**)．また，賦形性やスペース保持性にもすぐれている[27,28]．脱灰凍結乾燥他家骨と併用することで，骨誘導を付与することができることから，両者を混ぜて使用する臨床家は少なくない(**Fig 20**)．

(2)貝

　貝殻を粉砕して移植材として用いる製品(Interpore)が存在した[29]．現在ではほとんど使用されておらず，その効果は疑問である．

④人工代用物(alloplastic)
(1)β-3リン酸カルシウム(β-tricalcium phosphate)

　ハイドロキシアパタイトの前駆体であるβ-3リン酸カルシウムが移植材として現在でも市販されている．特徴は数か月で吸収され自家骨に置きかわることである[30]．しかし，表面性状が骨伝導能という点ですぐれているとはいえず，また移植材が流れ出やすいことから，使いやすい材料といえないかもしれない．

(2)医療用石膏(Plaster of Paris)

　滅菌した普通石膏を，単独あるいは他家骨と併用(混合)して骨欠損に入れる方法である．この普通石膏を用いた骨再生療法は，米国の骨再生療法の長い歴史のなかで今でも根強い支持者が存在する[31〜33]．

代用骨のマクロ孔構造　＊Geistlich Pharma AG, Wolhusen の厚意による

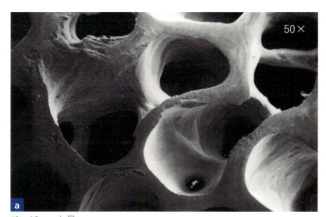
Fig 18a　人骨．

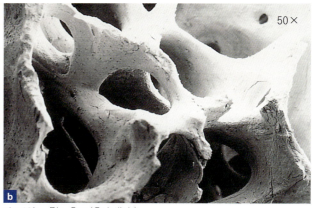
Fig 18b　Bio-Oss(Geistlich)．

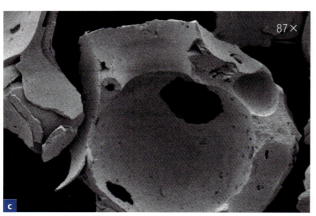
Fig 18c　β-3リン酸カルシウム．

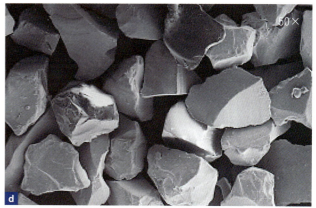
Fig 18d　ガラス顆粒．

「Bio-Oss」を用いた歯周再生外科療法

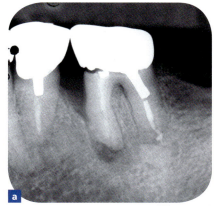
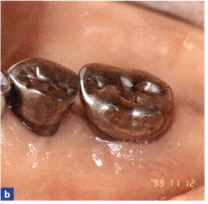

Fig 19a, b　術前．48歳，女性．6̄近心に垂直性の骨欠損がみられる．

Fig 19c　1か月後．根管処置終了時．

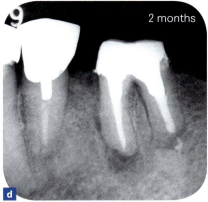
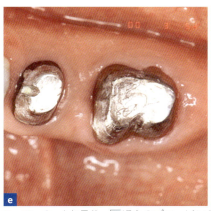

Fig 19d　2か月後．外科処置を行い，欠損部に「Bio-Oss」を填入した．

Fig 19e, f　4か月後．6̄近心のプロービング値は3mm以下になっている．

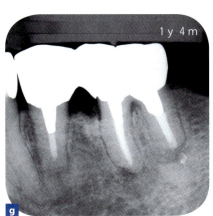
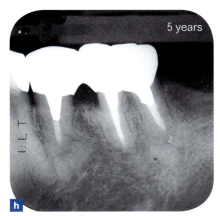
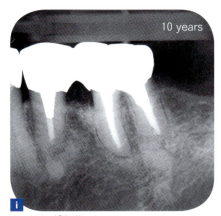

Fig 19g　1年4か月後．

Fig 19h　5年後．

Fig 19i　10年後．

脱灰凍結乾燥他家骨と「Bio-Oss」の混合補填による歯周再生外科療法

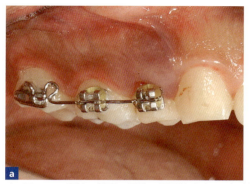
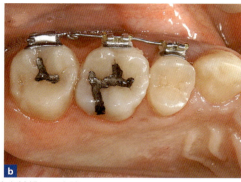
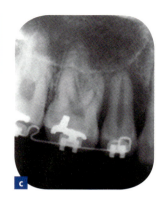

Fig 20a〜c　術前．29歳，男性．矯正治療中の 5| の治療を希望して来院．

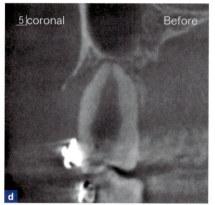
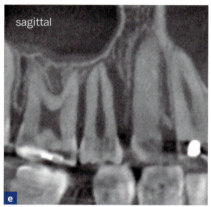
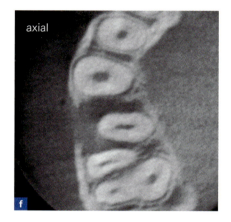

Fig 20d〜f　術前の CBCT 像．5| の近心から頬側にかけて 3 壁性の骨欠損がみられる．

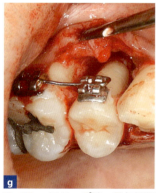
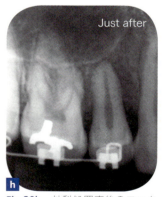
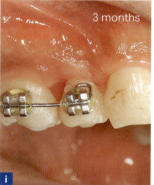
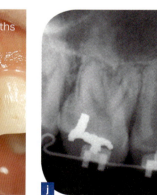

Fig 20g　フラップ時．骨欠損部から肉芽を除去し，根面の廓清を行ったあと，脱灰凍結乾燥他家骨と「Bio-Oss」を 3：7 の割合で混ぜたものを欠損部へ補填した．

Fig 20h　外科処置直後のエックス線写真．

Fig 20i, j　3 か月後．骨の透過像が減少している．

CHAPTER 6　歯周炎の治癒とは

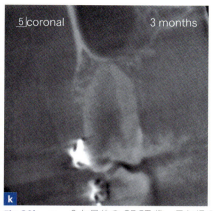
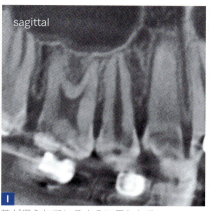
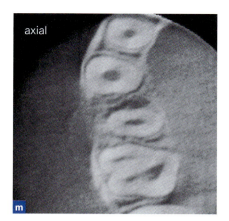

Fig 20k〜m　3か月後のCBCT像．骨欠損の改善が得られているように思われる．

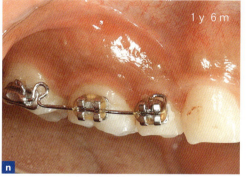
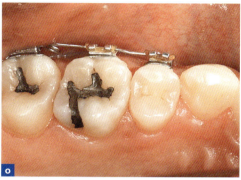
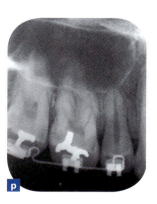

Fig 20n〜p　1年6か月後．骨の透過像は明らかに減少している．プロービング値は3mm．

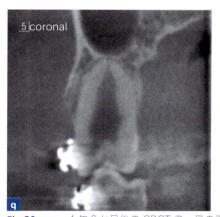
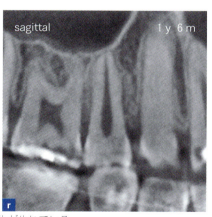
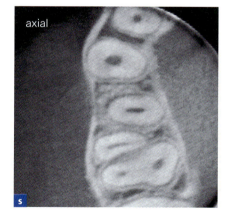

Fig 20q〜s　1年6か月後のCBCT像．骨の再生が生じている．

141

根面の薬剤処理

根面の薬剤処理とは，フラップ手術下で根面のデブライドメントを徹底的に行い，無毒で滑沢な根面を薬剤で処理することで，新付着を得ようとする試みである．

この方法は大きく分けて，根面のエッチング処理を行う場合と，細胞の増殖因子を用いる場合に分けられる．

根面の酸処理

①クエン酸

根面をクエン酸で脱灰処理することで，象牙質あるいはセメント質に存在するコラーゲン線維を露出させ，この露出線維と血餅のフィブリンが結合することで，上皮の根尖側の埋入を防ごうとする試みがある[34]．実際，これにより新付着が促進されることが証明されているが[35]，臨床では，根面コラーゲンとフィブリンとの結合が安定的に続かないことで，早期に上皮の埋入を許す結果となる（新付着は起きにくい）[36]．

②テトラサイクリン

上述のような目的には，テトラサイクリン[37,38]が有効である（Fig 21）．テトラサイクリンの飽和水溶液（pH 約2.0）を根面のデブライドメント後に2分間塗布することで，スメア層の除去と同時にコラーゲンを露出させることができる．さらに，テトラサイクリンにはキレート作用があり，歯根のアパタイトのカルシウムとキレート結合して48時間根面に付着し続けることが可能である．すなわち，テトラサイクリンの抗菌効果（歯周病原因菌であるグラム陰性桿菌に効く）が48時間持続できる．またテトラサイクリンには，抗コラーゲナーゼ作用があり，線維芽細胞に作用して，MMP（マトリックスメタロプロテアーゼ：タンパク融解酵素）の放出を抑える効果も有している[39]．テトラサイクリンの1種であるドキシサイクリン1日25mg を数か月服用することで，歯周組織の崩壊を遅延させようとする理論のもと，「Periostat」の商品名でヨーロッパや米国で歯周病治療薬が市販されているのは興味深い．この場合（25mg / day）のドキシサイクリンには抗菌作用はなく（菌交代現象を起こさない），抗コラーゲナーゼ作用のみを期待している[40]．

増殖（成長）因子の根面塗布

歯根膜の再生によって有利に作用するさまざまな増殖因子が試みられてきた．古くは，線維芽細胞が産生する細胞外基質の1つであるフィブロネクチンを根面に塗布し，線維芽細胞（歯根膜細胞）の遊走を促進させようとしたが[41〜43]，臨床効果はあまりなかったようである．

①エムドゲイン

現在でも多くの臨床家に用いられている代表的な増殖因子塗布法は「エムドゲイン®」（EMDOGAIN：以下，EMD）である．EMD の主成分はブタの歯胚から抽出したエナメルタンパクで，アメロジェニンを主成分としている．アメロジェニンは，ヘルトヴィッヒの上皮鞘（エナメル上皮）から分泌される増殖因子の1つで，歯乳頭の細胞を象牙芽細胞に分化させたり，歯小嚢の細胞を歯根膜の細胞（セメント芽細胞，線維芽細胞，骨芽細胞）に分化させるはたらきがあるようである[44]．また，上皮の根尖側への埋入を抑制する効果もあるようである[45]．動物実験や臨床で，歯周組織（骨と歯根膜）が再生することが報告されている[45〜47]．

筆者は20数例に EMD を試したが，思うような結果を出せなかった（Fig 22）．Cochrane review では，通常の歯周外科と比較して EMD を用いた場合，用いない場合より1.1mm 付着の獲得が多いことを報告している[48]．この差が臨床的にどのくらいの重要性をもつのかは，判断の分かれるところである．

②リグロス

FGF（fibroblast growth factor）-2が注目されている[49,50,69,70]（製品名「リグロス」科研製薬）．FGF は脳および下垂体において見出された線維芽細胞の増殖を促進するタンパク質であり，FGF-1〜FGF-23のファミリーが存在する．FGF-2は，線維芽細胞のみならず，血管内皮細胞，神経外胚葉系細胞，軟骨細胞など，多種類の細胞増殖を誘導することが知られている．とりわけ，血管新生促進作用や未分化間葉系幹細胞の多分化能を保持させたまま，その細胞増殖を促進する活性を有していることから，歯周再生療法への応用が期待されている．イヌおよびサルを用いた実験では，歯根膜および骨の再生と，上皮の根尖側への埋入が抑制されることが確かめられている[51]．

骨補填材を用いない歯周再生外科療法

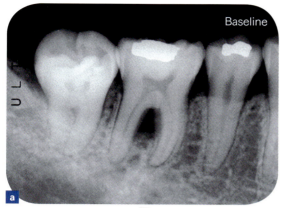
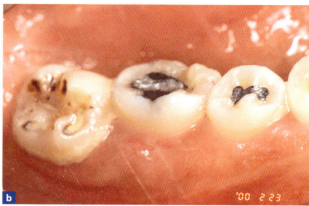

Fig 21a, b　術前．34歳，女性．6⏌のアブセスで出産予定日に急患で来院．フラップをわずかに開け，根分岐部の肉芽の掻把と根面の廓清を行い，根面にテトラサイクリン溶液を2分作用させた後にフラップを閉じた．

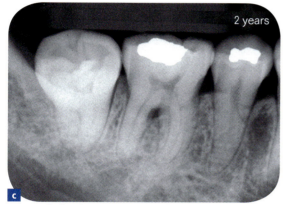
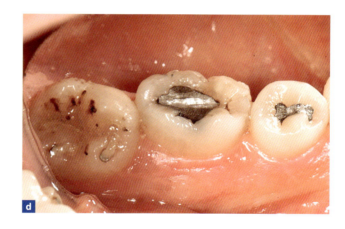

Fig 21c, d　術後2年．骨欠損の改善が得られている．

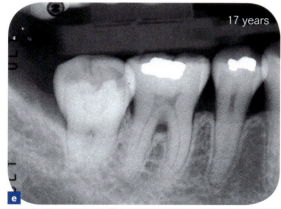
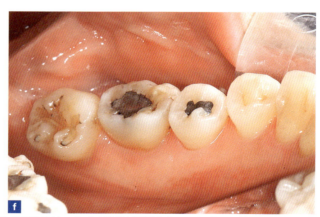

Fig 21e, f　術後17年．歯周炎の再発は起こっていない．根分岐部のわずかな透過像はエナメル突起が原因となっている．

また，安全性にも問題がないことが確認されている[52]（ただし，悪性腫瘍の既往のある患者は禁忌となっている）．臨床効果は今後の臨床結果を待って判断したい．

「Emdogain®」を用いた歯周再生外科療法

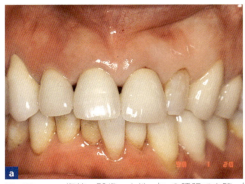
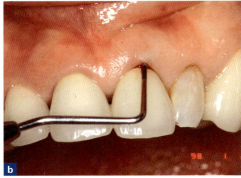
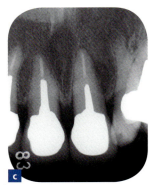

Fig 22a〜c 術前．53歳，女性．1│の腫脹で来院．1│の唇側には骨透過像がみられ，約6mmのプロービング値を示した．

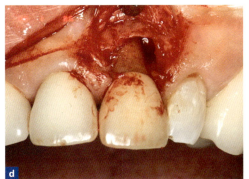
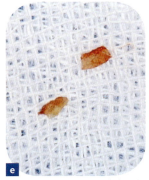
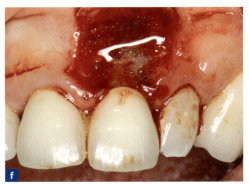

Fig 22d フラップを開けたところ，深い垂直性の骨欠損がみられた．

Fig 22e 欠損部から除去されたセメント質の破片．原因はセメント剥離であった．

Fig 22f 欠損部へ「Emdogain®」を填入した．

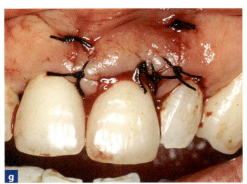
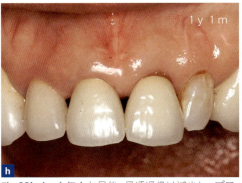

Fig 22g フラップ縫合時．

Fig 22h, i 1年1か月後．骨透過像は減少し，プロービング値は3mm以下になった．

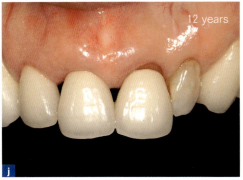
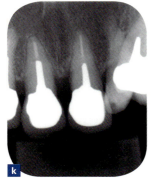
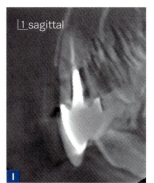

Fig 22j〜l 12年後，何も問題はみられないが，CBCT像では残念ながら唇側の骨は再生していない．もし，「Emdogain®」により理想的な治癒が生じた場合，新付着が得られるはずである．治療前の骨欠損の形態から判断して，新付着が生じれば，唇側の骨も再生されるはずである．したがって，この症例では，新付着は得られていないと判断したい．詳細は，150ページ「歯根膜と歯槽骨の関係」の項を参照されたい．

その他の方法

多血小板血漿(platelet-rich plasma：PRP)

血液を採取し，遠心分離器にかけて，血小板が濃縮された分画を用いて，歯周組織の再生を活性化させようとする試みである．この分画には，血清に含まれている各種の成長因子や遊走因子，血管活性因子などが濃縮されている．治療効果について，評価は一定していない[53,54]．

培養細胞移植

線維芽細胞のような歯根膜構成細胞，またはそれらに分化できる幹細胞を体外で培養し，欠損部へ入れることで歯周組織を再生させるような治療である．本人の細胞を培養すれば倫理的な問題は生じないが，簡便に一般開業医ができる治療とは考えにくい．

MTM (LOT)による骨のレベリング

MTMとはminor tooth movementの略であるが，国際的にはLOT (limited orthodontic treatment)という呼び名が現在では一般的であるかもしれない．日本語でいえば歯の小矯正(部分的歯牙矯正)ということになる．すなわち，「移動させたい歯(主に1歯)のみを，目的に応じて比較的短期間で移動し，その固定源となる歯をできるだけ動かさない」という矯正治療である．

MTMの目的には，生物学的幅径の再確立，垂直性の骨欠損の改善(レベリング)，補綴前処置，機能と審美の改善，萌出不全歯の萌出などがあるが，垂直性の骨欠損のレベリングは，歯周治療の一手段として極めて予知性・有効性が高い[55〜57]．

整直による骨欠損の改善

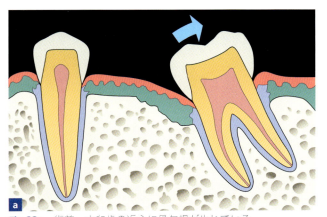

Fig 23a 術前．大臼歯の近心に骨欠損が生じている．

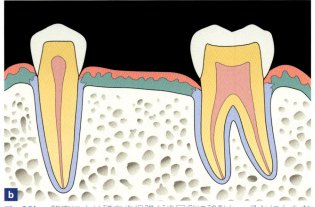

Fig 23b 整直により残存歯根膜が歯冠側に移動し，それにともない骨が添加される．

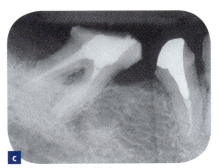

Fig 23c 臨床例．術前．

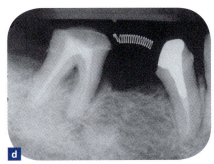

Fig 23d 整直直後．

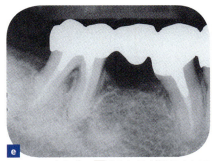

Fig 23e 1年後．7̄近心に骨が添加されていることが確認できる．

矯正的挺出による骨欠損の改善

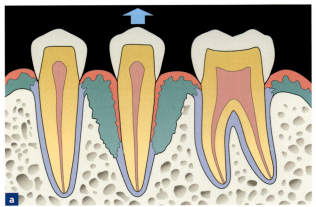

Fig 24a　術前．歯根膜の喪失と骨欠損が生じている．

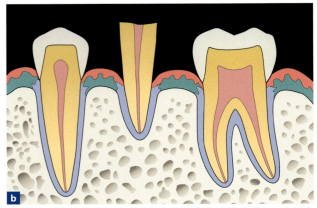

Fig 24b　術後．挺出により残存歯根膜が歯冠側に移動し，歯根全周に骨が添加される．

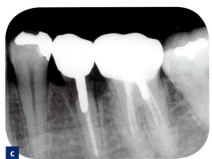

Fig 24c　術前のエックス線写真．

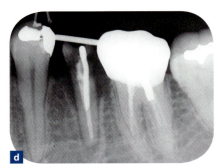

Fig 24d　挺出直後．

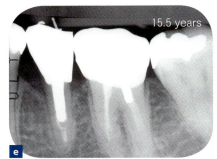

Fig 24e　術後15年6か月．

　近心傾斜している歯を整直（アップライト）させることで，近心にある垂直性の骨欠損を改善することができる（**Fig 23**）．また，近遠心にある垂直性の骨欠損，あるいは囲繞性の骨欠損を挺出（エクストルージョン）させることで改善することができる（**Fig 24**）．どちらの処置も，既存の歯根膜の位置が歯冠側に移動することで，骨組織が誘導される現象を利用したものである．これにより骨欠損が改善することから，骨組織に関しては再生療法の1つにMTMを加えることができるように思われる．

　MTMのメリットは，歯周再生外科療法と異なり，どんな骨欠損にも対応できること，歯根膜の移動にともない例外なく骨の再生が生じることである（**Fig 25〜28**）．したがって，予知性をもって骨のレベリング（水平化）を行えることから，メインテナンスしやすい歯周環境が構築でき，長期間の予後が良好になる．

　この原理を応用すれば，歯を咬合調整して自然挺出させることで，骨欠損を改善できる（**Fig 29**）．

矯正的挺出による垂直性骨欠損の改善例①

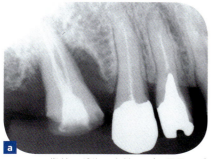

Fig 25a　術前．46歳，女性．7⏋の周囲に垂直性骨欠損がみられる．

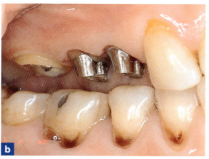

Fig 25b　5 4⏌の根管処置とポストコア装着後．7⏋の挺出を行う直前．

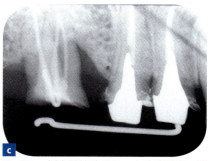

Fig 25c　挺出開始時のエックス線写真．挺出はやや遠心側へ歯を引っ張り，より大きい近心の骨欠損を改善するよう配慮した．

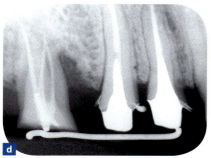
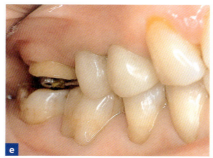

Fig 25d, e　挺出直後．装置は5 4⏌の暫間クラウンに装着されている．

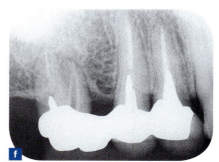

Fig 25f　4年8か月後．骨欠損が改善していることがわかる．

矯正的挺出による垂直性骨欠損の改善例②

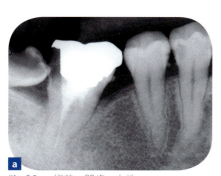

Fig 26a　術前．29歳，女性．

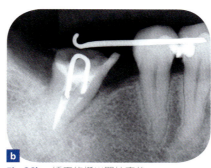

Fig 26b　矯正的挺出開始直後．

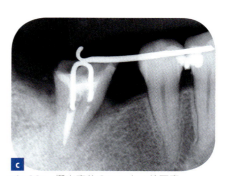

Fig 26c　挺出直後のエックス線写真．

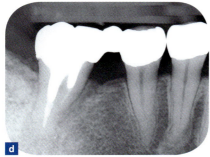

Fig 26d　術後4か月．骨欠損が改善されている．

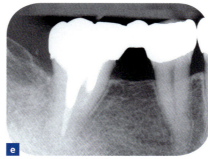

Fig 26e　4年9か月後．

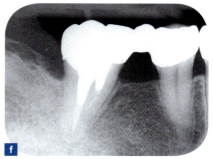

Fig 26f　7年4か月後．

矯正的挺出による垂直性骨欠損の改善例③

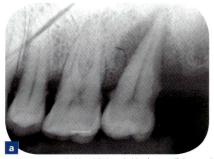
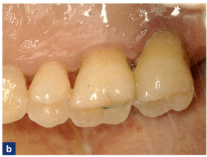
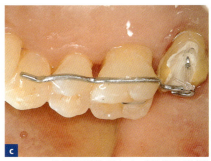

Fig 27a, b　術前．53歳，女性．|7の近心，口蓋側・遠心側にかけて骨欠損がみられる．プロービング値は，近心9mm，口蓋6mm，遠心6mmである．

Fig 27c　歯周初期治療および根管治療（挺出させるために便宜的に抜髄）後に矯正的挺出を開始した直後．

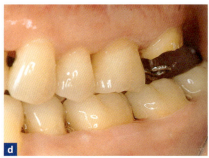
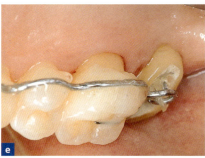
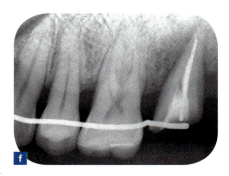

Fig 27d　第二大臼歯の場合，対合歯との距離が少なく，挺出できる長さが限られる．

Fig 27e, f　挺出直後．挺出開始から1か月後．

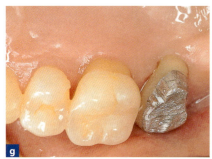
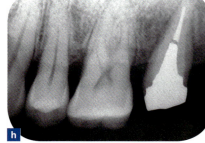
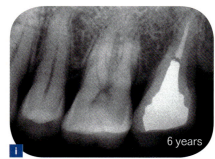

Fig 27g, h　挺出終了から4か月．骨欠損の改善が明らかである．

Fig 27i　術後6年．

整直・矯正的挺出による垂直性骨欠損の改善例と，長期術後経過

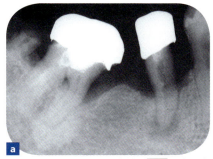

Fig 28a 術前．41歳，女性．7̲ 5̲に歯周炎が原因と考えられる垂直性の骨欠損がみられる．

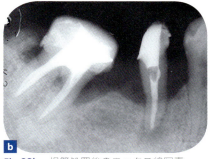

Fig 28b 根管処置後のエックス線写真．

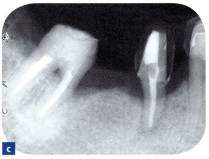

Fig 28c 歯周外科後のエックス線写真．根面の廓清と不規則な骨縁を整形した．

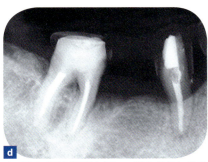

Fig 28d 7̲の整直を行い，近心の骨欠損を改善した．

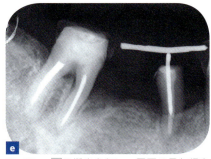

Fig 28e 5̲の挺出を行い，周囲の骨欠損を改善した．

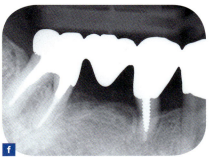

Fig 28f 術後3年6か月．骨のレベリング（水平化）が達成できている．

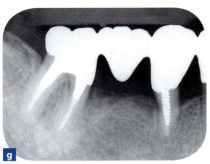

Fig 28g 術後8年．

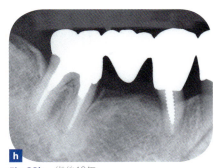

Fig 28h 術後13年．

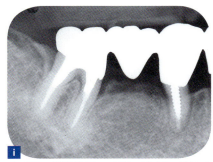

Fig 28i 術後18年．e に比べれば，骨は水平的にも再生してきているように思われる．

Fig 28j 術後20年．5̲に歯根破折が生じている．しかし，歯肉に炎症がないことや，破折部にプローブが挿入できないことから，治療は行わなかった．

Fig 28k 術後33年．歯肉の腫れはなく，何も問題は生じていない．再生した骨はより良い状態で維持されている．

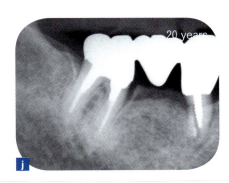

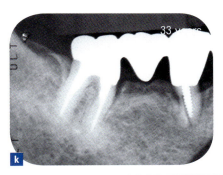

自然挺出による垂直性骨欠損の改善

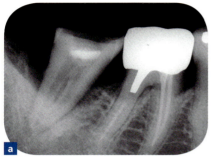
Fig 29a 術前．45歳，女性．咬合面を削合して，自然挺出を期待した．

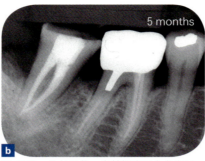
Fig 29b 5か月後．自然挺出にともない，近遠心の骨欠損の改善がみられる．

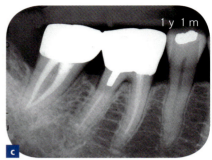
Fig 29c 1年1か月後．7 6には連結クラウンが装着されている．

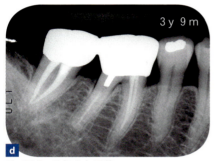
Fig 29d 3年9か月後．

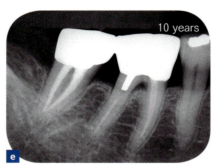
Fig 29e 10年後．

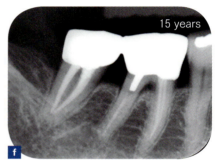
Fig 29f 15年後．

歯根膜と歯槽骨の関係──喪失と再生の関係

　歯周病以外に歯槽骨や歯根膜がなくなる歯科疾患として，外傷歯による脱離をあげることができる．脱離歯をもとの歯槽窩に戻す治療を再植というが，再植歯が助かるかどうかは脱離した歯に付着している歯根膜が生きているかどうかにかかっている[58]．もし，生きた歯根膜のない歯を再植すると，歯槽骨の吸収や歯根吸収が生じる．その逆に，保存不可能なまでに歯周組織が崩壊した部位へ，同一個人の口腔内にある不必要な歯を移植することで（自家歯牙移植で），歯周組織を回復させることができる．したがって，この治癒の現象を歯周治療における創傷の治癒の考察に応用することで，骨や歯根膜の再生の関係について洞察することができるように思われる．

　歯槽骨の発育成長あるいは維持には，歯根膜が深くかかわっている．発生学的に，歯根膜は歯小嚢の細胞から誘導分化されてくる[59~63]（**CHAPTER 3　Fig 7**参照）．歯根発育とともに歯小嚢の細胞は，セメント芽細胞・線維芽細胞・骨芽細胞に分化し，セメント芽細胞は象牙質の表面にセメント質を添加し，骨芽細胞は固有歯槽骨を骨側に形成する．歯根膜組織は骨芽細胞あるいは骨芽細胞に分化できる幹細胞を有して，必要に応じて固有歯槽骨を形成する能力を有する．

　Fig 30は，サルの実験で中切歯を抜歯し，口腔前庭の皮下組織へ移植した実験である．移植後わずか3週間で唇側の上皮結合組織と歯根膜の境界部に新生骨が形成されるが，この骨は歯根膜組織由来の細胞によって形成されたものである．

　Fig 31は，歯の移植の症例である．受容側の骨幅が不足しているため，移植された歯は唇側では完全に歯槽窩から飛び出している．しかし，時間の経過とともに歯根は固有歯槽骨で覆われてくるのがわかる．これは歯根膜細胞から派生した骨芽細胞により造成された骨と考えられる．同様に，前歯部の移植（**Fig 32**）でも唇側に骨の新生が認められる．

歯根膜と歯槽骨の関係

歯根膜の骨誘導能を示す実験　＊Jens O Andreasen 先生の厚意による

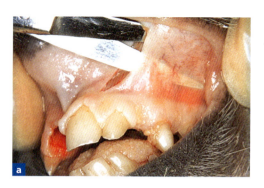
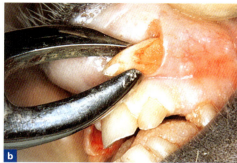
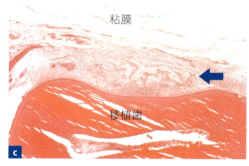
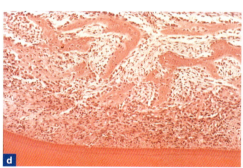

Fig 30a, b　サルの前歯を口腔前庭の粘膜下に移植を行う．
Fig 30c　3か月後の組織標本．移植歯の歯根膜と粘膜の間に骨組織の形成がみられる（矢印）．
Fig 30d　c の中央部の強拡大像．歯根膜は骨を形成する能力を有している．

移植歯でみる歯根膜の骨再生能

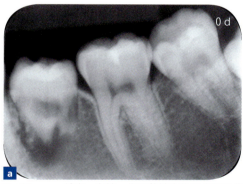
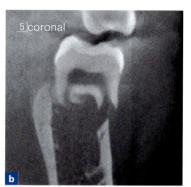
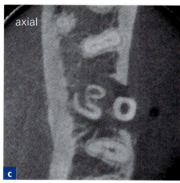

Fig 31a〜c　19歳，女性．歯の移植直後の CBCT 像．|8 を先天的歯牙欠損部である5| へ移植した．頬舌的スペースが不足していたため，頬側の皮質骨を削除して移植を行った．移植歯は受容側から露出した状態にあることがわかる．

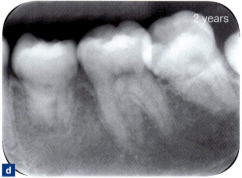
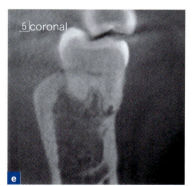
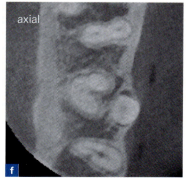

Fig 31d〜f　移植後2年の CBCT 像．移植歯の歯根は新生骨で覆われている．頬側の歯根表面の皮質骨は，歯根膜から由来する骨芽細胞によってつくられたと考えられる．

移植歯でみる歯根膜の骨再生能

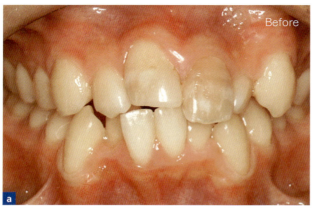
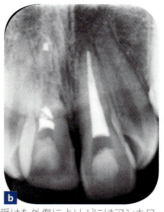
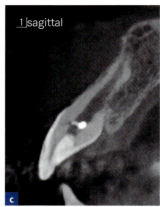

Fig 32a〜c　術前．13歳，男子．矯正治療を希望して来院．10歳時に受けた外傷により1|にはアンキローシスが生じている．

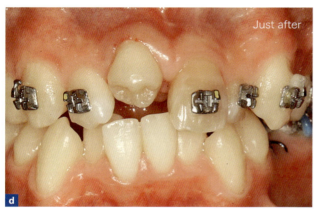
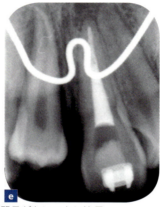
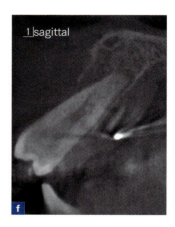

Fig 32d〜f　便宜抜去された|5を1|部へ移植を行った直後．唇側の皮質骨がないことに注目．

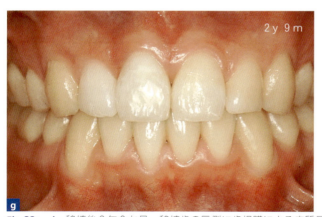
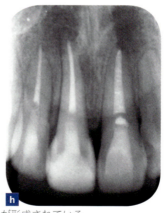
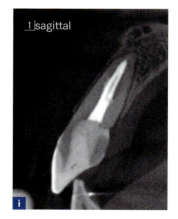

Fig 32g〜i　移植後2年9か月．移植歯の唇側に歯根膜による皮質骨が形成されている．

歯の萌出と，歯槽骨の成長発育

歯の萌出と歯槽骨の発育成長には密接な関係がある．Fig 33は，歯の萌出にともなう歯槽骨の垂直的および水平的発育量の関係を示したものである[64]．この臨床データは，顎堤の成長（高さの増大）が歯の萌出と深くかかわっていることを示している．

Fig 34は，おおまかな年齢別にみた上顎中切歯のコーンビームCT（以下，CBCT）像である（筆者の臨床データを大まかに分類したもので，年齢による歯と顎堤の位置関係は個人差がある）．このデータによっても，歯の萌出にともない顎堤が増大することがわかる．しかし，思春期までは唇側の歯槽骨は骨髄腔のある分厚い骨であるが，年齢が12歳を過ぎたあたりから一層の層板骨（固有歯槽骨）のみで形成され，この状態は終生続くことに気づく．いっぽう，口蓋側では年齢に関係なく骨髄腔をもった分厚い基底骨で覆われていることがわかる．

歯の萌出と，歯槽骨の成長発育

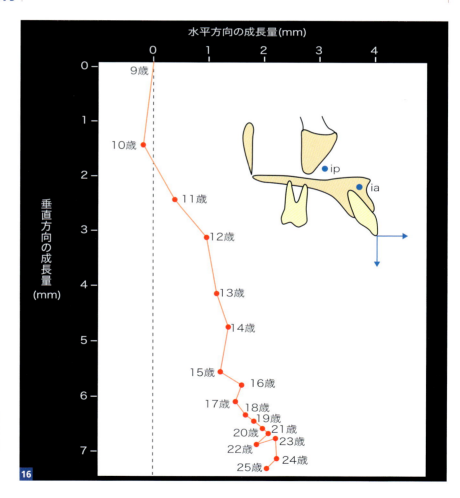

Fig 33 歯の萌出にともなう歯槽骨の垂直的および水平的発育量の関係[7]．歯の萌出にともない，歯槽骨は水平的にはわずかであるが，垂直的に大きな発育をすることを示す．
＊参考文献64より引用

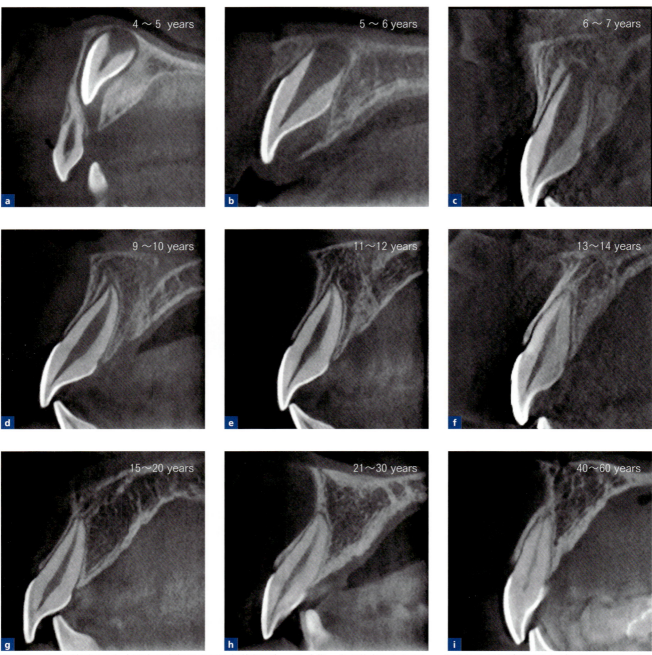

Fig 34a〜i 年齢別にみた上顎中切歯部のCBCT矢状断面(sagittal)像．歯の萌出にともない，歯槽骨の高さが増すことがわかる．そして，13歳ぐらいからは，唇側は一層の層板骨（固有歯槽骨）のみで歯槽骨が形成されていることがわかる．逆に口蓋側には，広い骨髄腔をもつ骨が年齢に関係なく存在している．

歯根の位置と歯槽骨

臨床では唇側歯槽骨と歯根の位置関係で興味深いことに気づく(**Fig 35**)．歯を外科的に挺出した場合，唇側の固有歯槽骨と歯根の間に大きな間隙ができる(**Fig 35d**)．ところが，数か月するとこの間隙はなくなり（間隙への骨新生は起きずに），歯根が術前と同じように一層の固有歯槽骨のみで覆われる(**Fig 35e, f**)．このことでわかるように，上顎中切歯（上顎前歯）の唇側歯槽骨は一層の層板骨（歯根膜由来の固有歯槽骨）のみで形成され，唇側の歯槽骨形態は健全な歯根膜を有する歯根の位置で決定される．いいかえれば，健全な歯根膜を有する歯が存在しても，ある一定以上の歯槽骨の幅を維持できないことを示している．

一方，**Fig 36**は，唇側および口蓋側が骨で当初覆われていた移植歯を，矯正で想定以上に口蓋側に移動させた症例である．歯槽骨から口蓋側へ大きく露出した歯根面には骨組織はみられない．この状態から歯を唇側へ移動したところ，口蓋側に骨組織が形成されたことが確認できた．すなわち，歯の位置が遺伝的な歯槽骨形態から大きく逸脱した場合，歯根膜があるからといって必ずしも固有歯槽骨が形成されるとは限らないということである．

歯根の位置と歯槽骨

①外科的挺出後の唇側骨形態の変化

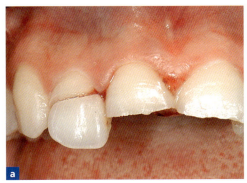
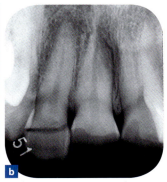
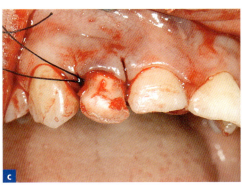

Fig 35a, b 術前．32歳，女性．1|1には歯冠破折が，2|には歯冠‐歯根破折がみられる．
Fig 35c 歯冠‐歯根破折により喪失した2|の生物学幅径を再確立するために，外科的挺出を行った直後．2|をいったん抜歯して，180度回転し，約4mm挺出させた位置で固定した．

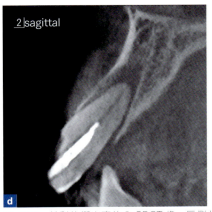
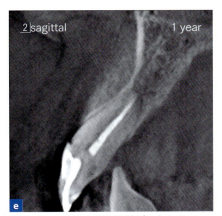
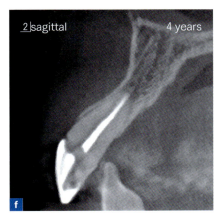

Fig 35d 外科的挺出直後のCBCT像．唇側から根尖部にかけて大きな隙間がみられる．
Fig 35e 1年後．唇側の層板骨（固有歯槽骨）は，歯の表面に寄り添うように，その位置を変えている．
Fig 35f 4年後．eと同じ状態が維持されている．
上記のことから，上顎中切歯部では以下のことが推察できる．
①唇側の歯槽骨の形態は，健全な歯根膜を有する歯の位置によって決定，維持される．
②歯根膜は，唇側に一層の層板骨を形成し，それを維持できる．

②歯根膜と骨再生の関係

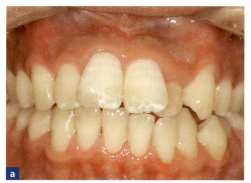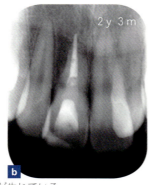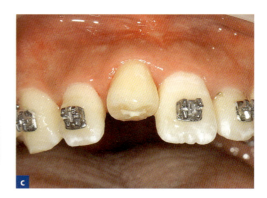

Fig 36a, b 術前．14歳，男子．1̲にアンキローシスが生じている．
Fig 36c 矯正の便宜抜去歯5̲|を1̲|部へ移植した．

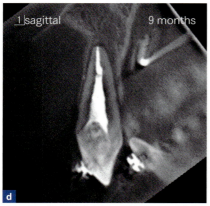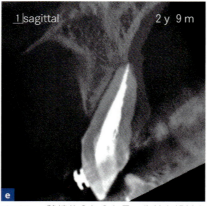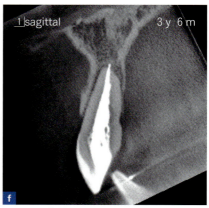

Fig 36d 移植後9か月．移植歯の歯根は骨で囲まれている．

Fig 36e 移植後2年9か月．歯軸を傾斜させすぎたため，歯根が口蓋側へ大きく突出した．口蓋側で歯根はもはや骨組織で覆われていない．再度，矯正治療で歯の傾斜を元に戻した．

Fig 36f 移植後3年6か月．歯軸を改善したところ，口蓋側の骨が再生していることが確認できた．

歯・歯根膜に依存した骨量

では，歯根膜がなくなった場合，歯槽骨はどのような変化を示すであろうか．外傷歯で脱離が生じ，やむなく遅延型再植（歯根膜が乾燥壊死した状態での再植）を受けた症例でその変化を追ってみよう．**Fig 37**は，他院で遅延型再植を受けた（と思われる）症例である．1̲|で遅延型再植3年8か月後に，歯根吸収が進行している（**Fig 37c, d**）．このときのCBCT像から，唇側の歯槽骨のみが吸収されることがわかる（**Fig 37e**）．また，吸収は歯髄腔のあたりまでであることがわかる（**Fig 37e**と**f**を比較）．

Fig 38は，1̲|が約8年前に他院で遅延型再植を受けた症例である．CBCT像で調べたところ，やはり唇側の骨のみが吸収を受けており，吸収は歯髄腔のあたりまでで

あった（**Fig 38g**と**i**または**h**を比較）．このような現象を11例の遅延型再植例で確かめたところ，すべてでおおむね同じ結果が得られた．すなわち，歯槽骨には，「健康な歯根膜をもつ歯がなくなると同時に，なくなってしまう骨量」（歯に依存した骨量：tooth dependent bone volume：以下，TDBV〔歯依存骨〕）と，「健全な歯（歯根膜）がなくなっても維持される骨量」（歯に依存しない骨量：tooth independent bone volume：以下，TIBV〔歯非依存骨〕）があることが判明した[3]（**Fig 38g, h**）．

もう1つ興味深い点は，アンキローシスの歯を抜いたのちに，抜歯窩の骨の高さが増すことである（**Fig 38i**と**Fig 38j**を比較）．すなわち，問題のある歯あるいは感染の除去により，骨欠損は周囲の骨の幅や高さに応じて自

歯・歯根膜に依存した骨量

遅延型再植でみられる骨吸像

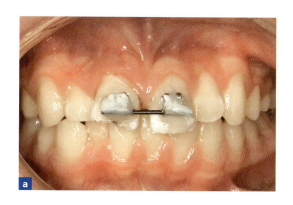
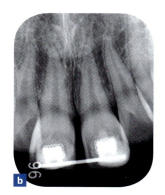

Fig 37a, b　術前．12歳9か月，男子．1|を他院で遅延型再植を受けたと思われる．外傷および治療から1日後に来院した状態．

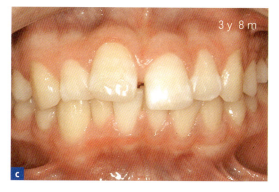

Fig 37c　3年8か月後の臨床写真．1|には低位咬合がみられる．
Fig 37d　3年8か月後のエックス線写真．歯根吸収（置換性吸収）が進行している．

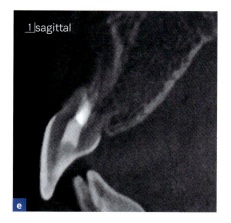
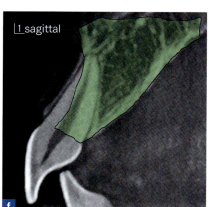

Fig 37e　1|のCBCT像．歯根が消失しつつあるが，骨吸収は唇側のみで生じている．
Fig 37f　外傷を受けていない（正常な）1|のCBCT像．eとfの状態を注意深く観察すると，1|の骨吸収は唇側のみでみられ，その進行は歯髄腔の位置までであることがわかる．図中の緑の影の部分は，eで残存している骨量とほぼ同形である．

然に骨造成，修復されることになる．この自然造成された骨を「受動的治癒骨量」（passive healing bone volume：PHBV）とよぶことができる．

以上の考察をまとめると，上顎中切歯部においては以下のことが想定される．

①上顎前歯部の歯根膜または歯そのものがなくなると，唇側の骨が吸収する．

②その吸収は，おおむね歯髄腔のあたりまでである

③歯槽骨には，「歯に依存する骨量」（tooth dependent bone volume: TDBV）と「歯に依存しない骨量」（tooth independent bone volume: TIBV）がある．

④骨欠損は周囲の骨レベルに応じて再生修復される．この部分を「受動的治癒骨量」（passive healing bone volume: PHBV）とよぶことができる．

歯根膜の喪失と骨の関係

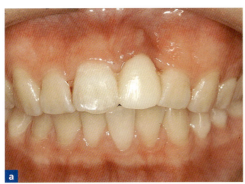
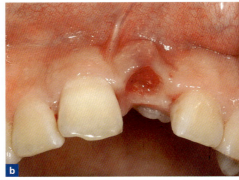
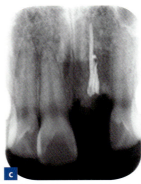

Fig 38a〜c　初診時．16歳，女子．|1 部の治療相談で来院．|1 は 8 歳時に遅延型再植を受け，アンキローシスが生じている．デコロネーション（根管充填材の除去と骨縁下 2 mm まで歯質を除去する）を行い，将来のインプラント治療に備えた．

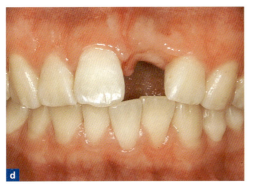
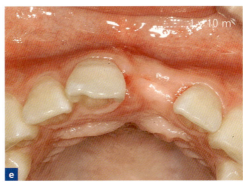
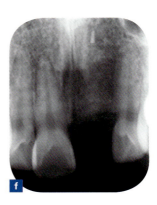

Fig 38d〜f　デコロネーション後 1 年 10 か月．残存歯質はほぼ吸収されている

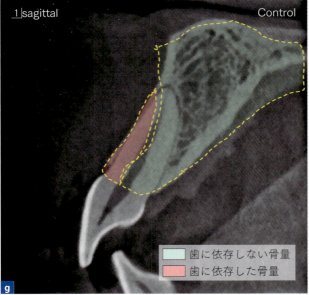
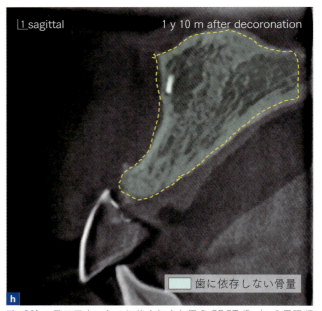

Fig 38g　初診から 1 年 1 か月後の外傷を受けていない |1 の CBCT 像．

Fig 38h　デコロネーション後 1 年 1 か月の CBCT 像．|1 の骨吸収は唇側のみでみられ，その進行は歯髄腔の位置までであることがわかる．

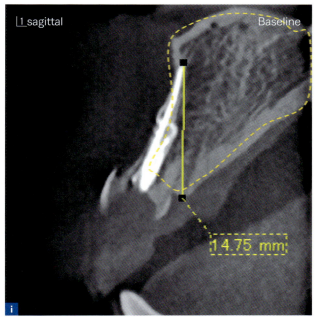
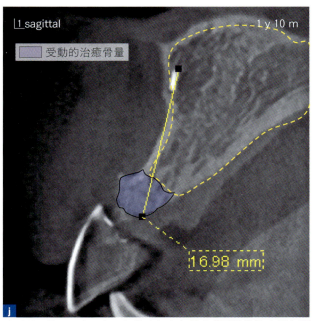

Fig 38i デコロネーション前の⏌1のCBCT像．骨吸収は唇側のみでみられ，その進行は歯髄腔の位置までであることがわかる．

Fig 38j デコロネーション後1年1か月のCBCT像（**h**と同じ画像）．青の部分はデコロネーション部に再生してきた骨量（＝受動的治癒骨量）である．すなわち，骨欠損は周囲の骨レベルに応じて，垂直的にも水平的にも修復再生される可能性があることが想定される．

なぜ唇側の歯槽骨が吸収するか

　上記の臨床観察では，歯根膜を喪失すると，唇側の歯槽骨が吸収を受けることが判明した．どうして口蓋側では生じず，唇側のみに起こるのであろうか？

　ヒトの顎・顔面・頭蓋の成長は，「縫合部での骨添加」，「骨表面でのリモデリング（骨の吸収と添加）」，そして「歯の萌出」により起こるといわれている（**Fig 39〜41**）[65]．顎の成長発育を上顎のみに注目すれば，顎骨は歯の萌出時期に合わせて後ろ（後臼歯方向），下方へ成長する（**Fig 40**）．一方，上顎骨の前歯部のリモデリングに注目した場合，前歯部の骨表面に吸収領域が（遺伝的なプログラムとして）存在することは興味深い（**Fig 41**）．

　さらに詳しく，上顎前歯部の骨の吸収と添加をみると（**Fig 42a**），鼻腔底と歯根の唇側表面に吸収域が存在し，口蓋側は添加域になっている．歯の萌出だけによる骨添加を考えた場合，歯は歯軸方向に萌出するので，上顎骨は前下方へ成長することになる（**Fig 42a**）．しかし，上記の上顎前歯部の骨のリモデリングがあるために，上顎前歯部の骨は全体的には下方へ成長することになる（**Fig 42b** ＊**Fig 33**参照）．実際，発育成長期（思春期の終了前）の外傷による脱落歯を遅延型再植した場合，アンキローシス（歯根膜がなくなり骨癒着した状態）により歯の萌出が停止した歯は，上顎の発育とともに唇側で根尖側へ位置するようになる（**Fig 42c, d**）．これは，顎の成長とともに周囲の健全な歯が下方へ移動したことを意味している．この症例に限らず，ほとんどすべての症例でアンキローシスに陥った歯は，周囲の歯に対して相対的に唇側および根尖側に移動（位置）することから，上記で考察した，上顎前歯部での骨のリモデリング（唇側での骨吸収と口蓋側での骨添加）のパターンが正しいことが想定できる．すなわち，「上顎前歯部の外側骨表面では，歯（歯根膜）がなくなると，あるレベルまでは遺伝的に吸収を起こす領域が存在すること」である．すなわち，「歯が存在しない基底骨部以外では，歯によって唇側の骨レベル（骨幅）が決定されていること」である（ただし，口蓋側に歯が転位している場合は例外である）．

　そこで，上記の考察結果を歯周炎とその治療に当てはめた場合，以下のような結論（推論）が導きだされる．

①歯周炎により歯根膜がなくなると，その部位のTDBV（歯依存骨）も喪失する．

②細菌感染を除去することにより，歯根膜が再生しなくてもTIBV（歯非依存骨）は自然回復できる可能性が高い．

　このことを実際の症例で確かめたのが**Fig 43**である．

なぜ唇側の歯槽骨が吸収するか

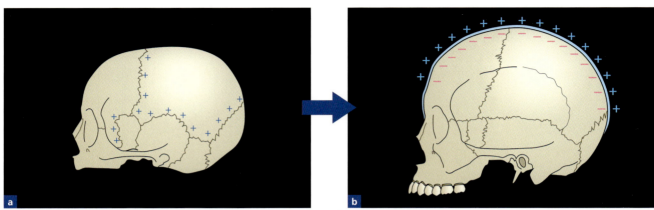

Fig 39a, b　頭蓋顔面の発育を示す模式図．小児(a)から成人(b)への頭蓋・顔面の発育は，縫合部での骨添加，骨表面でのリモデリング(表面での添加と内面での吸収)，そして歯の萌出によって生じる．＊参考文献65より引用・改変

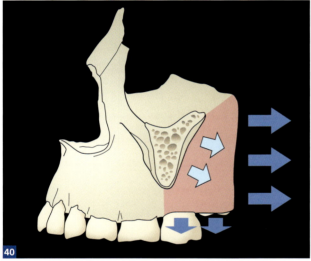

Fig 40　上顎骨の発育．上顎骨の発育は，歯の萌出に合わせて，後方および下方に成長することを示す．＊参考文献65より引用・改変

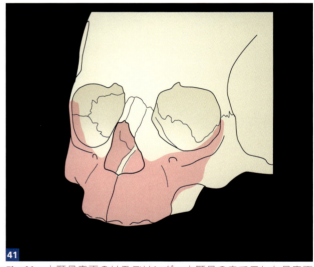

Fig 41　上顎骨表面のリモデリング．上顎骨の赤で示した骨表面では，リモデリングで吸収が生じることを示す．＊参考文献65より引用・改変

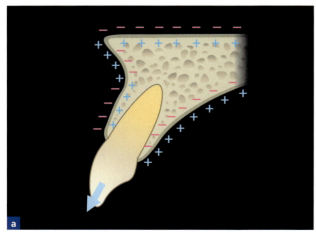

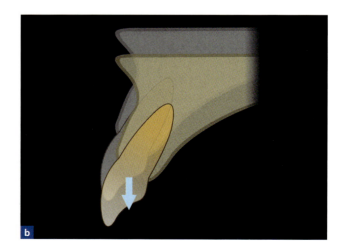

Fig 42　骨表面のリモデリングと歯の萌出の関係．
Fig 42a　上顎前歯部の骨のリモデリングパターン．＋は添加部，－は吸収部を示す．前歯は矢印の方向へ萌出しようとすることを示す．
Fig 42b　歯は唇側方向へ萌出しようとするが，骨のリモデリングが起こるために，上顎骨全体は下方向に成長することになることを示す．

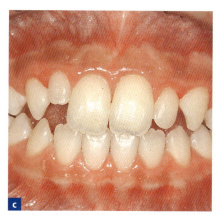
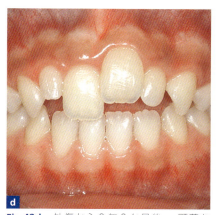
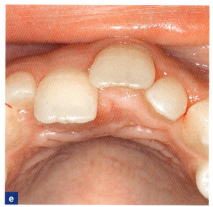

Fig 42c 8歳10か月，女子．約9か月前の外傷(脱離と遅延型再植)により1┘にアンキローシスが生じている．

Fig 42d 外傷から3年9か月後．顕著な低位咬合が生じている．

Fig 42e アンキローシスに陥った歯(1┘)は，隣在歯より唇側に位置していることがわかる．

重度の歯周炎に罹患し，垂直性の骨欠損が根尖近くまで進行していた4┘を抜歯をしたところ，歯石は舌側の半側にのみついており，唇側の半側には歯石はみられず，歯根膜と思われる軟組織が付着していた．すなわち，頬側のTDBV(歯依存骨)が保存されていたと考えられた．そこで，口腔外で4┘にSRPを行って元の抜歯窩に再植した．舌側の骨欠損は歯根膜が存在しなくても感染の除去により戻る可能性があったためである(舌側の骨はTIBV〔歯非依存骨〕で構成されている)．その結果，骨欠損は著しく改善し，歯の機能を回復させるのに成功した．舌側の歯周炎の治癒形態は主に長い上皮付着であると考えられるが，歯根形態が単根で砲弾形のため，ポケットの再形成は術後4年でも認められない．

③歯根膜の再生がない限り，失われたTDBV(歯依存骨)は再生・維持されない．いいかえれば，骨造成で骨をTIBV(歯非依存骨)以上に再生させても，長期間その新生骨を維持できない．

Fig 44は，保存可能までに歯周炎が進行した4┘を，異種骨(Bio-Oss)，吸収性メンブレンを用いた歯周再生外科療法を行った症例である．骨欠損はある程度回復し，歯の機能は17年後も回復・維持されている(**Fig 44a～z**)．CBCT像解析から(**Fig 44m～t**および**u～w**)，アンキローシスによる治癒が生じていることがわかるが，歯根膜がなくても骨はTIBV(歯非依存骨)まで回復すること，逆に歯根膜がなければ骨はTIBV(歯非依存骨)以上の骨を維持できないことを示している．

④TDBV(歯依存骨)をCBCTで確認することで，新付着(歯根膜の再生)が起こっているかどうかを確認できるかもしれない．

たとえば，上顎中切歯では，唇側の歯槽骨が再生・維持されているかどうかで，歯根膜が再生あるいは生存しているかどうかが判断できる場合がある(**Fig 31**，**Fig 32**参照)．

意図的再植でわかる歯周炎の治癒像

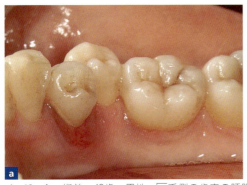
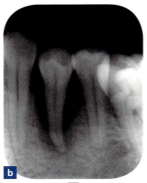

Fig 43a, b 術前．43歳，男性．|4舌側の歯肉の腫脹と動揺で来院．|4歯根周囲には垂直性の骨吸収像がみられる．

Fig 43c 意図的再植のために抜歯を行った．

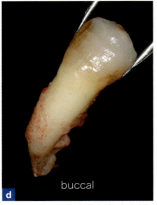
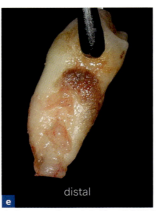
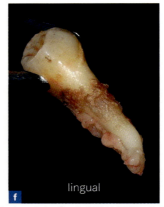
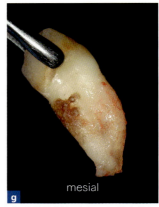

Fig 43d〜g 抜歯された歯を観察したところ，歯石は歯根の舌側半側しかみられず，歯根膜は唇側に全体の半分前後保存されているように思われた．また，歯根の形態はほぼ砲弾型で，凹面が少ないことから，再植後の再感染が起きにくいと判断した．

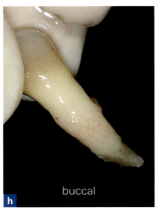
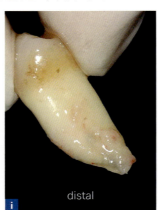
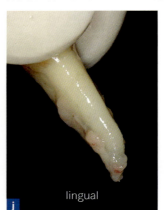
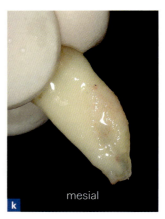

Fig 43h〜k 口腔外で超音波スケーラーを使い，生理食塩水注水下で根面の廓清を行った．

【次ページ】

Fig 43l〜n 意図的再植直後のCBCT像．唇側にはTDBV（歯依存骨）が，舌側にはTIBV（歯非依存骨）があることがわかる．唇側では歯根膜が保存されていたことから，将来TDBV（歯依存骨）が回復すること，舌側では感染の除去（根面の廓清）によりTIBV（歯非依存骨）が回復することが期待できる．

Fig 43o 意図的再植直後．舌側の内縁上皮を利用して歯の周囲に隙間がないように縫合した．この後，歯の固定を約7か月行った．また，その間に根管処置も完了した．

Fig 43p, q 術後10か月．歯肉の炎症はみられず，動揺度もわずかである．骨の透過像は著しく改善している．プロービング値は舌側で4mmである．

Fig 43r〜t 術後10か月のCBCT像．TIBV（歯非依存骨）もTDBV（歯依存骨）も改善している．

Fig 43u〜w 術後3年のCBCT像．歯周炎の再発はみられない．

CHAPTER 6　歯周炎の治癒とは

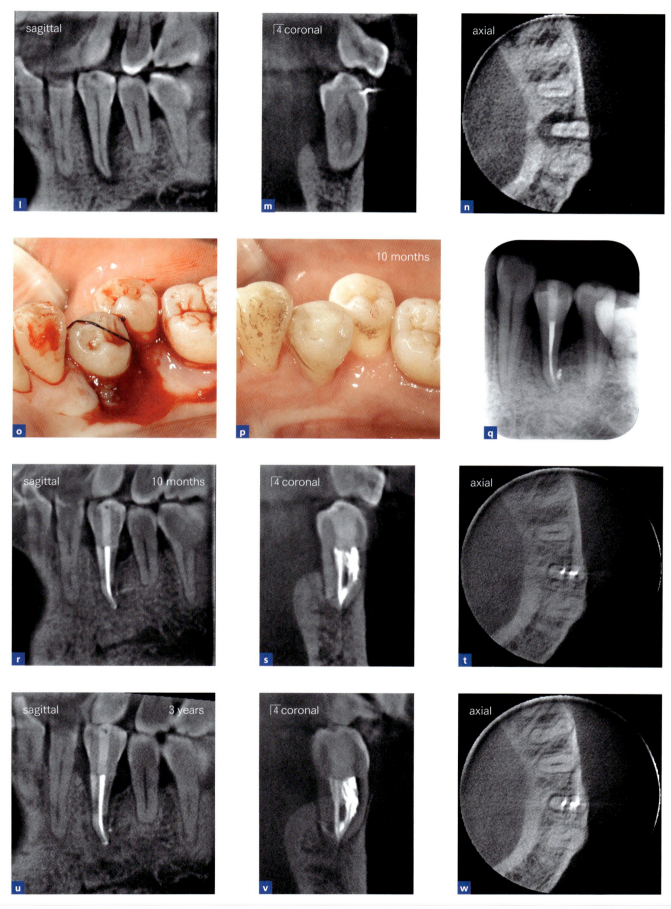

163

感染がなければ TIBV（歯非依存骨）は回復・維持できる

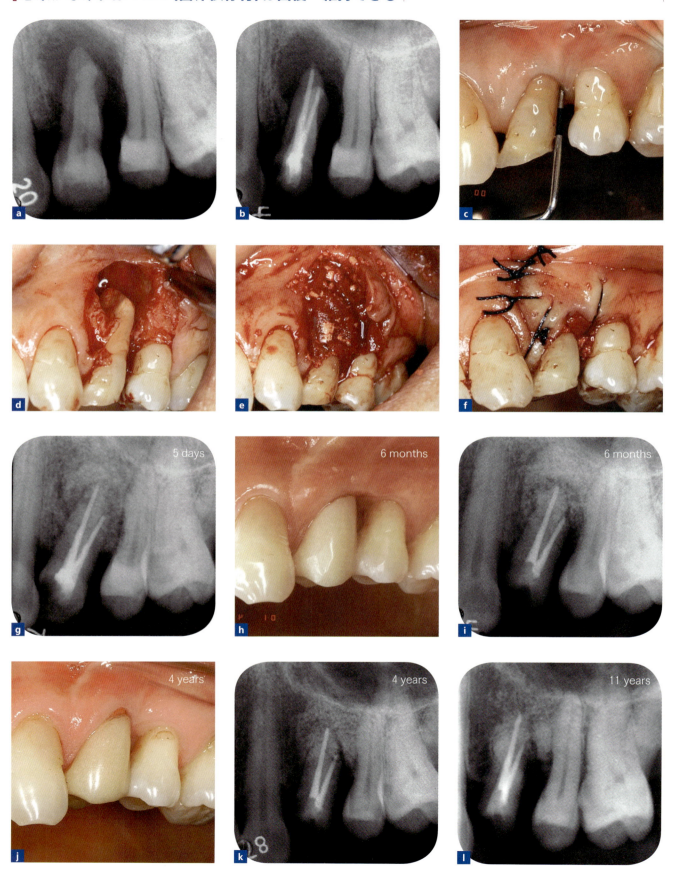

CHAPTER 6 歯周炎の治癒とは

【前ページ】
Fig 44a 術前のエックス線写真．52歳，女性．4 に大きな骨の透過像がみられる．EPT（−）．動揺度は3度に近い2度．
Fig 44b 4 の根管処置6か月後．骨欠損の改善はみられない．
Fig 44c 歯周再生外科療法前の状態．プロービング値は約6 mm．
Fig 44d 術中．大きな骨欠損があり，歯は歯根近心面に残存しているわずかな歯根膜のみで歯槽骨と付着していた．肉芽の掻把と，根尖まで付着していた歯石を除去し，念のためわずかな歯根端切除も行った．
Fig 44e 脱灰凍結乾燥他家骨と「Bio-Oss」を混ぜたものを骨欠損部へ補填し，欠損部全体を吸収性GTR膜で覆った．
Fig 44f フラップ手術終了時．
Fig 44g 術後5日目．「Bio-Oss」はエックス線不透過性のため，あたかも骨欠損が改善しているように見える．
Fig 44h, i 術後6か月．4 遠心の歯間部歯肉の陥没がみられる．骨補填材は5 近心の残存骨レベルまで消失している．
Fig 44j, k 術後4年のエックス線写真．
Fig 44l 術後11年．改善された骨欠損は維持されているものの，4 にはアンキローシスが生じている．プロービング値は4 の遠心に4 mm入るのみである．

Fig 44m, n〜t 術後7年のCBCT像（sagittal像）．mをもとに各部位を断層撮影したaxial像とcoronal像がn〜tに示されている．この結果を分析すれば，なくなってしまった歯根膜とTDBV（歯依存骨）を回復させることは困難であるが，TIBV（歯非依存骨）の回復は感染のコントロールがうまくいけば，それほど難しいことではないことを示している．

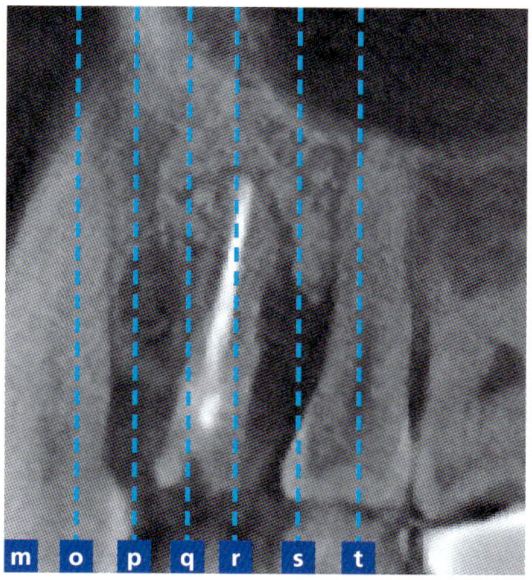

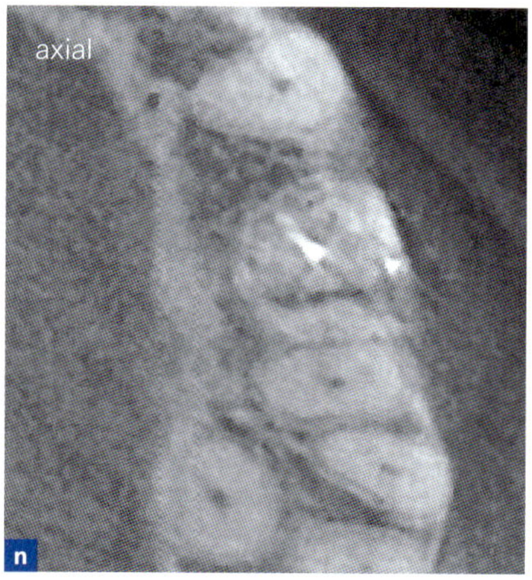

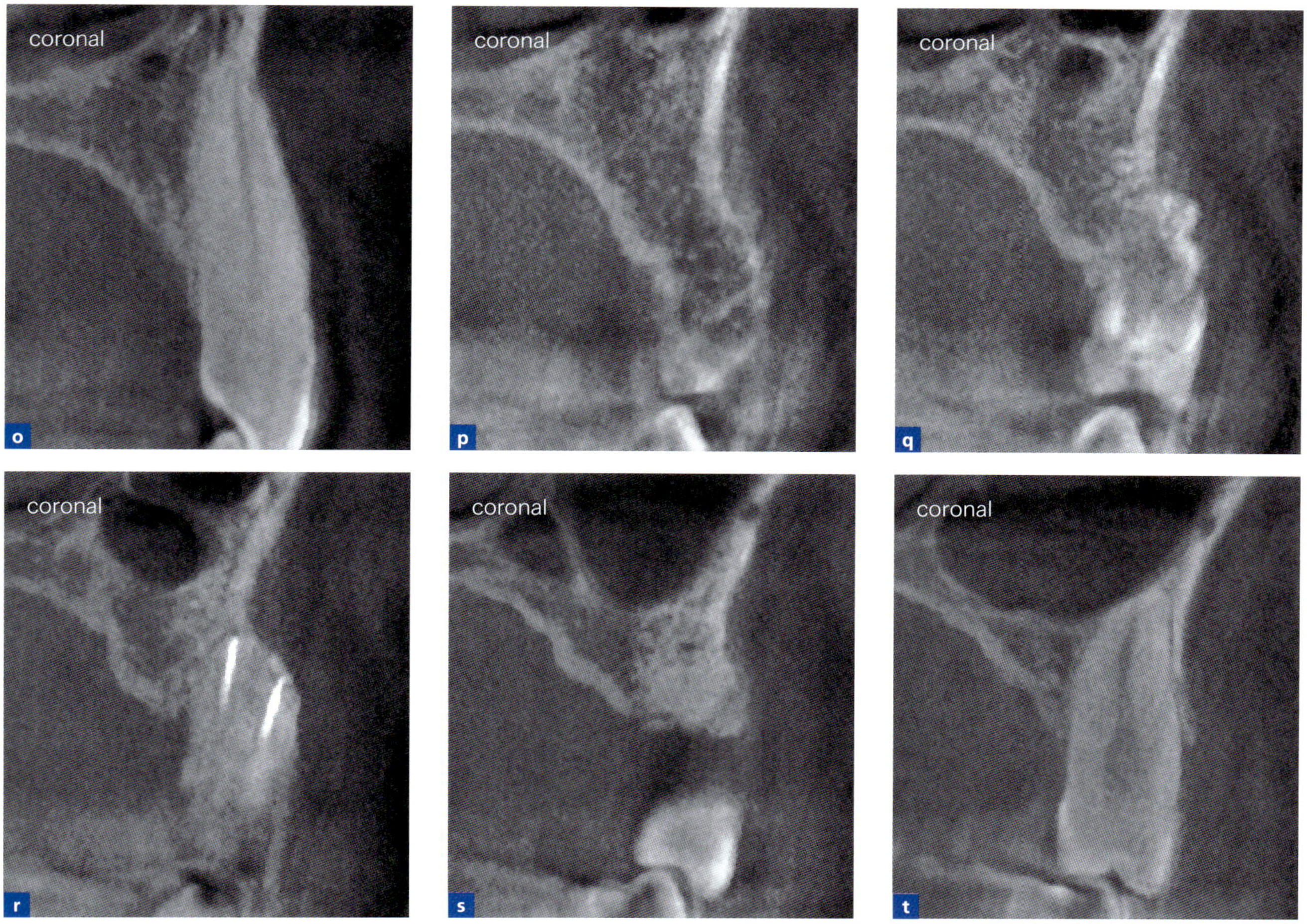

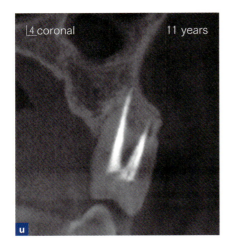
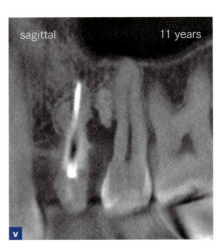
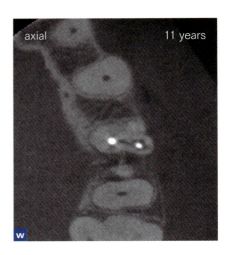
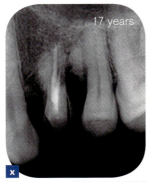
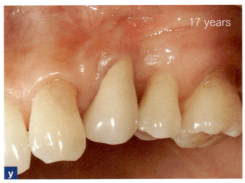
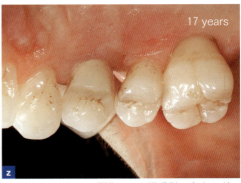

Fig 44u〜w 術後11年のCBCT像．歯根と骨の境界がなく，典型的なアンキローシスの像を呈している．**u**の画像では，頬舌側の2本のガッタパーチャポイントが根尖側3分の1で骨の中に取り残されている像がみえる．そして，この像と**r**と比較すると，TIBV（歯非依存骨）の形状は経年的に変わらず維持されることがわかる．

Fig 44x〜z 術後17年．理想とはかけ離れた治癒であるが，患者はこの回復された機能と審美に17年間満足している．

歯周炎の病態像と治癒像

　歯周炎が進行すると，歯根膜と歯槽骨が喪失する．前項の考察から，上顎前歯（**Fig 45a**）を例にとって崩壊が進行した状態を模式図に表せば **Fig 45b** のようになる．すなわち，唇側（TDBV〔歯依存骨〕のみで歯根が覆われている）では水平性の骨吸収が生じ，口蓋側（TDBV〔歯依存骨〕とTIBV〔歯非依存骨〕の両方で覆われている）では垂直性の骨欠損が生じる．次に，このような歯にSRPによる感染除去療法を行って自然治癒が生じた場合（**Fig 45c**），唇側では，歯肉の適合と長い上皮性付着が期待できるが，骨の再生は望めない（歯根膜がないので，TDBV（歯依存骨）はできない）．しかし，口蓋側では感染が除去されれば，歯根膜がなくても TIBV（歯非依存骨）は回復することから，骨再生をともなう長い上皮性付着が獲得されると考えられる．動物実験では，上皮性付着が自然治癒過程で新付着に置き換えられることが示されているが[66]，その程度（量）や予知性はヒトでは未知数である．

歯周炎の進行と臨床で起こる一般的な治癒形態を示す模式図

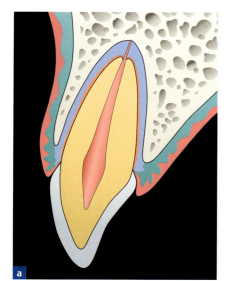

Fig 45a 　健全な歯周組織．

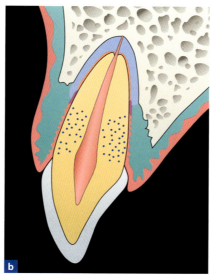

Fig 45b 　歯周炎が進行した状態を示す．唇側は，歯根膜の喪失にともない TDBV（歯依存骨）も同時に消失することから，水平性の骨吸収が生じる．口蓋側では，歯根膜の喪失により TDBV（歯依存骨）と同時に炎症の波及により TIBV（歯非依存骨）も消失する．したがって，垂直性の骨吸収が生じる．

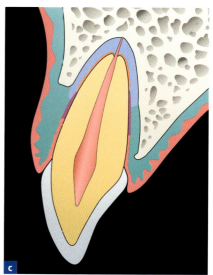

Fig 45c 　根面の廓清後の治癒像．唇側では，歯根膜が再生しないかぎり骨も再生・維持されないので，長い上皮性付着が最良のゴールである．しかし，口蓋側では，歯根膜の再生をともなわない，骨のみの再生（TIBV〔歯非依存骨〕の再生）が生じる可能性があることを示す．

歯周炎の治癒を示す臨床例

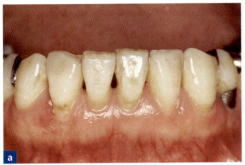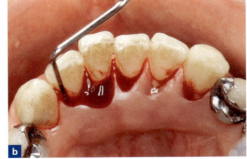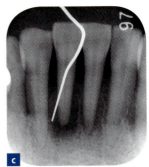

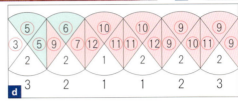

Fig 46a〜d　初診．48歳，女性．下顎前歯舌側の腫れと痛みで来院．プロービング値やBOPから，舌側に進行した歯周炎が生じていることがわかる．

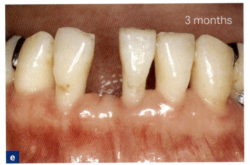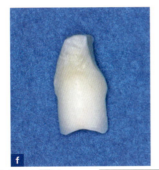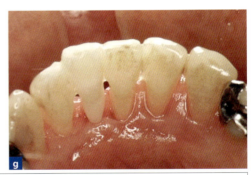

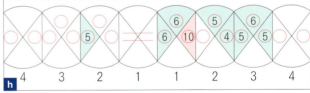

Fig 46e〜h　初診から3か月後．保存が困難と考えられた 1| はいったん抜歯し，3か月後に隣在歯に接着されている．その他の歯（3 2|1 2 3）はSRPによって治療が行われた．プロービング値は大きく改善しているが，まだ4〜10mmのプロービング値が残っている．

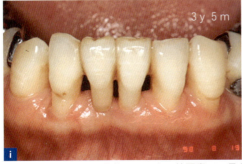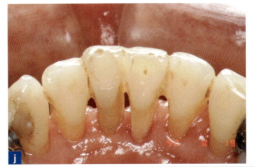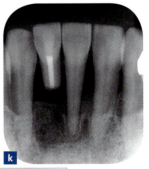

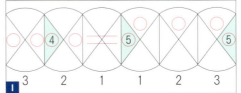

Fig 46i〜l　3年5か月後．エックス線写真で，骨が回復していることがうかがわれるが，まだ4〜5mmのプロービング値が残っている．

CHAPTER 6　歯周炎の治癒とは

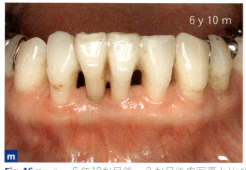
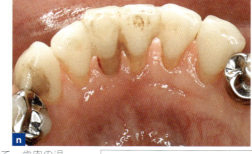
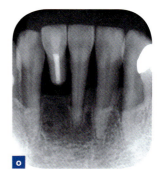

Fig 46m~p　6年10か月後．3か月後の写真と比べて，歯肉の退縮はほとんどないにもかかわらず，プロービング値は大きく改善している．また，エックス線写真では，骨の改善がより明瞭になっている．**Fig 1**あるいは**Fig 45**で考察されているさまざまな治癒が起こっていると考えられる．

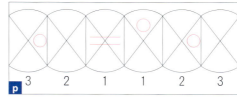

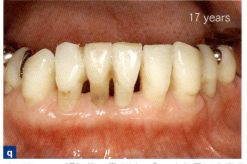
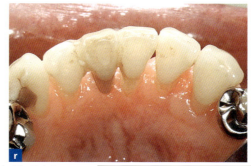
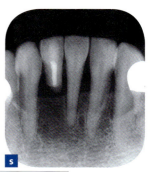

Fig 46q~t　17年後．患者は，3～4か月に1度のメインテナンスに通院を続けている．治癒が維持されている．

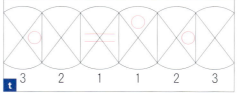

臨床例からみる治癒像

　果たして，臨床では実際どのような治癒が起こっているのであろうか？　**Fig 46**は，初診時に下顎前歯部舌側が重度の歯周炎により歯周組織が破壊されていた症例である．臨床写真・エックス線写真・プロービング値から，非外科療法とメインテナンスを通じて6年10か月かけて徐々に歯周組織が改善してきたのがわかる．歯肉が極端に大きく退縮していないにもかかわらず，プロービング値が改善したこと，エックス線写真から骨の改善が得られていることなどから，上項の治癒のパターンのいくつかの組み合わせが数年かけて徐々に起こってきていることが想像される．

　Fig 47は，やはり`1`に生じた歯周組織の重度崩壊部位におけるSRP後の治癒をCBCTで観察した症例である．通常のエックス線写真では，骨が理想的に再生してい

るように一見みえるが（**Fig 47g**），CBCT像では（**Fig 47i**），患歯の舌側には骨の再生はみられない．先の項で考察したように，いったん歯周炎で失われたTDBV（歯依存骨）は歯根膜の再生がない限り再生・維持されないことから，この部位での歯周炎の治癒はこのような治癒像がゴール（限界）となろう．逆にいえば，このような部位で不確実な歯周再生療法を行う意味があるかどうかを考える必要があろう．

　臼歯部における骨再生に関しても，骨が再生した症例をいくつも経験している（**Fig 14, 15, 17, 19, 20, 21**）．しかし，術後にCBCT検査を行っても明らかなTDBV（歯依存骨）の再生（新付着）を確認できていない．すなわち，骨の再生はTIBV（歯非依存骨）の部位にしかみられず，この部位では，CBCT像で新付着の有無を推測することはできない（**Fig 48**）．そして，動物実験から考察すれば，

169

TDBV（歯依存骨）は回復困難である

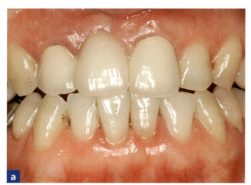
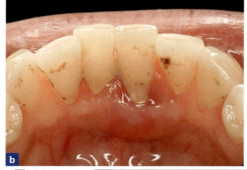
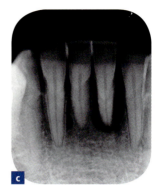

Fig 47a〜d 42歳，女性．「1の動揺を主訴として来院．「1には根尖近くまで進行した垂直性の骨吸収がみられる．

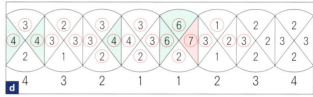

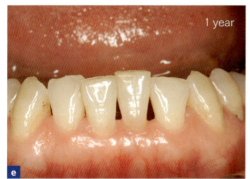
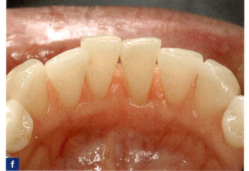
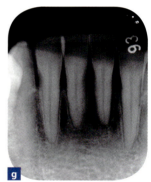

Fig 47e〜h 術後1年．「1骨吸収の明らかな改善がみられる．

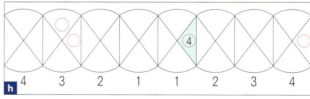

　上皮は入ったままであることが予想される[7]．しかし，骨の再生療法が成功するかどうかは，TDBV（歯依存骨）が失われているか，TIBV（歯非依存骨）が失われているかどうかで，ある程度予測できることになる（**Fig 48**）．すなわち，TIBV（歯非依存骨）の喪失は回復可能である．

　上記の考察は，Prichard JFが提示したintrabony technique（歯周組織再生外科療法）の正当性を支持しているに過ぎないかもしれない．彼は，3壁性の骨欠損は，移植材・薬剤・GTR膜などを使用しなくても歯周組織は再生可能であることを示している．狭くて深い垂直性の骨欠損部で歯周外科処置を行った場合，上皮の埋入を遅延させることができることから，ある程度の「新付着」

が生じる可能性もある（**Fig 7**参照）．その意味で，筆者が最初に経験した歯周再生外科療法（**Fig 49**）を振り返ることは有意義である．

　一見すれば，「新付着」による治癒は理想的かつ究極のゴールであり，患者にとっても術者にとっても最良のゴールである．しかし，過去30年間で開発されたさまざまな歯周再生外科療法は，臨床家に可能性を示したが，定着した術式とはなりえていない．もし，「新付着」による治癒を約束するような術式があるなら，これほどまでに多くの再生療法が現れては消えていくことはなかっただろうし，現在も歯周治療に苦慮する必要がないに違いない．

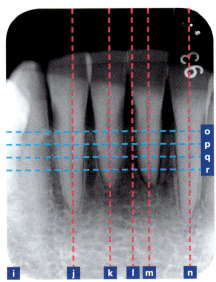

Fig 47i〜r 術後1年の下顎前歯部のエックス線三次元画像解析．デンタルエックス線写真上に提示したそれぞれの文字付線に一致した部位の断面が示されている．これらをみると，一見エックス線写真上で骨再生しているように見える1の舌側の骨は，ほとんど再生していないことがわかる．これは，下顎前歯のように頬舌側がTDBV（歯依存骨）で覆われているような部位では，いったん歯周炎が進行すると，歯根膜と同時に骨も喪失する．このような部位では，歯根膜が再生しない限り歯槽骨の再生も期待できないことを示している．逆にこのような部位に骨の再生療法を行っても，歯根膜が再生して定着しない限り，新生された骨は維持されないことを示している．

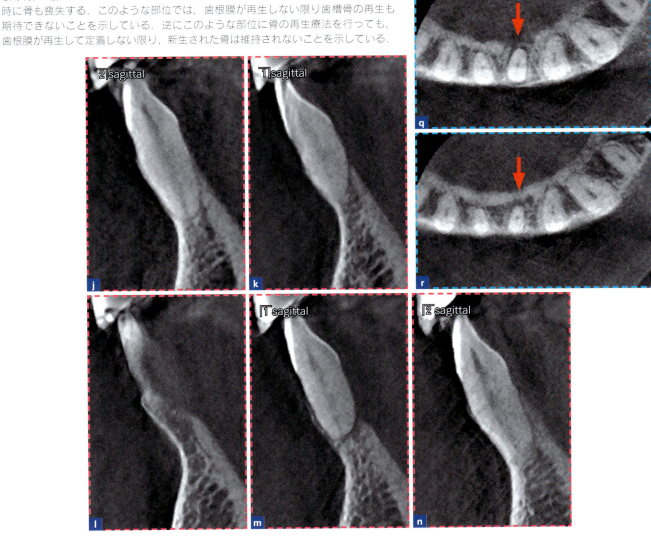

TIBV（歯非依存骨）は回復可能

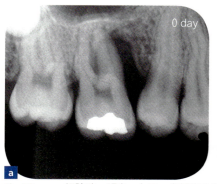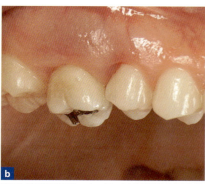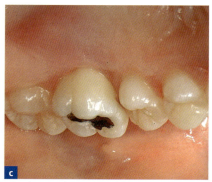

Fig 48a〜c 初診時．17歳，女子．全顎的な歯周炎の治療で来院．とくに6⏌の骨吸収の進行が著明である．プロービング値は，頬側10mm，近心頬側15mm，近心口蓋側12mm，口蓋側8mm，遠心頬側5mm，遠心口蓋側3mmである．

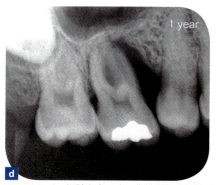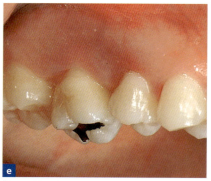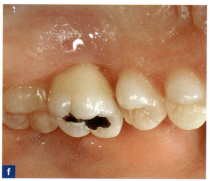

Fig 48d〜f 初診から1年．非外科的歯周治療の後，再SRPとメインテナンスで経過観察を行ったが，6⏌の骨欠損はまったく改善していない．プロービング値は，頬側7mm，近心頬側10mm，近心口蓋側8mm，口蓋側8mm，遠心頬側4mm，遠心口蓋側3mmである．

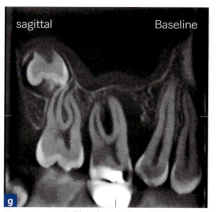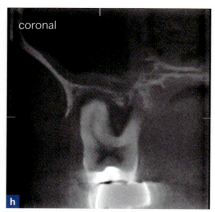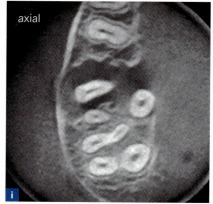

Fig 48g〜i 初診から1年後のCBCT像．骨欠損の形態診断の結果，歯根の周囲にTIBV（歯非依存骨）がまだ多く存在することから，歯周再生外科療法の適応症と判断された．

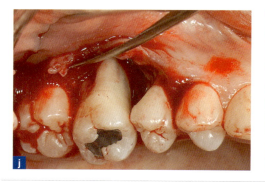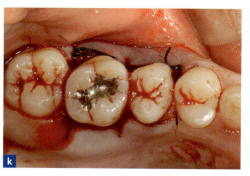

Fig 48j フラップ手術時．肉芽の除去と根面の廓清を行い，欠損部へβ-3リン酸カルシウムを補填した．

Fig 48k 術直後．

CHAPTER 6 歯周炎の治癒とは

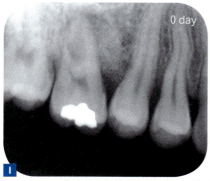
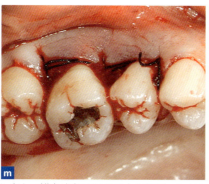
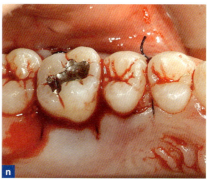

Fig 48l~n 術直後．骨欠損はβ-3リン酸カルシウムで満たされていることに注目．しかし，この患者は血小板が減少しており，手術後の止血に深夜まで要した．

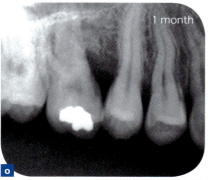
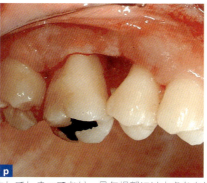
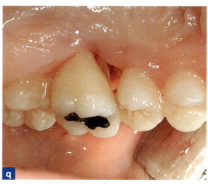

Fig 48o~q 術後1か月．大半の骨補塡材が流失してしまっており，骨欠損部には大きなクレーター状の歯肉の陥没が生じている．

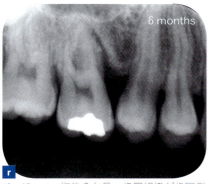
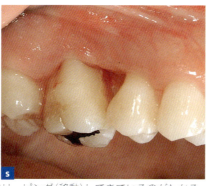
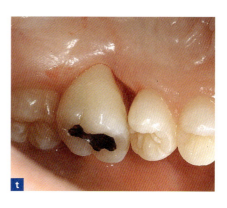

Fig 48r~t 術後6か月．歯周組織が歯冠側へクリーピング（移動）してきているのがわかる．

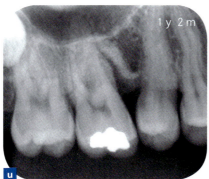
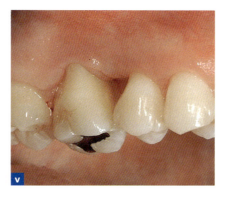
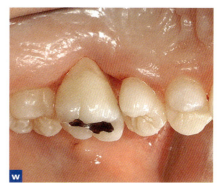

Fig 48u~w 術後1年2か月．

173

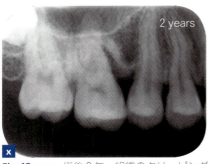
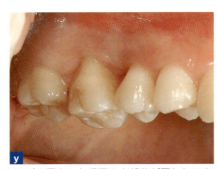
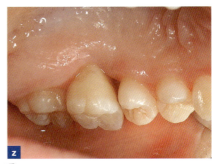

Fig 48x〜z 術後2年．組織のクリーピングにより 6| の露出した根面の大部分が覆われてきている．

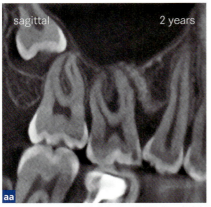
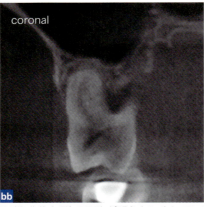
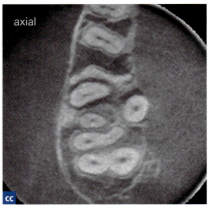

Fig 48aa〜cc 術後2年のCBCT像．頬側のTIBV（歯非依存骨）の再生が明らかに生じている．しかし，口蓋根の近心側の骨はTDBV（歯依存骨）であったため，再生はほとんど生じていない．

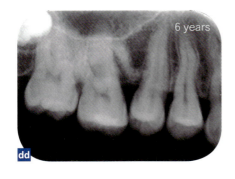
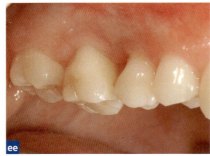
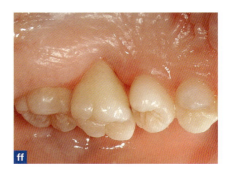

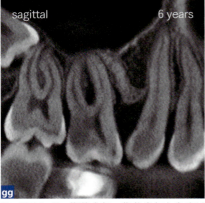
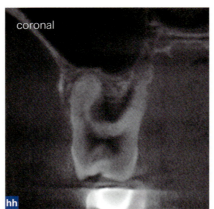
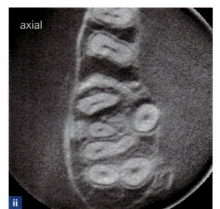

Fig 48dd〜ii 術後6年．術後2年とあまり変化はない．完全な歯周組織の再生には至っていないが，筆者の診断基準（どのような場合，どのようにすれば，どれくらい治るかの判断）がまちがいではなかったように思われる．

初めて経験した歯周再生外科療法を振り返る

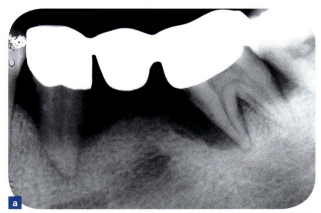

Fig 49a 術前．35歳，女性．下顎左側臼歯部の歯周炎の治療で来院．5⏌の近遠心，7⏌の近心に垂直性の骨欠損がみられる．Prichard JFのintrabony technique（歯周再生外科療法）に憧れ，見よう見まねで外科処置を行うことにした．

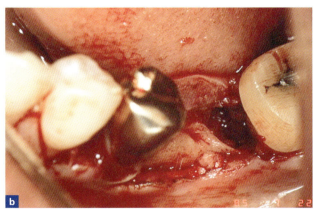

Fig 49b 手術時．5 7⏌には2～3壁性の骨欠損が確認できた．肉芽組織の掻把，（不十分とはいえ）根面の廓清，骨鋭縁の整形を行った後に，骨欠損を覆わないようフラップを閉じ，手術を終えた．

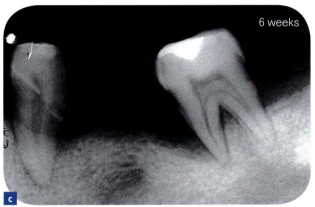

Fig 49c 術後6週間のエックス線写真．まだ骨欠損の改善は確認できない．近心傾斜している7⏌の矯正的整直（MTM）をこの時点から開始した．

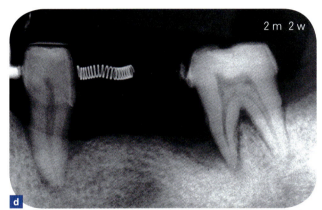

Fig 49d 2か月半後．MTM終了時．骨欠損の改善が徐々に生じているように思われる．

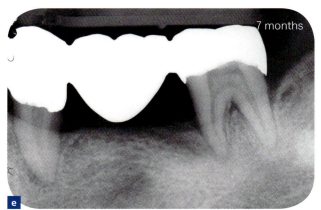

Fig 49e 7か月後．骨欠損の改善が確認できる．

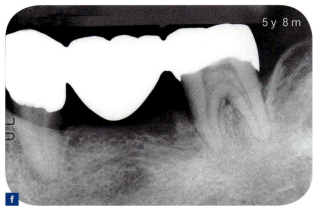

Fig 49f 5年8か月後．垂直性骨欠損はもはや見られず，骨はさらに歯冠側へ再生してきているように思われる．

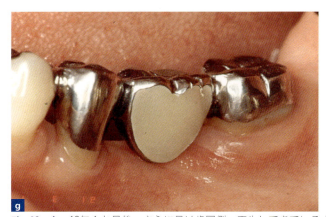
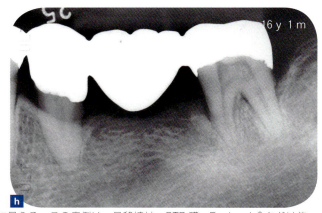

Fig 49g, h 16年1か月後．さらに骨は歯冠側へ再生してきているように見える．この症例は，骨移植材・GTR膜・Emdogain® などは使っていない．このことは，この **CHAPTER** でも考察したさまざまな再生療法の必要性を再考察する価値があることを意味しているかもしれない．Prichard先生が他界される直前に直接質問をしたことがある．「さまざまな再生療法が駆使できるようになった現在，もしPrichard先生が3壁性の骨欠損を外科処置する場合，骨欠損に何かを入れますか？」答えは，「私は何も用いない」であった．

おわりに

歯周再生外科療法の発展はめまぐるしく，用いる材料や方法も多種多様に存在する．このことは，逆の見方をすれば，画期的にかつ予知性をもった再生療法がまだ存在しないことを意味する．その一方で，臨床では保存が困難と思われるほど進行した骨欠損がSRPで改善することがしばしばある．また長期間メインテナンスを続けている患者では，骨が水平的にも増加する現象をみることがある．このような症例を見るたびに，歯周組織を治すのは生体自身であり，われわれの技術や薬剤ではないように思う．

歯周治療の基本は，病因論（原因論）に基づいた治療である．すなわち，感染の除去とその状態の維持である．原因が除去されれば，生体は本来失われた組織を回復するメカニズムを有しているはずである．器官再生とは異なり，歯周再生外科療法は，生体の細胞を治癒に参加促進させるための手段に過ぎないと考えている．無理に作った組織はやがてなくなるかもしれないが，生体の自然治癒のなかで得られたものは，それが再生ではなくても，歯の維持に有効にはたらく可能性があると信じている．

筆者の浅い経験と知識を総括すれば，感染を除去することとその状態を維持することこそが，歯周組織を回復（修復，再生）させる王道である．歯周治療に近道はなさそうである．

参考文献

1. Cortellini P, Bowers GM. Periodontal regeneration of intrabony defects: an evidence-based treatment approach. Int J Periodontics Restorative Dent 1995；15：128-145.
2. Kim CS, Choi SH, Chai JK, Cho KS, Moon IS, Wikesjo UM, Kicpm CK. Periodontal repair in surgically created intrabony defects in dogs: influence of the number of bone walls on healing response. J Periodontol 2004；75：229-235.
3. Tsukiboshi M, Tsukiboshi T. Bone morphology after delayed tooth replantation-case series. Dent Traumatol 2014；30：477-483.
4. アメリカ歯周病学会編．AAP 歯周治療法のコンセンサス (Proceeding of the world workshop in clinical periodontics. Princeton, New Jersey, July23-27, 1989). 東京：クインテッセンス出版，1992.
5. Prichard JF. The Infrabony technique as a predictable procedure. J Periodontol 1957；28：229-235.
6. Lin KY, Bartlett SP, Yaremchuk MJ, Fallon M, Grossman RF, Whitaker LA. The effect of rigid fixation on the survival of onlay bone grafts: an experimental study. Plast Reconstr Surg 1990；86：449-456.
7. Caton J, Zander HA. Osseous repair of an infrabony pocket without new attachment of connective tissue. J Clin Periodontol 1976；3：54-58.
8. Nyman S, Karring T, Lindhe J, Planten S. Healing following implantation of periodontitis-affected roots into gingival connective tissue. J Clin Periodontol 1980；7：394-401.
9. Nyman S, Gottlow J, Karring T, Lindhe J. The regenerative potential of the periodontal ligament. An experimental study in the monkey. J Clin Periodontol 1982；9：257-265.
10. Bartold PM, McCulloch CA, Narayanan AS, Pitaru S. Tissue engineering: a new paradigm for periodontal regeneration based on molecular and cell biology. Periodontol 2000 2000；24：253-269.
11. Nabers CL, O'Leary TJ. Autogenous bone transplants in the treatment of osseous defects. J Periodontol 1965；36：5-14.
12. Goldberg VM, Stevenson S. Natural history of autografts and allografts. Clin Orthop Relat Res 1987：7-16.
13. Schallhorn RG. Eradication of bifurcation defects utilizing frozen autogenous hip marrow implants. Periodontal Abstr 1967；15：101-105.
14. Schrad SC, Tussing GJ. Human allografts of iliac bone and marrow in periodontal osseous defects. J Periodontol 1986；57：205-210.
15. Mattout P, Roche M. Juvenile periodontitis：healing following autogenous iliac marrow graft, long-term evaluation. J Clin Periodontol 1984；11：274-279.
16. Hiatt WH, Schallhorn RG, Aaronian AJ. The induction of new bone and cementum formation. IV. Microscopic examination of the periodontium following human bone and marrow allograft, autograft and nongraft periodontal regenerative procedures. J Periodontol 1978；49：495-512.
17. Turnbull RS, Freeman E. Use of wounds in the parietal bone of the rat for evaluating bone marrow for grafting into periodontal defects. J Periodontal Res 1974；9：39-43.
18. Nasr HF, Aichelmann-Reidy ME, Yukna RA. Bone and bone substitutes. Periodontol 2000 1999；19：74-86.
19. Hurt WC. Freeze-dried bone homografts in periodontal lesions in dogs. J Periodontol 1968；39：89-92.
20. Quattlebaum JB, Mellonig JT, Hensel NF. Antigenicity of freeze-dried cortical bone allograft in human periodontal osseous defects. J Periodontol 1988；59：394-397.
21. Mellonig JT, Prewett AB, Moyer MP. HIV inactivation in a bone allograft. J Periodontol 1992；63：979-983.
22. Urist MR, Dowell TA, Hay PH, Strates BS. Inductive substrates for bone formation. Clin Orthop Relat Res 1968；59：59-96.
23. Urist MR, Iwata H. Preservation and biodegradation of the morphogenetic property of bone matrix. J Theor Biol 1973；38：155-167.
24. Urist MR, Strates BS. Bone formation in implants of partially and wholly demineralized bone matrix. Including observations on acetone-fixed intra and extracellular proteins. Clin Orthop Relat Res 1970；71：271-278.
25. Camelo M, Nevins ML, Schenk RK, Simion M, Rasperini G, Lynch SE, Nevins M. Clinical, radiographic, and histologic evaluation of human periodontal defects treated with Bio-Oss and Bio-Gide. Int J Periodontics Restorative Dent 1998；18：321-331.
26. Galindo-Moreno P, Hernandez-Cortes P, Mesa F, Carranza N, Juodzbalys G, Aguilar M, O'Valle F. Slow resorption of anorganic bovine bone by osteoclasts in maxillary sinus augmentation. Clin Implant Dent Relat Res 2013；15：858-866.
27. Traini T, Valentini P, Iezzi G, Piattelli A. A histologic and histomorphometric evaluation of anorganic bovine bone retrieved 9 years after a sinus augmentation procedure. J Periodontol 2007；78：955-961.
28. Maiorana C, Beretta M, Salina S, Santoro F. Reduction of autogenous bone graft resorption by means of bio-oss coverage: a prospective study. Int J Periodontics Restorative Dent 2005；25：19-25.
29. Krejci CB, Bissada NF, Farah C, Greenwell H. Clinical evaluation of porous and nonporous hydroxyapatite in the treatment of human periodontal bony defects. J Periodontol 1987；58：521-528.
30. Artzi Z, Weinreb M, Givol N, Rohrer MD, Nemcovsky CE, Prasad HS, Tal H. Biomaterial resorption rate and healing site morphology of inorganic bovine bone and beta-tricalcium phosphate in the canine：a 24-month longitudinal histologic study and morphometric analysis. Int J Oral Maxillofac Implants 2004；19：357-368.
31. Shaffer CD, App GR. The use of plaster of paris in treating infrabony periodontal defects in humans. J Periodontol 1971；42：685-690.
32. Orsini M, Orsini G, Benlloch D, Aranda JJ, Lazaro P, Sanz M, De Luca M, Piattelli A. Comparison of calcium sulfate and autogenous bone graft to bioabsorbable membranes plus autogenous bone graft in the treatment of intrabony periodontal defects：a split-mouth study. J Periodontol 2001；72：296-302.
33. Kim CK, Chai JK, Cho KS, Choi SH. Effect of calcium sulphate on the healing of periodontal intrabony defects. Int Dent J 1998；48：330-337.
34. Stahl SS, Slavkin HC, Yamada L, Levine S. Speculations about gingival repair. J Periodontol 1972；43：395-402.
35. Cole RT, Crigger M, Bogle G, Egelberg J, Selvig KA. Connective tissue regeneration to periodontally diseased teeth. A histological study. J Periodontal Res 1980；15：1-9.
36. Isidor F, Karring T, Nyman S, Lindhe J. New attachment formation on citric acid treated roots. J Periodontal Res 1985；20：421-430.
37. Terranova VP, Franzetti LC, Hic S, DiFlorio RM, Lyall RM, Wikesjo UM, Baker PJ, Christersson LA, Genco RJ. A biochemical approach to periodontal regeneration：tetracycline treatment of dentin promotes fibroblast adhesion and growth. J Periodontal Res 1986；21：330-337.
38. Register AA, Burdick FA. Accelerated reattachment with cementogenesis to dentin, demineralized in situ. II. Defect repair. J Periodontol 1976；47：497-505.
39. Golub LM, Wolff M, Lee HM, McNamara TF, Ramamurthy NS, Zambon J, Ciancio S. Further evidence that tetracyclines inhibit collagenase activity in human crevicular fluid and from other mammalian sources. J Periodontal Res 1985；20：12-23.
40. Choi DH, Moon IS, Choi BK, Paik JW, Kim YS, Choi SH, Kim CK. Effects of sub-antimicrobial dose doxycycline therapy on crevicular fluid MMP-8, and gingival tissue MMP-9, TIMP-1 and IL-6 levels in chronic periodontitis. J Periodontal Res 2004；39：20-26.
41. Terranova VP, Hic S, Franzetti L, Lyall RM, Wikesjo UM. A biochemical approach to periodontal regeneration. AFSCM：assays for specific cell migration. J Periodontol 1987；58：247-257.
42. Caffesse RG, Holden MJ, Kon S, Nasjleti CE. The effect of citric acid and fibronectin application on healing following surgical treatment of naturally occurring periodontal disease in beagle dogs. J Clin Periodontol 1985；12：578-590.
43. Smith B, Caffesse R, Nasjleti C, Kon S, Castelli W. Effects of citric acid and fibronectin and laminin application in treating periodontitis. J Clin Periodontol 1987；14：396-402.
44. Chano L, Tenenbaum HC, Lekic PC, Sodek J, McCulloch CA. Emdogain regulation of cellular differentiation in wounded rat periodontium. J Periodontal Res 2003；38：164-174.

45. Gestrelius S, Lyngstadaas SP, Hammarstrom L. Emdogain-periodontal regeneration based on biomimicry. Clin Oral Investig 4：120 - 125,2000

46. Heijl L, Heden G, Svardstrom G, Ostgren A. Enamel matrix derivative (EMDOGAIN) in the treatment of intrabony periodontal defects. J Clin Periodontol 24：705 - 714,1997

47. Sculean A, Nikolidakis D, Nikou G, Ivanovic A, Chapple IL, Stavropoulos A. Biomaterials for promoting periodontal regeneration in human intrabony defects：a systematic review. Periodontol 2000 68：182 - 216,2015

48. Esposito M, Grusovin MG, Papanikolaou N, Coulthard P, Worthington HV. Enamel matrix derivative (Emdogain(R)) for periodontal tissue regeneration in intrabony defects. Cochrane Database Syst Rev CD003875, 2009

49. Kitamura M, Akamatsu M, Machigashira M, Hara Y, Sakagami R, Hirofuji T, Hamachi T, Maeda K, Yokota M, Kido J, Nagata T, Kurihara H, Takashiba S, Sibutani T, Fukuda M, Noguchi T, Yamazaki K, Yoshie H, Ioroi K, Arai T, Nakagawa T, Ito K, Oda S, Izumi Y, Ogata Y, Yamada S, Shimauchi H, Kunimatsu K, Kawanami M, Fujii T, Furuichi Y, Furuuchi T, Sasano T, Imai E, Omae M, Yamada S, Watanuki M, Murakami S. FGF-2 stimulates periodontal regeneration：results of a multi-center randomized clinical trial. J Dent Res 2011；90：35 - 40.

50. Kitamura M, Akamatsu M, Kawanami M, Furuichi Y, Fujii T, Mori M, Kunimatsu K, Shimauchi H, Ogata Y, Yamamoto M, Nakagawa T, Sato S, Ito K, Ogasawara T, Izumi Y, Gomi K, Yamazaki K, Yoshie H, Fukuda M, Noguchi T, Takashiba S, Kurihara H, Nagata T, Hamachi T, Maeda K, Yokota M, Sakagami R, Hara Y, Noguchi K, Furuuchi T, Sasano T, Imai E, Ohmae M, Koizumi H, Watanuki M, Murakami S. Randomized placebo-controlled and controlled non-inferiority phase III trials comparing trafermin, a recombinant human fibroblast growth factor 2, and enamel matrix derivative in periodontal regeneration in intrabony defects. J Bone Miner Res 2016；31：806 - 814.

51. Nagayasu-Tanaka T, Anzai J, Takaki S, Shiraishi N, Terashima A, Asano T, Nozaki T, Kitamura M, Murakami S. Action Mechanism of fibroblast growth factor-2 (FGF-2) in the promotion of periodontal regeneration in beagle dogs. PLoS One 10：e0131870, 2015

52. Tanaka H, Takesada Y, Shibata MA, Kawabe M, Sano M, Tamano S, Sugimoto H, Nakamura T, Hagiwara A. Lack of tumor promoting effects of KCB-1, a recombinant human basic fibroblast growth factor, on two-stage skin carcinogenesis in female CD-1 (ICR) mice. Cancer Lett 1996；105：195 - 202.

53. Wang HL, Pappert TD, Castelli WA, Chiego DJ Jr, Shyr Y, Smith BA：The effect of platelet-derived growth factor on the cellular response of the periodontium：an autoradiographic study on dogs. J Periodontol 1994；65：429 - 436.

54. Rosello-Camps A, Monje A, Lin GH, Khoshkam V, Chavez-Gatty M, Wang HL, Gargallo-Albiol J, Hernandez-Alfaro F. Platelet-rich plasma for periodontal regeneration in the treatment of intrabony defects：a meta-analysis on prospective clinical trials. Oral Surg Oral Med Oral Pathol Oral Radiol 2015；120：562 - 574.

55. Brown IS. The effect of orthodontic therapy on certain types of periodontal defects. I. Clinical findings. J Periodontol 1973；44：742 - 756.

56. Ingber JS. Forced eruption. I. A method of treating isolated one and two wall infrabony osseous defects-rationale and case report. J Periodontol 1974；45：199 - 206.

57. Ingber JS. Forced eruption：part II. A method of treating nonrestorable teeth-Periodontal and restorative considerations. J Periodontol 1976；47：203 - 216.

58. Andreasen JO. Effect of extra-alveolar period and storage media upon periodontal and pulpal healing after replantation of mature permanent incisors in monkeys. Int J Oral Surg 1981；10：43 - 53.

59. Ten Cate・著，川崎堅三，他・訳．口腔組織学．第 4 版．東京：医歯薬出版，1996.

60. Orban・著，尾持昌次・訳．口腔組織発生学．第 9 版．東京：医歯薬出版，1982.

61. Avery・著，寺木良巳，相山誉夫・訳．口腔組織・発生学．東京：医歯薬出版，1991.

62. Robinson C, Brookes SJ, Shore RC, Kirkham J. The developing enamel matrix：nature and function. Eur J Oral Sci 1998；106 Suppl 1：282 - 291.

63. Schroeder HE・著，下野正基，他・訳．歯周組織．東京：医歯薬出版，1989.

64. Iseri H, Solow B. Growth displacement of the maxilla in girls studied by the implant method. Eur J Orthod 1990；12：389 - 398.

65. Enlow DH, Hans MG・著，黒田敬之・監訳，宮下邦彦・訳．顔面成長発育の基礎(Essential of Facial Growth). 東京：クインテッセンス出版，2016.

66. Usuda J, Hashimoto S, Enokiya Y, Inoue T, Shimono M. Proliferative activities of epithelial and connective tissue cells in the rat periodontal regeneration using argyrophilic nucleolar organizer regions staining. J Periodontal Res 2004；39：175 - 187.

67. Ewen SJ. Bone swaging. J Periodontol 1965；36：57 - 63.

68. King GN, King N, Cruchley AT, Wozney JM, Hughes FJ. Recombinant human bone morphogenetic protein-2 promotes wound healing in rat periodontal fenestration defects. J Dent Res 1997；76：1460 - 1470.

69. Takayama S, Murakami S. Shimabukuro Y, et.al. Periodontal regeneration by FGF-2 (bFGF) in primate models. J Dent Res 2001；81：2075 - 2079.

70. Murakami S, Takayama S, Kimura M, et al. Recombinant human basic fibroblast growth factor (bFGF) stimulates periodontal regeneration in class II furcation defects created in beagledogs. J Periodont Res 2002；38：1 - 8.

71. Nery EB, Lynch KL, Hirthe WM, Mueller KH. Bioceramic implants in surgically produced infrabony defects. J Periodontol 1975；46(6)：328 - 347.

72. Mellonig JT, Bowers GM, Bright RW, Lawrence JJ. Clinical evaluation of freeze-dried bone allografts in periodontal osseous defects. J Periodontol 1976；47(3)：125 - 131.

73. Lindhe J, Lang NP, Karring T・著，岡本浩・監訳．Lindhe 臨床歯周病学とインプラント 第 4 版(Clinical Periodontology and Implant Dentistry). 東京：クインテッセンス出版，2005.

74. 山本浩正．イラストで語るペリオのためのバイオロジー．東京：クインテッセンス出版，2002：130.

75. Kalkwarf KI. Periodontal new attachment without the placement of osseous potentiating graft. Periodontal abstracts 1974；2：53 - 62.

76. Prichard JF. Advanced periodontal disease, 2nd ed. Philadelphia：WB. Sanders, 1972.

CHAPTER 7
歯周治療のフロー

はじめに

通常，歯周治療は，
① 診査
② 診断
③ 患者教育とインフォームドコンセントとモチベーション
④ 非外科的歯周治療
⑤ 再評価
⑥ 外科的歯周治療
⑦ 再評価
⑧ 付属的治療
⑨ メインテナンス

という流れをたどる．とはいえ，非外科的歯周治療後の再評価後に歯周病の問題が残った場合，自動的に歯周外科治療へ移行することはない．長期的な観点に立ち，非外科的歯周治療と再評価を繰り返し行いながら，歯周病の改善を期待したり，進行を抑制したりすることも一般的な選択肢である．慢性の生活習慣病の要因が強い歯周疾患の根本原因が，歯周外科を行ったからといって改善するとは限らない．その一方で，適切な診断のもとに行う歯周外科に利点があれば，それに移行することは，やぶさかでない．

歯周治療の流れの全体像について，臨床例を1例示しながら具体的に解説する．

臨床例

患者は17歳，女子である．他院で矯正治療を終了後，

診査

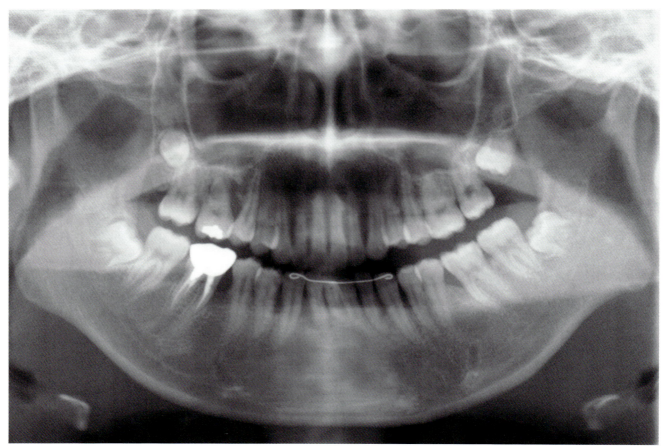

Fig 1 初診時．17歳，女子．全顎的な歯周炎の治療で来院した．当院に来院するまで他院で矯正治療を受けていた．問診から，再生不良性貧血で通院中であることがわかった．

歯周病に気づいて当院に来院した(Fig 1)．エックス線写真でわかるように，進行した骨吸収が全顎的にみられる．具体的には，以下のような治療経過を辿った．

診査

主な診査項目として，問診，エックス線写真，口腔内写真，プロービング値，BOP，PCR，動揺度，振盪度の検査を行った．

問診

問診から患者は他院で矯正治療を受けていたこと，その医院では問題の大きさに気づいていなかったこと，そして患者は，再生不良性貧血で通院中であることが判明した．すなわち，この重度の歯周炎の進行には免疫の問題(不全)が関与している可能性が示唆された．そのほか，歯磨きの回数・方法，食事の好みなどから，プラークコントロールが十分でないことがうかがわれた．

エックス線写真

歯周炎は骨吸収をともなう疾患であることから，エックス線写真での正確な診査が必須である．パノラマエックス線写真で口腔内全体を俯瞰し(Fig 1)，より正確な診断を行うためにエックス線10枚法を撮影した(Fig 2a)．多くの場合，パノラマエックス線写真だけで診断をすることは困難である．エックス線写真を見ながらプロービング値を測定することで，より正確な値が把握される．

口腔内写真

規格口腔内写真14枚法を撮影し，患者への説明，モチベーション，ブラッシング指導，そして術者の記録として利用した(Fig 2b)．

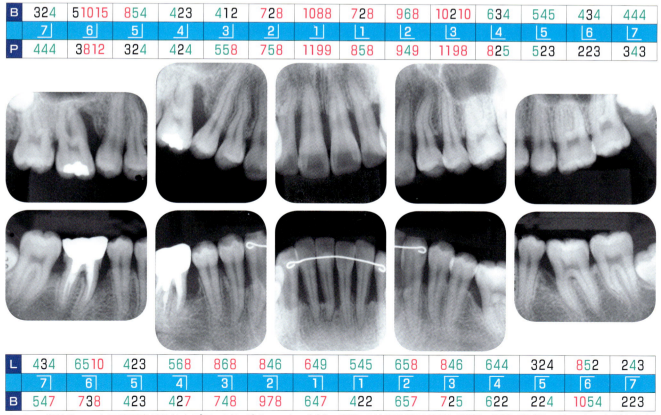

Fig 2a　術前のエックス線写真10枚法とプロービングチャート．BOP，PCRの検査結果はBOP 100%，PCR 95.2%であった．年齢に比して骨吸収が進行しており，プロービング値も大きい．6では根尖近くまで達する垂直性の骨欠損がみられる．BOP，PCRともにきわめて数値が高いことから，プラークコントロールが不十分であることがわかる．

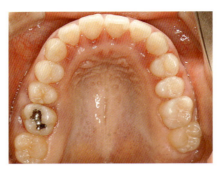
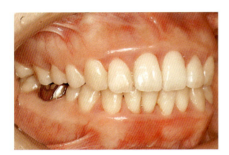
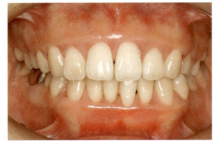
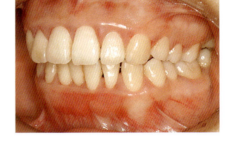
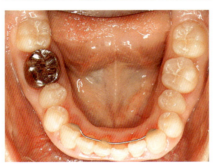

Fig 2b 術前の口腔内写真．全顎的に歯肉に炎症と浮腫がみられる．

プロービング値

　プロービング値の測定は深さだけでなく，根形態（根分岐や凹面），歯石の有無，排膿の有無も同時に記載した．全顎的に深い数値がみられ，とくに 6| が深い（**Fig 2a**）．

BOP

　BOP は bleeding on probing の略であるが，プローブにより出血する部位を記載することで，深さだけでなく歯肉の炎症の有無を推し測ることができる．炎症がある部位では出血が起こりやすく，出血しない部位に比べて将来，歯周病が進行しやすいかもしれないことを示唆している．この患者では，全顎的に歯肉に強い炎症がみられた（**Fig 2a**）．

PCR

　PCR とは，plaque control record の略で，歯面を 4 分割し（近心，遠心，頬側，舌側），プラークが付着している部位を全歯面数で割って数値化したものである．この患者では，ほとんどの歯面にプラークが付着しており，歯磨きの方法や回数に問題があることが示唆された（**Fig 2a**）．

動揺度

　歯の揺れは歯周組織（歯槽骨と歯根膜）の炎症の程度をある程度反映している．上下に揺れる歯は保存が困難であることが多い．この患者では，骨吸収の大きさに反して動揺度はそれほど高くなかった．

振盪度

歯が咬合時に早期接触して揺れる場合を振盪があるという.振盪がある歯は,垂直性の骨欠損がある場合が多く,早期の咬合調整が功を奏する場合がある(**CHAPTER 3,4,6** 参照).この患者には,6̲にわずかな振盪がみられた.

診断

一般的な歯周炎の診断としては,年齢,プロービング値,骨欠損の進行度などからリスク度を想定する.リスク要因(細菌,免疫,生活習慣など)のなかで,起因割合の大きいものを想定することも大切である.

この患者を歯周炎の分類に無理にあてはめれば「若年性歯周炎」とよべるが,全身疾患(再生不良性貧血)が原因の一部であることを考えると,「全身疾患に由来した歯周炎」という分類に属する.**CHAPTER 4** で考察しているように,分類そのものはあまり重要ではない.大切なことは,年齢に比して骨欠損が進行していることや,免疫に関連した全身疾患があることからハイリスクであることを想定して,治療にかからなければならないことである.

局所的な診断としては,垂直性の骨欠損が見られる場合(6̲),骨欠損が治る可能性がある形態かそうでないかを診断(想定)しておくことや,エンド—ペリオの相関について鑑別診断しておく必要がある(下巻 **CHAPTER 8** 参照).

患者教育とインフォームドコンセントとモチベーション

歯周治療は患者の理解と協力(コンプライアンス)なくしては成功しない.このために患者自身に,「歯周病がどんな疾患で」「どうしてそうなったか」,そして「どうすれば進行をくい止められるか」を理解してもらうようにはたらきかけた(インフォームドコンセント).そのうえで,「歯周病を治したい」というやる気をもってもらうよう努力した(モチベーション).そのためには,わかりやすいメディアを利用するとよい(**Fig 3, 4**).

非外科的歯周治療

歯周病は常在菌による日和見感染である.この患者のように免疫的な問題があるかもしれない場合でも,治療方針は他の歯周病患者と変わらない.すなわち,歯周組織からのプラークの除去である.非外科的歯周治療には,ブラッシング,スケーリングルートプレーニング(以下,SRP),ポケット内洗浄,含嗽,薬剤局所配送,抗生剤の服用,レーザー治療など,細菌を減らすためのあらゆる非外科的処置が含まれるが,基本的にはブラッシングと SRP による初期治療を行った.

患者教育とインフォームドコンセントとモチベーション

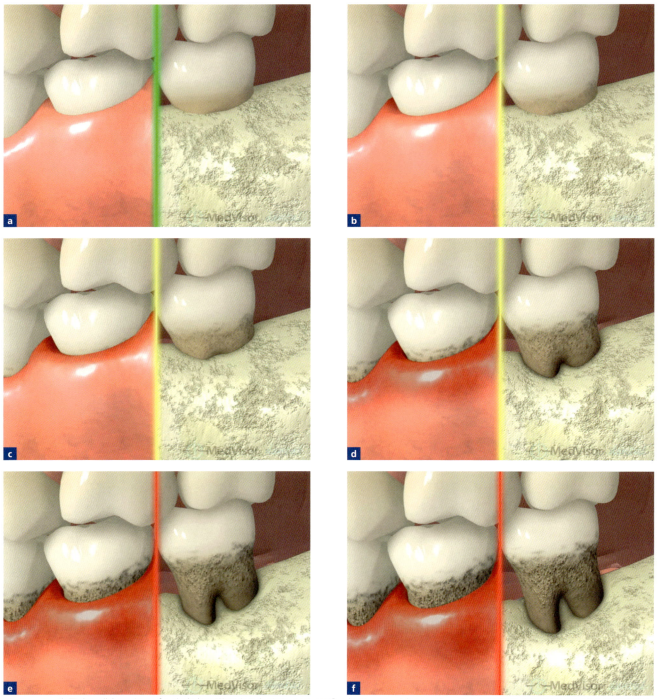

Fig 3a〜f 歯周病の進行メカニズムを患者に説明するためのメディア「メドバイザー」(モリタ). 健全な状態の歯周組織 (a) が歯石の沈着とともに歯槽骨が吸収されていくようす (b〜f) を動画で見せることができる. これにより, 歯周病がどんな病気であるかを理解してもらう.

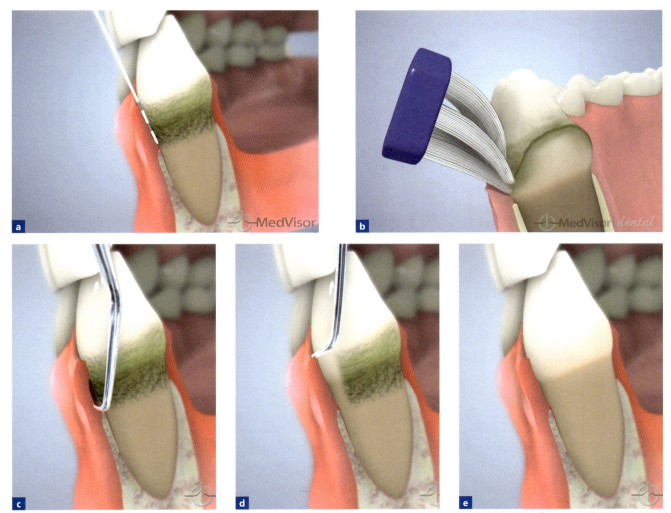

Fig 4a〜e　歯周初期治療の内容と流れを患者に説明するためのメディア「メドバイザー」(モリタ). 歯周検査 (**a**), ブラッシング (**b**), SRP (**c〜e**) といったこれから予定される治療について具体的にわかりやすく説明することで, 患者の理解が得られやすい.

再評価

　非外科的歯周治療(いわゆる初期治療)を行ったあとに再評価を行う.

　この患者の場合は, 初期治療を3か月かけて行ったあと, 約9か月間, 再ブラッシング指導, 再SRPをしながら, 3か月ごとの試行的メインテナンスを行った. 初診から1年後にエックス線写真を含む再評価を行ったところ, プロービング値の改善はある程度起こっているものの, 垂直性の骨欠損の改善はほとんど起こっていなかった (**Fig 5**). この背景には, 患者のBOPとPCR(プラークコントロール)の依然として高い数値に問題があると思われた. すなわち, PCRの改善が進まないことが, BOPの改善につながらず, ひいてはプロービング値の改善につながらなかったと思われた. 歯周治療成功への最初のハードルがクリアできていない.

再評価

B	323	4710	453	323	312	724	423	323	334	424	623	556	435	533
	7]	6]	5]	4]	3]	2]	1]	[1	[2	[3	[4	[5	[6	[7
P	333	388	423	523	553	726	423	333	334	436	723	323	224	333

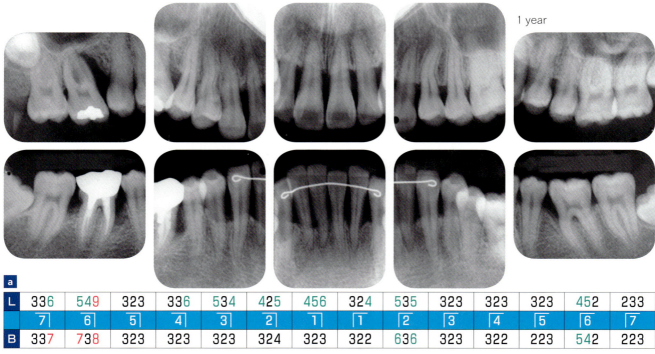

1 year

L	336	549	323	336	534	425	456	324	535	323	323	323	452	233
	7]	6]	5]	4]	3]	2]	1]	[1	[2	[3	[4	[5	[6	[7
B	337	738	323	323	323	324	323	322	636	323	322	223	542	223

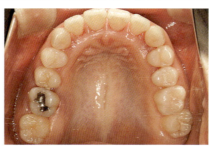

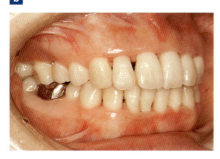
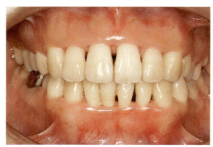
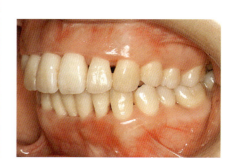
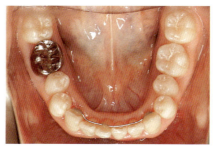

Fig 5a, b BOP 75％，PCR 85.1％．歯周初期治療と約9か月の試行的メインテナンス後の再評価データ．歯肉の炎症とプロービング値はある程度改善したが，BOP，PCRとも依然高く，大臼歯部の垂直性骨欠損の改善傾向はみられない．このままでは6]の保存が困難であることから，歯周再生外科療法の可能性を考えた．

外科的歯周治療

このまま患者のプラークコントロールが改善しない限り，歯周病の進行は止まらないが，6̲はすでに危機的な状況にある．そこで，コーンビーム CT 検査（三次元エックス線画像診断）を行い，歯周再生外科療法（再生療法）の適応症かどうかの診査を行った（**Fig 6a**）．結果，「歯に依存しない骨量」（**CHAPTER 6** 参照）が頬側にみられたので（＝歯周再生治療に応答すると判断されたので），患者に状況を説明し，歯周再生外科療法を行うことにした（**Fig**

外科的歯周治療

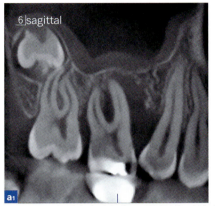
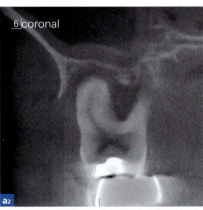
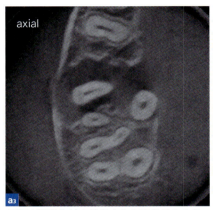

Fig 6a₁~₃ 初診から１年後の CBCT 像．骨欠損の形態診断の結果，歯根の周囲に「歯に依存しない骨量」（TIBV）がまだ多く存在することから，歯周再生外科療法の適応症と判断された．

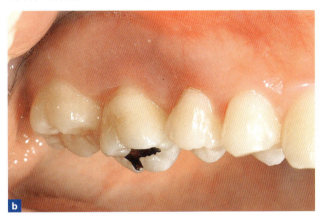
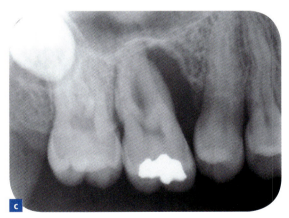

Fig 6b, c 術前の状態．

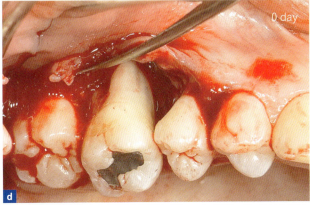
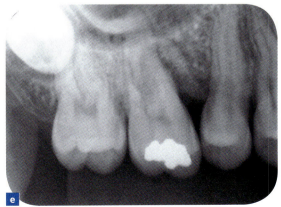

Fig 6d 肉芽の除去と根面の廓清を行い，欠損部へβ-3リン酸カルシウムを補填した．

Fig 6e 術直後のエックス線写真．

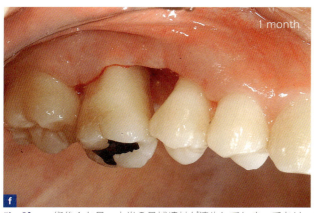
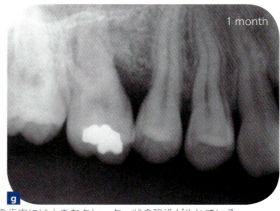

Fig 6f, g 術後1か月. 大半の骨補填材が流失してしまっており，骨欠損部の歯肉には大きなクレーター状の陥没が生じている.

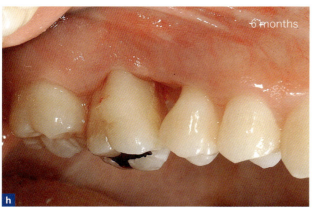
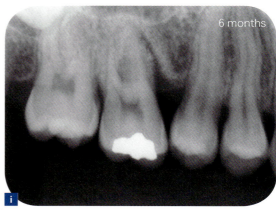

Fig 6h, i 術後6か月. 歯周組織が歯冠側へクリーピング(移動)してきている.

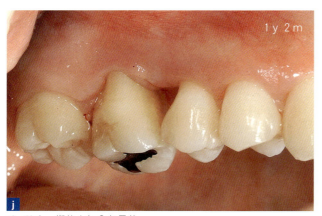
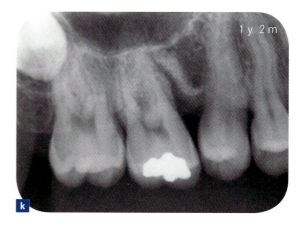

Fig 6j, k 術後1年2か月後.

6b～e). 骨移植材としてβ-3リン酸カルシウムを用いたが，血小板が減少していたために術後出血が止まらず，多くの移植材が流出してしまった. そのため，術直後では，骨欠損部に大きなクレーター状の歯肉の陥没が生じた(Fig 6f, g). 幸い，これを(外科処置を)契機に患者のプラークコントロールが大きく改善し，歯周組織のクリーピングが生じ，クレーターは日増しに改善傾向をたどった(Fig 6h～n).

同様に，6の近心にも簡単な歯周再生外科療法を行った.

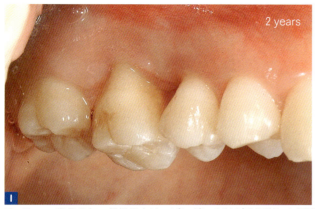
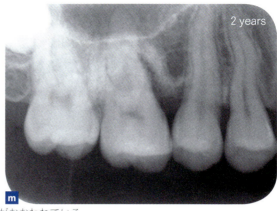

Fig 6l, m　術後2年．組織のクリーピングにより6|の露出した根面の大部分がおおわれている．

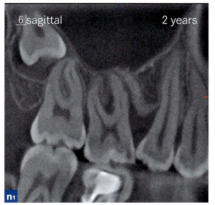
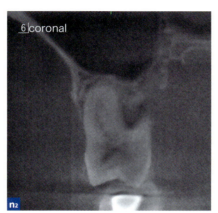
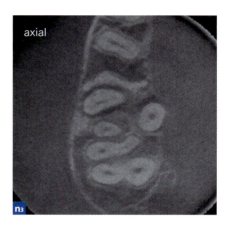

Fig 6n₁～₃　術後2年のCBCT像．理想的とまではいかないが，骨欠損の改善が生じている．

再評価

本症例では，外科処置後は2～3か月ごとの試行的メインテナンスに来院してもらった．初診から約3年後の再評価では，ほとんどの部位でプロービング値が3mm以下であり，BOP 28％，PCR 8.9％にまで改善した（**Fig 7a, b**）．

付属的治療

本症例では，付属的治療として，6|の補綴処置を初診から2年経過した時点で行った．

メインテナンス

現在，本症例の患者は，3か月ごとの予防的メインテナンスに通院しており（**Fig 8, 9**），初診から9年が経過している．仕事（看護師）で夜勤もあり，少しブラッシングがおろそかになりがちである．しかし，コンプライアンスは高く，無断キャンセルはない．今後の歯周病の進行抑制は，彼女のモチベーションの維持にかかっている．

一例を通して，大まかに歯周治療の流れを提示した．各ステップの術式の詳細については，**CHAPTER 6** 歯周炎の治癒とは（歯周組織再生の可能性），下巻の **CHAPTER 8** 診査と診断，**CHAPTER 9** 非外科的歯周治療，**CHAPTER 10** 外科的歯周治療，**CHAPTER 12** メインテナンス，で解説されている．

再評価

B	113	136	222	222	223	222	223	323	323	323	222	223	323	333
	7⌋	6⌋	5⌋	4⌋	3⌋	2⌋	1⌋	⌊1	⌊2	⌊3	⌊4	⌊5	⌊6	⌊7
P	223	326	322	322	222	222	322	222	222	222	322	322	333	333

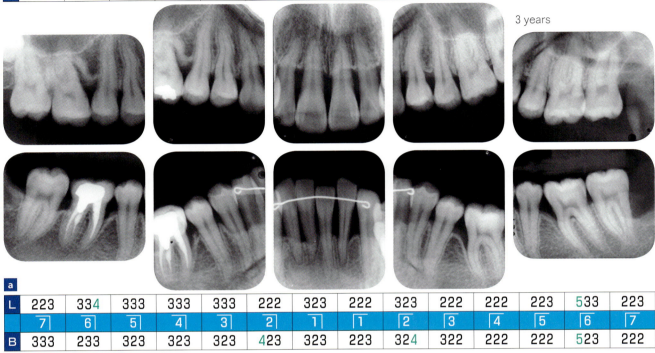

a

L	223	334	333	333	333	222	323	222	323	222	222	223	533	223
	7⌋	6⌋	5⌋	4⌋	3⌋	2⌋	1⌋	⌊1	⌊2	⌊3	⌊4	⌊5	⌊6	⌊7
B	333	233	323	323	323	423	323	223	324	322	222	222	523	222

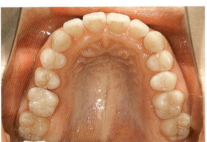
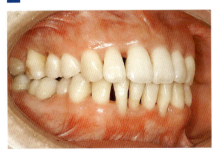
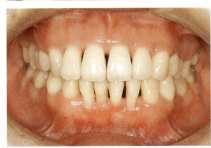
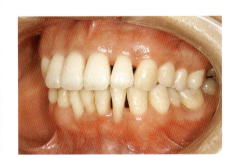
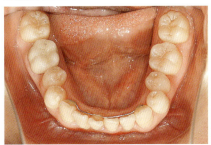

Fig 7a, b 初診から3年後の再評価データ. BOP 28.0％, PCR 8.9％. 歯を残したいという患者のモチベーションが上がり, BOP・PCRともに改善している. そのせいもあり, 大臼歯部の骨欠損はほとんどの部位で改善している.

b

メインテナンス①

B	223	235	222	222	222	222	222	323	222	212	222	223	322	222
	7		6		5		4		3		2		1			1		2		3		4		5		6		7
P	222	225	222	222	222	323	222	222	223	222	222	322	222	222

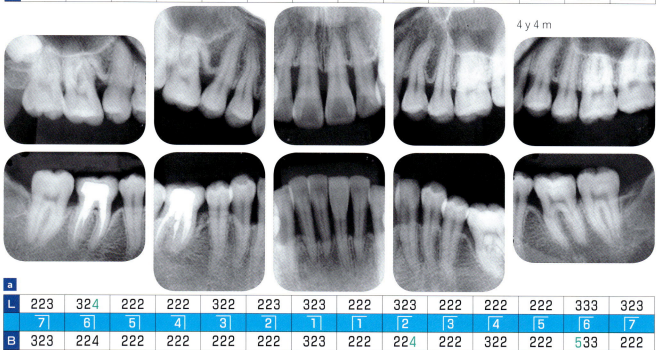

4y4m

L	223	324	222	222	322	223	323	222	323	222	222	222	333	323
	7		6		5		4		3		2		1			1		2		3		4		5		6		7
B	323	224	222	222	222	222	323	222	224	222	322	222	533	222

Fig 8a, b 初診から4年4か月後の再評価データ．BOP 23.2%，PCR 16.1%．歯周炎の再発はみられない．患者は3か月に1度のメインテナンスに通院している．

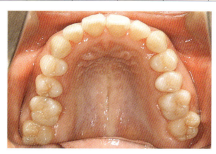

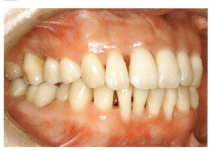
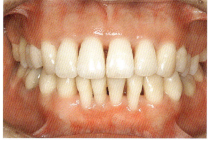
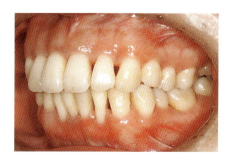

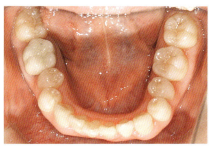

メインテナンス②

B	222	232	322	212	212	212	312	212	222	212	222	222	222	322
	7]	6]	5]	4]	3]	2]	1]	[1	[2	[3	[4	[5	[6	[7
P	322	225	212	212	212	212	112	222	213	322	312	312	222	222

6 y 4 m

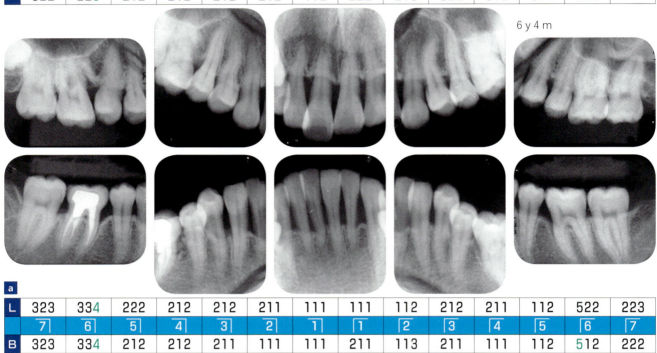

L	323	334	222	212	212	211	111	111	112	212	211	112	522	223
	7]	6]	5]	4]	3]	2]	1]	[1	[2	[3	[4	[5	[6	[7
B	323	334	212	212	211	111	111	211	113	211	111	112	512	222

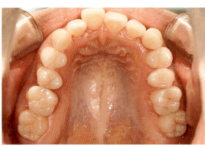

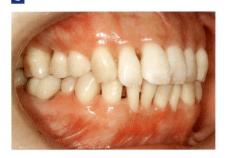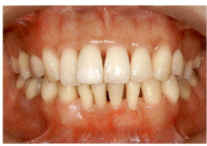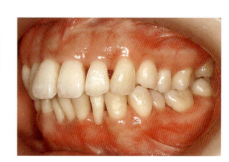

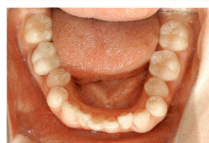

Fig 9a, b 初診から6年4か月後の再評価データ．BOP 34.5%，PCR 21.4%．夜勤で疲れ気味なのか，BOPが少し高い．メインテナンス間隔を一時的に短くして，モチベーションを再度上げる必要がある．

Appendix
索引

英数字

1型糖尿病　109
1壁性の骨欠損　125
2型糖尿病　109
2次手術時　132
2壁性の骨欠損　125
3壁性の骨欠損　11, 125, 127
Ⅳ型コラーゲン　40

A

actinomycetemcomitans　105
acute necrotizing ulcerative gingivitis　58
adult periodontitis　63
AGEs　110
Aggregatibacter actinomycetem-comitans　73
aggressive periodontitis　69
allograft　135
alloplastic　138
altered passive eruption　62
American Heart Associationの見解　109
apically positioned flap　15
atherosclerosis　107
atherosclerotic vascular disease　106
autograft　135

B

biologic width　39
Bio-Oss　138, 139
bleeding on probing　182
BMP　135
bone graft　124
bone morphogenic protein　135
BOP　182
bovine bone　138
B細胞　53, 56

C

cardiovascular disease　106
CD14　57
CEJ　39
cement–enamel junction　39
chronic periodontitis　69
Clostridium defficile感染症　73
conditioning of root surface　124
COPD　113
cortical bone　135
CRP　102, 111
CVD　106
cyclic　70
C反応性タンパク　102, 111

D

decortication　136
demineralized freeze-dried bone allograft　136
dental plaque-induced gingival diseases　69
desquamative gingivitis　60
DFDBA　11
diabetes mellitus　109
Dogma　24

E・F

early onset periodontitis　65
EMD　142
EMDOGAIN　142, 144
episodic　70
EPS　50
extracellular polymeric substance　50
FDBA　135
FGF　142
fibroblast growth factor　142
foam cell　107
focal infection　100
focal infection theory　101
freeze-dried bone allograft　135
fremitus　79, 94

G

gingival adaptation　119, 120
gingival curettage　25
gingival diseases　69
gingivitis　49
GLUT　112
growth factor　134
GTR法　129
GTR膜　131, 132
guided tissue regeneration　124, 129
Gタンパク質共役受容体リガンド　78

H・I・J

HbA1c　112
Hiroshima study　112
Hirschfeldのシルバーポイント　126
IgG　56
IgG抗体　56
IgGレセプター　73
IL-1　57
IL-1陽性遺伝子多型　77
IL-10　78
IL-13　78
IL-4　78
IL-8　107
interdental bone denudation　124
Interpore　138
intrabony technique　9, 126
IRS　112
juvenile periodontitis　65

L

LBP　57
LBW　103
LDL　107, 108
limited orthodontic treatment　145
lipopolysaccharide　103
long junctional epithelial attachment　119, 120
LOT　145
low birth weight　103
low density lipoprotein　107
LPS　52, 57, 103
LPS-LBP複合体　52, 57

M・N

M 1　78
M 2　78
macrophage colony stimulating factor　58
matricrine　135
MCP-1　107
MCSF　58
medication-influenced gingival overgrowth　60
minor tooth movement　145
MMPs　57, 58
MTM　9, 145
necrotizing ulcerative periodontitis　66, 69
new attachment　121, 124
NK 細胞　54
non-plaque-induced gingival diseases　69

O

orgy of extractions　101
osteoconduction　134
osteoinduction　135
osteoproliferation　135

P

P. gingivalis　72, 104, 105
P. gingivalis II 型　73
P. intermedia　60, 72
passive healing bone volume　157
pathogenesis　49
PCR　182
periodontal medicine　100, 103
periodontitis　49
periodontitis as a manifestation of systemic diseases　69
Periostat　142
PGE 2　103
PHBV　157
phenotype　78
plaque control record　182
plaque-associated gingivitis　58

plasma cell　56
Plaster of Paris　138
platelet-rich plasma　145
PLBW　103
pocket elimination　15, 118
pocket reduction　21, 118, 119
pocket to sulcus　119, 120
preterm labor　103
preterm low birth weight　103
Prevotella intermedia　104, 105
PRP　145
PTL　103

R

RAGEs　110
RANK　57, 58
RANKL　57, 58
rapidly progressive periodontitis　66
real regeneration　121
reattachment　124
receptor activator of nuclear factor-κB ligand　58
red complex　72
refractory periodontitis　66
regeneration　118
regeneration of alveolar bone　119
regeneration of periodontal ligament　119
repair　118
reunion　124

S

scaffold　134
single nucleotide polymorphism　77
site specific　70
SNP　77
spongy bone　135
SRP　183
stem cell　134
steroid hormone-influenced gingivitis　60

systemic diseases-associated periodontitis　66

T

T. denticola　72
T. forsythia　72
TCL　53, 55
Tc 細胞　53, 55
TDBV　156, 157, 161, 162, 174
Th 細胞　53, 55
TIBV　156, 157, 161, 162, 172
TNF-α　57, 102, 103
tooth dependent bone volume　156, 157
tooth independent bone volume　156, 157
Treg 細胞　53

V・X・β

vesicle　52
xenograft　138
β-3リン酸カルシウム　138, 172
β-tricalcium phosphate　138

あ

アクセスフラップ　28
足場　134
アタッチメントレベル　44
アタッチメントロス　44
アダプテーション　43
アップライト　146
アディポカイン　80, 102
アテローム硬化性血管疾患　105
アテローム性動脈硬化　106, 107, 108
アドベジン　50
アポトーシス細胞　78
アメロジェニン　35, 142
アンキローシス　128, 152, 158, 161

い・う

囲繞性の骨欠損　125
異種骨　138
一塩基多型　77
一酸化炭素　84, 103
遺伝子多型　77
意図的再植　162
医療用石膏　138
インスリン　109
インスリン依存型　109
インスリン受容体　109
インスリン受容体基質　112
インスリン抵抗性の増大　111
インターフェロンγ　78
インターロイキン1　57
インフォームドコンセント　183
牛の骨　138

え・お

液性獲得免疫（B細胞編）　56
液性免疫　55, 56
エクストルージョン　146
壊死性潰瘍性歯周炎　66
壊死性歯周炎　69
エストラジオール　104, 105
エストロゲン　80
エックス線写真10枚法　181
エナメル質　35
エナメルタンパク　142
エナメル突起　28, 132
エナメルプロジェクション　28
エナメルマトリックスタンパク　35
エナメル器　34
エナメル真珠　133
エムドゲイン　142
炎症が動脈硬化を助長する役割　108
黄体ホルモン　103
オッズ　71
オプソニン化　54, 55

か

外エナメル上皮　34, 35
海綿骨　135, 137
角化歯肉　38
獲得免疫　53, 55
活性化されたTc細胞　55
家庭環境　82
カテプシンG　58
カルシウム拮抗剤　60
環境助長因子　80
幹細胞　134
患者教育とインフォームドコンセントとモチベーション　180
患者教育　183
完全再生　121
含嗽　183

き

危険因子　71
喫煙が細菌叢へおよぼす影響　83
喫煙が歯周治療へ及ぼす影響　85
喫煙が宿主応答に及ぼす影響　84
喫煙が臨床所見に与える影響　84
喫煙と歯周病の関連　82
吸収性膜　133
急性壊死性潰瘍性歯肉炎　58, 60
急速進行性歯周炎　66, 68
凝集細菌塊　49
狭心症　105
矯正的挺出　146, 147, 148
局所的助長因子　79
キラーT細胞　53
キレート作用　142
禁煙指導　88
菌体外重合体物質　50, 52

く

グラム陰性桿菌　50
グラム陽性の球菌　50
クリーピング　18, 174, 188
グルコース　109
グルコース担体　112
グルココルチコイド　78

クレーター　188

け

形質細胞　56
外科的歯周治療　180, 187
外科的挺出　155
結合組織性付着　35, 39, 42
結合組織の役割　42
血栓　107
血栓の形成　108

こ

ゴアテックス　131
降圧剤　61
抗菌性ペプチド　41
口腔間葉組織　34
口腔細菌の肺への感染　113
口腔内骨　135
抗原提示細胞　55
咬合性外傷　92
咬合調整　43, 146
口呼吸　62, 79
抗コラーゲナーゼ作用　142
好酸球　53
抗生剤の服用　183
硬線　38
好中球　53, 110, 111
好中球による自然免疫　54
好中球の機能異常　73
好中球の走化性　73
抗てんかん薬　60
誤嚥性肺炎　113
コーンビームCT検査　187
骨移植　124, 134
骨移植材　135
骨移植材の役割　134
骨芽細胞　36, 37, 57
骨形成タンパク　135
骨欠損の分類　125
骨髄幹細胞　53
骨髄系前駆細胞　53
骨増殖能　135
骨伝導能　134

APPENDIX 索引

骨のリモデリングの仕組み　135
骨のレベリング　145, 146
骨表面でのリモデリング　160
骨誘導能　135
コドン　78
固有歯槽骨　34, 35, 36, 37, 38, 155
コラーゲンのリモデリング　111
コンプライアンス　189
根分岐部病変　28
根面の酸処理　142
根面の無毒化　121
根面の薬剤処理　124, 142

さ

サイクロスポリン　60, 61
再生　118
再生不良性貧血　66, 181
サイトカイン　57
サイナストラクト　45
再評価　180, 185
再付着　123, 124
細胞外マトリックス　40
細胞障害性T細胞　53, 55
細胞性獲得免疫　53, 55
細胞性免疫　55
サプレッサーT細胞　53
サルカス　119, 120
酸化LDL　107
三次元エックス線画像診断　187

し

自家骨　134, 135
自家歯牙移植　13
歯間水平線維　42
歯間乳頭内線維　42
歯間部歯槽骨露出術　124, 126
ジグリングフォース　92, 93
歯頸彎曲部　35
試行的メインテナンス　185
自己免疫疾患　66
歯根形態　79
歯根膜　34
歯根膜と歯槽骨の関係　150, 151

歯根膜と歯槽骨の再生　121
歯根膜の骨再生能　152
歯根膜の再生　119, 121
歯根膜の喪失　44
歯周炎　48, 49
歯周炎の再発　14
歯周炎の組織学的治癒像　118
歯周炎の病態像と治癒像　167
歯周炎の分類　63
歯周再生外科療法　124, 187
歯周再生外科療法の種類　124
歯周組織再生の可能性　123
歯周組織再生療法の歴史　123
歯周組織の再生が期待できる条件　124
歯周組織の再生の可能性　118
歯周組織破壊のメカニズム　57
歯乳頭　34
歯周病がインスリン抵抗性を増大する想定メカニズム　112
歯周病が全身疾患に影響を及ぼすメカニズム　102
歯周病と心血管疾患の関連　106
歯周病と低体重児早産の関連　104
歯周病と糖尿病の関連　110
歯周病と肺炎の関連　113
歯周病の発症メカニズム　49
歯周病の病因論　71
歯周病の病態像　49
歯周病の分類　48, 58
糸状菌　50
歯小嚢　34, 36
歯髄細胞　34
歯石　79
自然抗体　54
自然挺出　43, 146, 150
自然免疫　53, 54
歯槽骨の再生　119
歯槽突起　38
歯槽粘膜　38
実験的歯周炎　128
実験的歯肉炎　50
歯堤　34

歯内－歯周由来病変の鑑別診断　45
歯肉炎　48, 49
歯肉縁下の付着性プラーク　52
歯肉縁上の付着性プラーク　52
歯肉歯槽粘膜外科手術　25
歯肉疾患　69
歯肉のクリーピング　19
歯肉の適合　43, 119, 120
歯肉弁根尖側移動術　15, 16
歯胚　34
歯胚の形成　34
シャーピー線維　35, 36
若年性歯周炎　65, 67
周期的好中球減少症　65, 66
修復　118
終末糖化産物　110
絨毛羊膜炎　103
樹状細胞　55
受動喫煙　83
受動的治癒骨量　157, 159
受動萌出不全　62, 63
腫瘍壊死因子　57
上顎骨の発育　160
上顎骨表面のリモデリング　160
鐘状期　34
上皮隔膜　35, 36
上皮性付着　39
小胞　52
女性ホルモン　60, 104
助長因子　72, 79
心筋梗塞　106
神経堤細胞　34
心血管疾患　105
人工代用物　138
診査　180
侵襲性歯周炎　69
診断　180
振盪　43, 79, 94
振盪度　183
新付着　123, 124

す

膵臓β細胞　109

197

垂直性骨吸収　49
垂直性の骨欠損　118, 124
水平性骨吸収　49
水平性の骨欠損　118, 124
スカベンジャー受容体　108
スケーリングルートプレーニング　183
ステロイドホルモンの影響による歯肉炎　60, 61
ストレス　80
スニップ　77
スピロヘータ　50

せ
生活習慣　80
静止期　70
成熟したプラーク　52
成人型歯周炎　63, 64
成長因子　134
整直　9, 145, 146, 149
生物学的幅径　40
接合上皮　39
接合上皮（上皮性付着）の役割　40
接着因子　54
接着斑　40
セメント－エナメル境　39
セメント芽細胞　37
セメント質　34, 37
セメント剥離　144
線維芽細胞　36, 57
線維性の歯肉炎　62
前思春期型歯周炎　65
全身疾患　80
全身疾患関連歯周炎　69
全身疾患に関連した歯周炎　66
全身的助長因子　80

そ
挿間性　70
早期発現型歯周炎　65
象牙芽細胞　34
象牙質　35
早産　103
増殖（成長）因子の根面塗布　142

相対危険度　71
層板骨　37, 155
組織学的治癒像　118
組織誘導再生法
　　124, 128, 129, 131, 132, 133

た
タール　84
ターンオーバー　41
代用骨のマクロ孔構造　138
ダイランチン　60
他家骨　135
多血小板血漿　145
脱灰凍結乾燥他家骨
　　11, 133, 136, 140
たばこ　80
タンパク質分解酵素　57

ち・つ
遅延型再植　156, 158
知覚神経細胞　34
置換性吸収　128
中間型　78
中間表現形　78
腸骨　135
調節性マクロファージ　78
強いジグリングフォース　94

て
低位咬合　157, 161
挺出　146
低体重児　103
低体重児早産　100, 103
低分子リポタンパク　107
デコロネーション　158
デスモゾーム　40
テトラサイクリン　28, 142
デブライドメント　121
デンタルプラークの形成　51

と
頭蓋顔面の発育　160
凍結乾燥他家骨　135

頭頂骨　135
糖尿病　66, 80, 81, 109
糖尿病における血管基底膜　111
糖尿病における好中球の機能低下
　　110
糖尿病におけるコラーゲン代謝の低下　111
糖尿病におけるマクロファージの機能亢進　110
動脈硬化　105
動脈硬化プラーク　108
動揺度　182
ドキシサイクリン　142
ドグマ　24
トリプシン様酵素　58

な・に・の
内エナメル上皮　34, 35
内縁上皮　120
内側基底板　40, 41
長い上皮性付着　119, 120
ながはま０次予防コホート事業　107
ナチュラルキラー細胞　54
軟組織の掻爬　25, 27
難治性歯周炎　66
ニコチン　84
二次的咬合性外傷　43
ニトロソアミン　84
ニフェジピン　60, 61
妊娠性のエプーリス　60, 61
脳梗塞　105

は
肺炎　112
バイオフィルム　49, 57
バイオフィルムの形成　49
バイオフィルムの特徴　52
歯依存骨　156, 161, 162, 174
培養細胞移植　145
白線　38
剥離性口内炎　62
剥離性歯肉炎　60
破骨細胞　53, 57

歯・歯根膜に依存した骨量　156, 157
抜歯の乱用　101
半接着斑　41
半接着斑結合　40
歯と歯周組織の発生　34
歯に依存した骨量　156, 157, 158
歯に依存しない骨量
　　　　　156, 157, 158, 162, 187
歯の動揺　94
歯の萌出と，歯槽骨の成長発育　153
歯非依存骨　156, 161, 162, 172
半輪走線維　42, 43

ひ

非外科的歯周治療　180, 183
腓骨　135
皮質骨　135, 137
皮質骨穿孔　11, 136
非特異的免疫　54
非付着性プラーク　52
非プラーク性歯肉炎　69
肥満　80
表現形　78
病巣感染　100
病巣感染論　101
表面分子　50
日和見菌　72

ふ

部位特異性　70
フィブロネクチン　142
深い歯肉溝　119
浮腫性の歯肉炎　59
付属的治療　180, 189
付着歯肉　38
付着上皮　120
ブドウ糖　109
浮遊細菌叢　52
プラーク細菌ピラミッド　72
プラーク性歯肉炎　69
プラークに関連した歯肉炎　58, 59
ブラキシズム　94
ブラッシング　183

フラップ手術　172
不良補綴物　79
プロービング圧　44
プロービング時の出血　85
プロービング値　44
プロービングの深さ　44
プロゲステロン　103, 104, 105
プロスタグランジン　78
プロテオグリカン　58

へ

閉経　80
米国歯周病学会の議事録　124
ヘパラン硫酸プロテオグリカン　40
ヘミデスモゾーム　41
ヘミデスモゾーム結合　40
ペリオドンタルメディシン　100
ペリオの傘　24
ペリオの嵐　24
ヘルトヴィッヒの上皮鞘
　　　　　　　　35, 36, 142
ヘルパーT細胞　53, 55
ベンゾピレン　84

ほ

縫合部での骨添加　160
帽状期　34
暴発期　70
泡沫細胞　107, 108
北米と北欧のペリオ論争　24
ポケットから歯肉溝　119, 120
ポケット除去療法　15
ポケット除去療法の問題　16
ポケット内洗浄　183
ポケットの減少　118, 119, 122
ポケットの除去　118
ポケットの深さ　44
補体　54
ホルモン　80

ま・み・め・も

マイクロバイオーム　73, 83
マクロファージ　53, 55, 110

マクロファージの「極性化」　78, 79
マトリックスメタロプロテアーゼ　57
マラッセの上皮遺残　35, 36, 37
慢性歯周炎　69
未熟リンパ球　53
ミリポアフィルター　129
メインテナンス　180, 189
免疫記憶細胞　56
免疫細胞の発生　53
免疫抑制剤　60
モチベーション　183
問診　181

や・ゆ・よ

薬剤　80
薬剤局所配送　183
薬物による歯肉増殖　60, 61
遊離歯肉　38
遊離プラーク　52
予防的メインテナンス　189
弱いジグリングフォース　92

ら・り・れ

ラミニン　40
リグロス　142
リスクファクター　71
リスクファクターとしての細菌　72
リスクファクターとしての宿主応答
　　　　　　　　　　　　73
リゾチーム　58
リポ多糖　52, 57
リポ多糖結合タンパク　52, 57
リポ多糖類　103
輪走線維　42, 43
輪走線維束　119
レーザー治療　183

わ

ワクチンの原理　56

編著者略歴

月星光博(つきぼしみつひろ)

1952年	愛知県海部郡蟹江町に生まれる
1977年	大阪大学歯学部卒業
1981年	京都大学医学部大学院卒業
	京都大学医学博士取得
1982年	愛知県にて月星歯科クリニック開設
1988年	American Academy of Periodontology(米国歯周病学会)会員(〜2016年)
1991年	日本自家歯牙移植研究会会長
1992年	International Association of Dental Traumatology(国際外傷歯学会:IADT)会員
1998年	大阪大学歯学部非常勤講師(2006年退任)／米国ロマリンダ大学非常勤講師
2001年	「Dental Traumatology」編集委員
2007年	Editorial board of ENDO-Endodontic Practice Today
2009年	IADT 会長(2009〜2010年)
2012年	米国ウエスタン大学歯学部臨床准教授
2013年	大阪大学歯学部非常勤講師(2018年退任)
2015年	東北大学歯学部臨床教授(2018年退任)

主な著書

月星光博,岡賢二・著.歯周治療の科学と臨床.東京:クインテッセンス出版,1992.
岡賢二,月星光博・監訳,Wilson Jr. TG・著.歯科治療とメインテナンス:その基本概念と実際.東京:クインテッセンス出版,1992.
月星光博・監訳.Andreasen JO・著.カラーアトラス歯牙の再植と移植の治療学.東京:クインテッセンス出版,1993.
月星光博・監訳.Andreasen JO,Andreasen FM・著.カラーアトラス 外傷歯治療の基礎と臨床.東京:クインテッセンス出版,1995.
月星光博.知っててよかった! 歯のけが口のけが.東京:クインテッセンス出版,1996年.
月星光博,月星千恵・編著.Minimal Tooth Movement.東京:クインテッセンス出版,2003.
月星光博.シリーズMIに基づく歯科臨床vol.01 外傷歯の診断と治療 増補新版.東京:クインテッセンス出版,2009.
月星光博,福西一浩・編著.シリーズMIに基づく歯科臨床vol.02 治癒の歯内療法 新版.東京:クインテッセンス出版,2010.
月星光博,泉英之・著.シリーズMIに基づく歯科臨床vol.03 コンポジットレジンと審美修復.東京:クインテッセンス出版,2012.
月星光博・著.シリーズMIに基づく歯科臨床vol.04 自家歯牙移植 増補新版.東京:クインテッセンス出版,2014.
月星光博,泉英之,吉田憲明・監訳.Ricucci D, Siqueira JF Jr・著.リクッチのエンドドントロジー.東京:クインテッセンス出版,2017.
Parel S, Harvey S, Shemesh H, Durack C,月星光博・編著.歯内療法成功のためのコーンビームCT活用術.東京:クインテッセンス出版,2018.

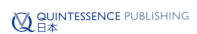

シリーズ MIに基づく歯科臨床 vol. 05
ペリオドントロジー&ペリオドンティクス 上巻

2018年10月10日 第1版第1刷発行

編 著 者 　月星光博(つきぼしみつひろ)

発 行 人 　北峯康充

発 行 所 　クインテッセンス出版株式会社
　　　　　東京都文京区本郷3丁目2番6号 〒113-0033
　　　　　クイントハウスビル 電話 (03)5842-2270(代表)
　　　　　　　　　　　　　　　 (03)5842-2272(営業部)
　　　　　　　　　　　　　　　 (03)5842-2275(編集部)
　　　　　web page address　http://www.quint-j.co.jp/

印刷・製本 　サン美術印刷株式会社

©2018 クインテッセンス出版株式会社　　　禁無断転載・複写
Printed in Japan　　　　　　　　　　　　落丁本・乱丁本はお取り替えします
ISBN978-4-7812-0648-6　C3047　　　　　定価はカバーに表示してあります